高职高专药学类专业系列教材

药学服务技术

YAOXUE FUWU JISHU

周在富　王元忠　曾祥燕　主编

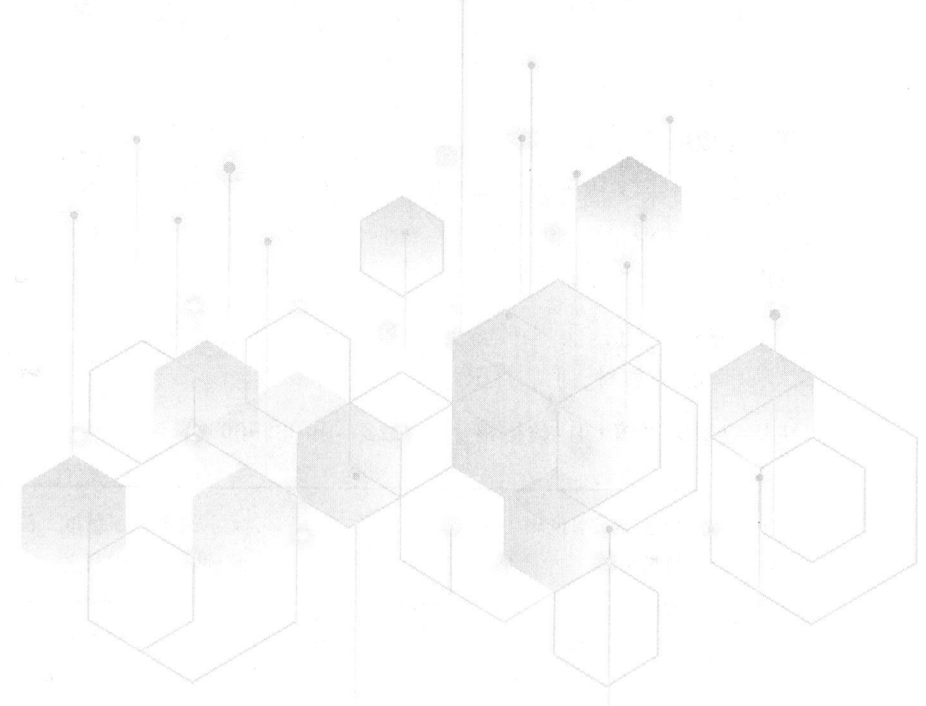

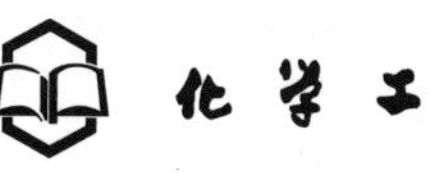
化学工业出版社

·北　京·

内容简介

《药学服务技术》是由一线教师和企业人员共同编写的产教融合型教材，与药房的岗位工作紧密联系，涵盖“药学服务基础知识”和“常见疾病用药指导”两部分内容。药学服务基础知识共包括8个知识点，分别为药学服务认知、药品的属性及分类、药物的剂型及特点、药品储存管理、药品陈列与零售、用药指导与人际沟通、不良反应报告、药品说明书。常见疾病用药指导涵盖急性上呼吸道感染、支气管哮喘、高血压、高脂血症、糖尿病、湿疹等常见疾病，采用任务式设计（搭配“考核评价工作手册”），为开展药学服务提供规范化、模式化的操作技术，将岗位工作流程、职业标准、职业技能、职业道德要求融入课堂，培养人员综合执业能力。同时配有数字资源（以二维码形式呈现），方便教学与温习。

本书可供高职高专类院校药学类、药品经营与管理等专业师生作为教材使用，同时也可供企业开展技能培训使用。

图书在版编目（CIP）数据

药学服务技术 / 周在富，王元忠，曾祥燕主编. —北京：化学工业出版社，2022.9

ISBN 978-7-122-41464-9

Ⅰ. ①药… Ⅱ. ①周… ②王… ③曾… Ⅲ. ①药物学-高等职业教育-教材 Ⅳ. ①R9

中国版本图书馆CIP数据核字（2022）第085966号

责任编辑：章梦婕　李植峰　　文字编辑：邵慧敏　陈小滔

责任校对：刘曦阳　　装帧设计：史利平

出版发行：化学工业出版社（北京市东城区青年湖南街13号　邮政编码100011）

印　　装：三河市延风印装有限公司

787mm×1092mm　1/16　印张 13½　字数338千字　2022年9月北京第1版第1次印刷

购书咨询：010-64518888　　售后服务：010-64518899

网　　址：http://www.cip.com.cn

凡购买本书，如有缺损质量问题，本社销售中心负责调换。

定　　价：42.00元

《药学服务技术》编写人员

主　　编　周在富　王元忠　曾祥燕

副 主 编　林　丽　薛莉君　刘碧林　杨　洋

编写人员　（按姓名汉语拼音顺序排列）

陈光明　（云南新兴职业学院）
胡　娜　（重庆化工职业学院）
黄之英　（重庆药友制药有限责任公司）
林　丽　（重庆化工职业学院）
刘　丽　（重庆化工职业学院）
刘碧林　（重庆化工职业学院）
鹿　君　（重庆化工职业学院）
罗西玥　（重庆药小哥医药科技有限公司）
石小琴　（重庆化工职业学院）
宋少辉　（重庆市九龙坡区妇幼保健院）
孙　川　（乐山职业技术学院）
万刘静　（重庆工贸职业技术学院）
王　琴　（重庆化工职业学院）
王　园　（重庆化工职业学院）
王元忠　（重庆化工职业学院）
薛莉君　（重庆化工职业学院）
杨　洋　（重庆化工职业学院）
杨艳娟　（云南新兴职业学院）
虞　忠　（重庆化工职业学院）
曾祥燕　（重庆化工职业学院）
张荣浩　（重庆化工职业学院）
钟俊雅　（重庆医科大学附属第三医院）
周在富　（重庆化工职业学院）

前　言

《国家职业教育改革实施方案》明确提出要促进产教融合校企“双元”育人要求，建设一批校企“双元”合作开发的国家规划教材。本书是依托“重庆市高等职业教育双基地建设项目——药品生产技术专业（群）”“重庆市高等教育教学改革研究重点项目（项目编号182104）”等，在合作开展订单班、1＋X产业学院的经验基础之上编写而成的。

本书具有以下特色。

一、满足行业现状需求。本教材是在药品经营与管理专业指导委员会专家共识基础上，为缓解目前行业内开展药学服务综合素质技能人才培训的专业教材相对缺乏的现状编制而成的。

二、满足岗位培养高素质、高技能人才需求。本教材通过组织多所职业院校的一线教师、多家企业的专家协作，确立知识体系，包括岗位要求、医学知识、药学知识、常见疾病用药等内容，与岗位人员需求的知识内容高度匹配，既可用于高职院校教学，又可用于企业岗位职工专业知识培训，能满足岗位人员的精准服务需求。

本教材共分两个模块（搭配“考核评价工作手册”与数字资源）。模块一为药学服务基础知识，包括了药学服务认知、药品的属性及分类、药物的剂型及特点、药品储存管理、药品陈列与零售、用药指导与人际沟通、不良反应报告和药品说明书，此部分主要培养药学技术人员从事药学服务的基本素养；模块二为常见疾病用药指导，涵盖各类常见疾病，以任务设置形式训练技能，目的在于培养岗位人员具备药学服务的综合能力。

本教材的编写得到了相关院校、相关企业和出版社的大力支持，深表感谢！但由于编者能力有限，教材难免有疏漏之处，望广大师生及专家给予批评指正，以使教材再版时能够逐步完善。

编者

2022 年 2 月

目　录

模块一　药学服务基础知识

◆ 知识目标：掌握药品的属性及分类，药物的剂型与特点，药品储存、陈列、零售等基础知识，熟悉药学服务流程及相关事项。

◆ 思政与职业素养目标：通过学习岗位基础知识，培养药学服务所需具备的科学素养。

现代药学的发展主要经历了三个阶段，即以药品供应链为中心的传统阶段，以参与临床用药实践、促进合理用药为主的临床药学阶段，以及更高层次的以患者为中心，强调改善患者生命质量的药学服务阶段。药学服务的平台不仅仅在医院，对于常见病，人们更希望能在药房或药店得到专业的指导，这反映了现代药学服务模式的改变，同时也赋予药师新的使命，对药学服务也提出了新的要求。

知识点一　药学服务认知

PPT 课件

一、从事药学服务应具备的素质

从事药学服务，要求药师用自己的知识和技能来保证患者在使用药物时获得满意的结果，这是高度专业化的服务过程，需具备以下要求。

1. 职业道德

药师必须以为患者服务为中心，时刻以维护患者利益为重，一视同仁做好健康服务，关心患者，以高度负责任的态度确保药品质量，保证人们的生命健康。

2. 专业知识

药师除具备药学服务相关的药事管理与法规知识以及高尚的职业道德外，还得具备扎实的药学与中药学专业知识、临床医学基础知识，具有开展药学服务工作的实践经验和能力。

3. 专业技能

药师应具有很强的实践经验，能有效开展药品调剂、药物咨询、药品管理、药物警戒、与患者有效沟通、药历书写、应对患者投诉等工作，保证储存和发放的药品质量合格，确保为患者提供正确的用药指导，保证患者用药安全、有效、经济，从而提供良好的药学服务。

二、药学服务的工作内容

实施药学服务的主要内容包含解决患者用药相关的全部需求。药学服务的具体工作包括以下几个方面。

（1）处方调剂　药师提供正确的处方审核、调配、复核和发药并提供用药指导是进行药物治疗的最基础的保证，也是药师所有工作中最重要的内容，是联系和沟通“医、药、患”的最重要的纽带。药师在临床工作中，应对调剂处方的规范性和完整性（前记、正文、后记）、处方上的病情诊断与用药的适宜性和合理性（给药途径、剂量、疗程、报销范围）进行审核。

（2）参与临床药物治疗　药师运用其药物知识和专业特长、最新药物信息和药物检测手段，结合临床实际，积极参与药物治疗过程，参与患者用药，参与合理用药方案的制定。

(3) 治疗药物监测　药师参与治疗药物监测，根据患者的具体情况，运用先进的现代分析技术和药学知识，监测患者用药全过程，分析药物代谢动力学参数。

(4) 药物利用研究和评价　药师结合临床，参与药物利用研究和评价，包括治疗效果评价，社会、经济效益评价，保证用药的合理化。

(5) 药品不良反应监测和报告　药师要采取相应的防治措施，积极参与药品不良反应的发现、报告、评价和控制的过程，及时发现和正确认识不良反应，保证不良反应的信息渠道畅通和准确，保证科学决策，发挥药品不良反应监测工作的预警作用。

(6) 药学信息服务　药师要及时掌握大量和最新的药物信息，提供信息服务，包括各类药物的不良反应、合理用药、药物相互作用、药物疗效、药物研究和评价信息，保证患者用药的安全、有效和经济。

(7) 开展用药指导及健康指导　药师要进行用药指导，开展合理用药的必备知识讲解，指导患者合理用药，提高患者用药依从性。药师要向人们介绍健康知识，进行健康指导，促进健康和提高生命质量。

知识点二　药品的属性及分类

PPT 课件

一、药品的属性

药品具有自然属性、社会属性、法律属性和商品属性。

1. 药品的自然属性

药品的自然属性是药品在形成使用价值中起直接和主导作用的属性，包括药品的成分、结构、性状、理化性质、规格、剂型、有效期和药品的名称等。药品的成分、结构、理化性质等是药品治疗疾病的物质基础，决定了药品的治疗作用或副作用，换言之，就是决定了药品的有效性和安全性；药品的制备过程和包装选择等因素决定了药品的剂型、稳定性、均一性等内容。

2. 药品的社会属性

药品的社会属性是由其自然属性派生的，主要包括社会、经济、监督管理等多方面的内容。药品与其他消费品比较，其根本区别在于药品是与人们的生命密切相关的物质，受到国家、社会和公众的重视。国家对药品实行严格监管，对基本医疗保险药品等实行政府指导定价策略，药品的质量必须符合国家质量标准，并由药品检验部门实行药品抽查检验。

3. 药品的法律属性

为保证公民的用药安全，国家制定了一系列法律、法规及规范性文件，如《中华人民共和国药品管理法》（以下简称《药品管理法》）及其实施条例、《药品注册管理办法》《药品生产质量管理规范》《药品经营质量管理规范》等，从药品研发、生产审批、行业准入、药品广告等各个环节来实现监管，满足人们用药需求和保障人们健康。

4. 药品的商品属性

药品作为商品同样需要遵循商品经济规律和竞争规律，只有这样，才能体现其质量好坏、疗效高低。但是药品又是特殊商品，药品具有治疗作用和副作用两重特性，只能针对性使用，在规定适应证和用法用量下才能发挥疗效。

药品需求缺乏价格弹性，只对多家企业生产的相互可替代的同类药品具有有限的价格弹性需求。药品的专属性和专业性很强，药品的使用者一般不能自行判断疾病，不容易完全理解药品说明书中的药学专业术语，必须在医师或药师的指导下才能完成选择和使用。

二、药品的分类

人类的疾病有成千上万种，药品更是品种繁多，药品的分类方式也各不相同，一般从药品的属性为出发点将药品进行归类。

1. 以自然属性分类

按成分来源划分为植物药、动物药、矿物药、化学药。

按照药品的生产方式可划分为化学药品、中药和天然药物、生物制品。这也是《中国药典》的分类方式和药品注册中所采用的分类方式。

按药品的功效划分为治疗类药品、辅助用药和诊断类药品。

按照药品的作用机制和作用部位可划分为作用于中枢神经系统、心血管系统、免疫系统、呼吸系统的药物和抗菌药物等，这也属于药理分类，是医生根据病情选择用药的依据。

按照药品的剂型分类，可分为片剂、胶囊剂、注射剂、口服液等。传统中成药以丸、散、膏、丹区分。

2. 以社会属性分类

根据药品的安全性和使用途径划分为非处方药和处方药。

根据药品的社会价值划分为国家基本药品和基本医疗保险药品。

根据国家药品质量公告，将药品分为化学药品、抗生素药品、生化药品、中成药、中药材等五类，并公布抽样质量。

按照药品出现的时间不同可分为传统药和现代药。

3. 以法律属性分类

《药品管理法》关于药品的定义分类是：中药材、中药饮片、中成药、化学原料药及其制剂、抗生素、生化药品、放射性药品、血清、疫苗、血液制品和诊断药品等。

按照国家对药品的监督管理，其分为合格药品、假药、劣药。

按照注册申请方式分类，除医疗机构制剂外，化学药分为创新药、改良型新药、仿制药；生物制药分为新型生物制品、改良型生物制品、生物类似药；中药及天然药物分为创新药、改良型新药、同方类似药、古代经典名方药。

国家特殊管理的药品分为麻醉药品、精神药品、医疗用毒性药品和放射性药品。对预防性生物制品的流通需实行特殊管理。

按药品的权利保护分为中药保护品种、专利药品。

知识点三 药物的剂型及特点

PPT 课件

任何药物在供给临床使用前，均必须制成适合于医疗和预防应用的形式，以达充分发挥药效、减少毒副作用、便于使用与保存的目的，这种形式称为药物的剂型，简称药剂。同一药物制成的剂型不同，其药物作用的快慢、强度、持续时间不同，药物副作用、毒性作用也不同。常见剂型及特点如下。

（一）片剂

片剂系指原料药物或与适宜的辅料制成的圆形或异形的片状固体制剂。中药还有浸膏片、半浸膏片和全粉片等。片剂以口服普通片为主，另有含片、舌下片、口腔贴片、咀嚼片、分散片、可溶片、泡腾片、阴道片、阴道泡腾片、缓释片、控释片、肠溶片与口崩片等。

1. 含片

含片系指含于口腔中缓慢溶化产生局部或全身作用的片剂。含片中的原料药物一般是易溶性的，主要起局部消炎、杀菌、收敛、止痛或局部麻醉等作用。

2. 舌下片

舌下片系指置于舌下能迅速溶化，药物经舌下黏膜吸收发挥全身作用的片剂。舌下片中的原料药物应易于直接吸收，主要适用于急症的治疗。

3. 口腔贴片

口腔贴片系指粘贴于口腔，经黏膜吸收后起局部或全身作用的片剂。

4. 咀嚼片

咀嚼片系指于口腔中咀嚼后吞服的片剂。咀嚼片一般应选择甘露醇、山梨醇、蔗糖等水溶性辅料作填充剂和黏合剂，咀嚼片的硬度应适宜。

5. 分散片

分散片系指在水中能迅速崩解并均匀分散的片剂。分散片中的原料药物应是难溶性的。分散片可加水分散后口服，也可将分散片含于口中吮服或吞服。

6. 可溶片

可溶片系指临用前能溶解于水的非包衣片剂或薄膜包衣片剂。可溶片应溶解于水中，溶液呈轻微乳光，可供口服、外用、含漱等。

7. 泡腾片

泡腾片系指含有碳酸氢钠和有机酸，遇水可产生气体而呈泡腾状的片剂。泡腾片不得直接吞服。泡腾片中的原料药物应是易溶性的，加水产生气泡后应能溶解。有机酸一般用枸橼酸、酒石酸、富马酸等。

8. 阴道片与阴道泡腾片

阴道片与阴道泡腾片系指置于阴道内使用的片剂。阴道片和阴道泡腾片的形状应易置于阴道内，可借助器具将其送入阴道。阴道片在阴道内应易溶化、溶散或融化、崩解并释放药物，主要起局部消炎杀菌作用，也可给予性激素类药物。具有局部刺激性的药物，不得制成阴道片。

9. 缓释片

缓释片系指在规定的释放介质中缓慢地非恒速释放药物的片剂。缓释片除说明书标注可掰开服用外，一般应整片吞服。

10. 控释片

控释片系指在规定的释放介质中缓慢地恒速释放药物的片剂。控释片除说明书标注可掰开服用外，一般应整片吞服。

11. 肠溶片

肠溶片系指用肠溶性包衣材料进行包衣的片剂。为防止原料药物在胃内分解失效和对胃的刺激或控制原料药物在肠道内定位释放，可对片剂包肠溶衣；为治疗结肠部位疾病等，可对片剂包结肠定位肠溶衣。肠溶片除说明书标注可掰开服用外，一般不得掰开服用。

12. 口崩片

口崩片系指在口腔内不需要用水即能迅速崩解或溶解的片剂。一般适合于小剂量原料药物，常用于吞咽困难或不配合服药的患者。可采用直接压片和冷冻干燥法制备。口崩片应在口腔内迅速崩解或溶解、口感良好、容易吞咽，对口腔黏膜无刺激性。

（二）注射剂

注射剂系指原料药物或与适宜的辅料制成的供注入体内的无菌制剂。注射剂可分为注射液、注射用无菌粉末与注射用浓溶液等。

1. 注射液

注射液系指原料药物或与适宜的辅料制成的供注入体内的无菌液体制剂，包括溶液型、乳状液型和混悬型等注射液。可用于皮下注射、皮内注射、肌内注射、静脉注射、静脉滴注、鞘内注射、椎管内注射等。其中，供静脉滴注用的大容量注射液（除另有规定外，一般不小于100ml，生物制品一般不小于50ml）也可称为输液。中药注射剂一般不宜制成混悬型注射液。乳状液型注射液不得用于椎管内注射。混悬型注射液不得用于静脉注射或椎管内注射。

2. 注射用无菌粉末

注射用无菌粉末系指原料药物或与适宜辅料制成的供临用前用无菌溶液配制成注射液的无菌粉末或无菌块状物，可用适宜的注射用溶剂配制后注射，也可用静脉输液配制后静脉滴注。以冷冻干燥法制备的注射用无菌粉末，也可称为注射用冻干制剂。注射用无菌粉末配制成注射液后应符合注射剂的要求。

3. 注射用浓溶液

注射用浓溶液系指原料药物与适宜辅料制成的供临用前稀释后注射的无菌浓溶液，注射用浓溶液稀释后应符合注射剂的要求。

（三）胶囊剂

胶囊剂系指原料药物或与适宜辅料充填于空心胶囊或密封于软质囊材中制成的固体制剂。胶囊剂可分为硬胶囊和软胶囊等。根据释放特性不同还有缓释胶囊、控释胶囊、肠溶胶囊等。

1. 硬胶囊

硬胶囊（通称为胶囊）系指采用适宜的制剂技术，将原料药物或加适宜辅料制成的均匀粉末、颗粒、小片、小丸、半固体或液体等，充填于空心胶囊中的胶囊剂。

2. 软胶囊

软胶囊系指将一定量的液体原料药物直接密封，或将固体原料药物溶解或分散在适宜的辅料中制备成溶液、混悬液、乳状液或半固体，密封于软质囊材中的胶囊剂。可用滴制法或压制法制备。软质囊材一般是由胶囊用明胶、甘油或其他适宜的药用辅料单独或混合制成。

3. 缓释胶囊

缓释胶囊系指在规定的释放介质中缓慢地非恒速释放药物的胶囊剂。

4. 控释胶囊

控释胶囊系指在规定的释放介质中缓慢地恒速释放药物的胶囊剂。

5. 肠溶胶囊

肠溶胶囊系指用肠溶材料包衣的颗粒或小丸充填于胶囊而制成的硬胶囊，或用适宜的肠溶材料制备而得的硬胶囊或软胶囊。肠溶胶囊不溶于胃液，但能在肠液中崩解而释放活性成分。

（四）颗粒剂

颗粒剂系指原料药物与适宜的辅料混合制成具有一定粒度的干燥颗粒状制剂。颗粒剂可分为可溶颗粒（通称为颗粒）、混悬颗粒、泡腾颗粒、肠溶颗粒，根据释放特性不同还有缓释颗粒等。

1. 混悬颗粒

混悬颗粒系指难溶性原料药物与适宜辅料混合制成的颗粒剂。临用前加水或其他适宜的液体振摇即可分散成混悬液。

2. 泡腾颗粒

泡腾颗粒系指含有碳酸氢钠和有机酸，遇水可放出大量气体而呈泡腾状的颗粒剂。泡腾颗粒中的原料药物应是易溶性的，加水产生气泡后应能溶解。有机酸一般用枸橼酸、酒石酸等，泡腾颗粒一般不得直接吞服。

3. 肠溶颗粒

肠溶颗粒系指采用肠溶材料包裹颗粒或其他适宜方法制成的颗粒剂。肠溶颗粒耐胃酸，在肠液中释放活性成分或控制药物在肠道内定位释放，可防止药物在胃内分解失效，避免对胃的刺激，肠溶颗粒不得咀嚼。

4. 缓释颗粒

缓释颗粒系指在规定的释放介质中缓慢地非恒速释放药物的颗粒剂。缓释颗粒不得咀嚼。

（五）眼用制剂

眼用制剂系指直接用于眼部发挥治疗作用的无菌制剂。眼用制剂可分为眼用液体制剂（滴眼剂、洗眼剂、眼内注射溶液等）、眼用半固体制剂（眼膏剂、眼用乳膏剂、眼用凝胶剂等）、眼用固体制剂（眼膜剂、眼丸剂、眼内插入剂等）。眼用液体制剂也可以固态形式包装，另备溶剂，在临用前配成溶液或混悬液。

1. 滴眼剂

滴眼剂系指由原料药物与适宜辅料制成的供滴入眼内的无菌液体制剂。可分为溶液、混悬液或乳状液。

2. 洗眼剂

洗眼剂系指由原料药物制成的无菌澄明水溶液，供冲洗眼部异物或分泌液、中和外来化学物质的眼用液体制剂。

3. 眼内注射溶液

眼内注射溶液系指由原料药物与适宜辅料制成的无菌液体，供眼周围组织（包括球结膜下、筋膜下及球后）或眼内注射（包括前房注射、前房冲洗、玻璃体内注射、玻璃体内灌注等）的无菌眼用液体制剂。

4. 眼膏剂

眼膏剂系指由原料药物与适宜基质均匀混合，制成溶液型或混悬型膏状的无菌眼用半固体制剂。

5. 眼用乳膏剂

眼用乳膏剂系指由原料药物与适宜基质均匀混合，制成乳膏状的无菌眼用半固体制剂。

（六）鼻用制剂

鼻用制剂系指直接用于鼻腔，发挥局部或全身治疗作用的制剂。鼻用制剂应尽可能无刺激性，不可影响鼻黏膜和鼻纤毛的功能。鼻用制剂可分为鼻用液体制剂（滴鼻剂、洗鼻剂、喷雾剂等）、鼻用半固体制剂（鼻用软膏剂、鼻用乳膏剂、鼻用凝胶剂等）、鼻用固体制剂

（鼻用散剂、鼻用粉雾剂和鼻用棒剂等）。鼻用液体制剂也可以固态形式包装，配套专用溶剂，在临用前配成溶液或混悬液。

1. 滴鼻剂

滴鼻剂系指由原料药物与适宜辅料制成的澄明溶液、混悬液或乳状液，供滴入鼻腔用的鼻用液体制剂。

2. 洗鼻剂

洗鼻剂系指由原料药物制成符合生理 pH 值范围的等渗水溶液，用于清洗鼻腔的鼻用液体制剂，用于伤口或手术前使用者应无菌。

3. 鼻用气雾剂

鼻用气雾剂系指由原料药物和附加剂与适宜抛射剂共同装封于耐压容器中，内容物经雾状喷出后，经鼻吸入沉积于鼻腔的制剂。

4. 鼻用喷雾剂

鼻用喷雾剂系指由原料药物与适宜辅料制成的澄明溶液、混悬液或乳状液，供喷雾器雾化的鼻用液体制剂。

5. 鼻用软膏剂

鼻用软膏剂系指由原料药物与适宜基质均匀混合，制成溶液型或混悬型膏状的鼻用半固体制剂。

（七）栓剂

栓剂系指原料药物与适宜基质等制成供腔道给药的固体制剂。栓剂因施用腔道的不同，分为直肠栓、阴道栓和尿道栓。直肠栓为鱼雷形、圆锥形或圆柱形等；阴道栓为鸭嘴形、球形或卵形等；阴道栓可分为普通栓和膨胀栓。尿道栓一般为棒状。

（八）丸剂

丸剂系指原料药物与适宜的辅料制成的球形或类球形固体制剂。丸剂包括蜜丸、水蜜丸、水丸、糊丸、蜡丸、浓缩丸、滴丸和糖丸等。

1. 蜜丸

蜜丸系指饮片细粉以炼蜜为黏合剂制成的丸剂。其中每丸重量在 0.5g（含 0.5g）以上的称大蜜丸，每丸重量在 0.5g 以下的称小蜜丸。

2. 水蜜丸

水蜜丸系指饮片细粉以炼蜜和水为黏合剂制成的丸剂。

3. 水丸

水丸系指饮片细粉以水（或根据制法用黄酒、醋、稀药汁、糖液、含 5%以下炼蜜的水溶液等）为黏合剂制成的丸剂。

4. 糊丸

糊丸系指饮片细粉以米粉、米糊或面糊等为黏合剂制成的丸剂。

5. 蜡丸

蜡丸系指饮片细粉以蜂蜡为黏合剂制成的丸剂。

6. 浓缩丸

浓缩丸系指饮片或部分饮片提取浓缩后，与适宜的辅料或其余饮片细粉，以水、炼蜜或炼蜜和水等为黏合剂制成的丸剂。根据所用黏合剂的不同，分为浓缩水丸、浓缩蜜丸和浓缩水蜜丸等。

7. 滴丸

滴丸系指原料药物与适宜的基质加热熔融混匀，滴入不相混溶、互不作用的冷凝介质中制成的球形或类球形制剂。

8. 糖丸

糖丸系指以适宜大小的糖粒或基丸为核心，用糖粉和其他辅料的混合物作为撒粉材料，选用适宜的黏合剂或润湿剂制丸，并将原料药物以适宜的方法分次包裹在糖丸中而制成的制剂。

（九）软膏剂与乳膏剂

软膏剂系指原料药物与油脂性或水溶性基质混合制成的均匀的半固体外用制剂。因原料药物在基质中分散状态不同，分为溶液型软膏剂和混悬型软膏剂。溶液型软膏剂为原料药物溶解（或共熔）于基质或基质组分中制成的软膏剂；混悬型软膏剂为原料药物细粉均匀分散于基质中制成的软膏剂。

乳膏剂系指原料药物溶解或分散于乳状液型基质中形成的均匀半固体制剂。乳膏剂由于基质不同，可分为水包油型乳膏剂和油包水型乳膏剂。

（十）糊剂

糊剂系指大量的原料药物固体粉末（一般25%以上）均匀地分散在适宜的基质中所组成的半固体外用制剂。可分为含水凝胶性糊剂和脂肪糊剂。

（十一）吸入制剂

吸入制剂系指原料药物溶解或分散于适宜介质中，以气溶胶或蒸气形式递送至肺部发挥局部或全身作用的液体或固体制剂。根据制剂类型，处方中可能含有抛射剂、共溶剂、稀释剂、抑菌剂、助溶剂和稳定剂等，所用辅料应不影响呼吸道黏膜或纤毛的功能。吸入制剂包括吸入气雾剂、吸入粉雾剂、吸入喷雾剂、吸入液体制剂和可转变成蒸气的制剂。

1. 吸入气雾剂

吸入气雾剂系指原料药物或原料药物和附加剂与适宜抛射剂共同装封于具有定量阀门系统和一定压力的耐压容器中，形成溶液、混悬液或乳液，使用时借助抛射剂的压力，将内容物呈雾状物喷出而用于肺部吸入的制剂，可添加共溶剂、增溶剂和稳定剂。

2. 吸入粉雾剂

吸入粉雾剂系指固体微粉化原料药物单独或与合适载体混合后，以胶囊、泡囊或多剂量贮库形式，采用特制的干粉吸入装置，由患者吸入雾化药物至肺部的制剂。

3. 吸入喷雾剂

吸入喷雾剂系指通过预定量或定量雾化器产生供吸入用气溶胶的溶液、混悬液或乳液。使用时借助手动泵的压力、高压气体、超声振动或其他方法将内容物呈雾状物释出，可使一定量的雾化液体以气溶胶的形式在一次呼吸状态下被吸入。

4. 吸入液体制剂

吸入液体制剂系指供雾化器用的液体制剂，即通过雾化器产生连续供吸入用气溶胶的溶液、混悬液或乳液，吸入液体制剂包括吸入溶液、吸入混悬液、吸入用溶液（需稀释后使用的浓溶液）和吸入用粉末（需溶解后使用的无菌药物粉末）。吸入用溶液使用前采用说明书规定溶剂稀释至一定体积。吸入用粉末使用前采用说明书规定量的无菌稀释液溶解稀释成供吸入用溶液。吸入液体制剂使用前其pH值应在3～10范围内；混悬液和乳液振摇后应具备良好的分散性，可保证递送剂量的准确性；除非制剂本身具有足够的抗菌活性，多剂量水性雾化溶液中可加入适宜浓度的抑菌剂。

5. 可转变成蒸气的制剂

可转变成蒸气的制剂系指可转变成蒸气的溶液、混悬液或固体制剂。通常将其加入热水中，产生供吸入用的蒸气。

（十二）喷雾剂

喷雾剂系指原料药物或与适宜辅料填充于特制的装置中，使用时借助手动泵的压力、高压气体、超声振动或其他方法将内容物呈雾状物释出，直接喷至腔道黏膜或皮肤等的制剂。

喷雾剂按内容物组成分为溶液型、乳状液型或混悬型。按用药途径可分为吸入喷雾剂、鼻用喷雾剂及用于皮肤、黏膜的喷雾剂。按给药定量与否，喷雾剂还可分为定量喷雾剂和非定量喷雾剂。

（十三）气雾剂

气雾剂系指原料药物或原料药物和附加剂与适宜的抛射剂共同装封于具有特制阀门系统的耐压容器中，使用时借助抛射剂的压力将内容物呈雾状物喷至腔道黏膜或皮肤的制剂。内容物喷出后呈泡沫状或半固体状，则称之为泡沫剂或凝胶剂/乳膏剂。气雾剂按用药途径可分为吸入气雾剂（有关规定见吸入制剂）、非吸入气雾剂，按处方组成可分为二相气雾剂（气相与液相）和三相气雾剂（气相、液相、固相或液相），按给药定量与否可分为定量气雾剂和非定量气雾剂。

（十四）散剂

散剂系指原料药物或与适宜的辅料经粉碎、均匀混合制成的干燥粉末状制剂。散剂可分为口服散剂和局部用散剂。口服散剂一般溶于或分散于水、稀释液或者其他液体中服用，也可直接用水送服。局部用散剂可供皮肤、口腔、咽喉、腔道等处应用，专供治疗、预防和润滑皮肤的散剂也可称为撒布剂或撒粉。

（十五）贴剂

贴剂系指原料药物与适宜的材料制成的供贴敷在皮肤上的，可产生全身性或局部作用的一种薄片状柔性制剂。贴剂可用于完整皮肤表面，也可用于有疾患或不完整的皮肤表面。其中用于完整皮肤表面能将药物输送透过皮肤进入血液循环系统起全身作用的贴剂称为透皮贴剂。透皮贴剂通过扩散而起作用，其释放速率受到药物浓度影响。

（十六）贴膏剂

贴膏剂系指将原料药物与适宜的基质制成膏状物、涂布于背衬材料上供皮肤贴敷、可产生全身性或局部作用的一种薄片状柔性制剂。贴膏剂包括凝胶贴膏（原巴布膏剂或凝胶膏剂）和橡胶贴膏（原橡胶膏剂）。

（十七）口服溶液剂、口服混悬剂

口服溶液剂系指原料药物溶解于适宜溶剂中制成的供口服的澄清液体制剂。

口服混悬剂系指难溶性固体原料药物分散在液体介质中制成的供口服的混悬液体制剂。也包括浓混悬剂或干混悬剂。非难溶性药物也可以根据临床需求制备成干混悬剂。

（十八）耳用制剂

耳用制剂系指原料药物与适宜辅料制成的直接用于耳部发挥局部治疗作用或用于洗耳的

制剂。耳用制剂可分为耳用液体制剂（滴耳剂、洗耳剂、耳用喷雾剂等）、耳用半固体制剂（耳用软膏剂、耳用乳膏剂、耳用凝胶剂、耳塞等）、耳用固体制剂（耳用散剂、耳用丸剂等）。耳用液体制剂也可以固态形式包装，另备溶剂，在临用前配成溶液或混悬液。

滴耳剂系指由原料药物与适宜辅料制成的水溶液，或由甘油或其他适宜溶剂制成的澄明溶液、混悬液或乳状液，供滴入外耳道用的液体制剂。

洗耳剂系指由原料药物与适宜辅料制成的澄明水溶液，用于清洁外耳道的液体制剂。通常是符合生理pH值范围的水溶液，用于伤口或手术前使用者应无菌。

耳用喷雾剂系指由原料药物与适宜辅料制成的澄明溶液、混悬液或乳状液，借喷雾器雾化的耳用液体制剂。

耳用软膏剂系指由原料药物与适宜基质均匀混合制成的溶液型或混悬型膏状的耳用半固体制剂。

耳用乳膏剂系指由原料药物与适宜基质均匀混合制成的乳膏状耳用半固体制剂。

耳用凝胶剂系指由原料药物与适宜辅料制成凝胶状的耳用半固体制剂。

耳塞系指由原料药物与适宜基质制成的用于塞入外耳道的耳用半固体制剂。

耳用散剂系指由原料药物与适宜辅料制成粉末状的供放入或吹入外耳道的耳用固体制剂。

耳用丸剂系指原料药物与适宜辅料制成的球形或类球形的用于外耳道或中耳道的耳用固体制剂。

（十九）洗剂

洗剂系指用于清洗无破损皮肤或腔道的液体制剂，包括溶液型、乳状液型和混悬型洗剂。

（二十）灌肠剂

灌肠剂系指以治疗、诊断或提供营养为目的供直肠灌注用液体制剂，包括水性或油性溶液、乳剂和混悬液。

（二十一）合剂

合剂系指饮片用水或其他溶剂，采用适宜的方法提取制成的口服液体制剂（单剂量灌装者也可称口服液）。

（二十二）煎膏剂（膏滋）

煎膏剂系指饮片用水煎煮，取煎煮液浓缩，加炼蜜或糖（或转化糖）制成的半流体制剂。

（二十三）胶剂

胶剂系指将动物皮、骨、甲或角用水煎取胶质，浓缩成稠胶状，经干燥后制成的固体块状内服制剂。按原料来源不同，胶剂可分以动物皮为原料制成的皮胶，以动物骨化的角为原料制成的角胶，以动物的骨骼为原料制成的骨胶，以动物的甲壳为原料制成的甲胶等。

（二十四）酒剂

酒剂系指饮片用蒸馏酒提取调配而制成的澄清液体制剂。

（二十五）膏药

膏药系指饮片、食用植物油与红丹（铅丹）或官粉（铅粉）炼制成膏料，摊涂于裱褙材料上制成的供皮肤贴敷的外用制剂。前者称为黑膏药，后者称为白膏药。

（二十六）露剂

露剂系指含挥发性成分的饮片用水蒸气蒸馏法制成的芳香水剂。

（二十七）茶剂

茶剂系指饮片或提取物（液）与茶叶或其他辅料混合制成的内服制剂。茶剂可分为块状茶剂、袋装茶剂和煎煮茶剂。

块状茶剂可分为不含糖块状茶剂和含糖块状茶剂。不含糖块状茶剂系指饮片粗粉、碎片与茶叶或适宜的黏合剂压制成块状的茶剂；含糖块状茶剂系指提取物、饮片细粉与蔗糖等辅料压制成块状的茶剂。

袋装茶剂系指茶叶、饮片粗粉或部分饮片粗粉吸收提取液经干燥后，装入袋的茶剂，其中装入饮用茶袋的又称袋泡茶剂。

煎煮茶剂系指将饮片适当碎断后，装入袋中，供煎服的茶剂。

（二十八）流浸膏剂与浸膏剂

流浸膏剂、浸膏剂系指饮片用适宜的溶剂提取，蒸去部分或全部溶剂，调整至规定浓度而成的制剂。除另有规定外，流浸膏剂系指每 1ml 相当于饮片 1g；浸膏剂分为稠膏和干膏两种，每 1g 相当于饮片 2～5g。

（二十九）糖浆剂

糖浆剂系指含有原料药物的浓蔗糖水溶液。

知识点四　药品储存管理

PPT 课件

药品储存管理就是按照确保质量、科学分类、安全准确的原则，通过采取有效的技术调控措施及程序管理手段，对所经营药品实施有效的物流控制及质量保证的过程；是在药品储存过程中，对药品质量进行科学的维护与保养的技术工作。

一、药品储存管理的要求

根据《药品经营质量管理规范》（GSP）对药品批发和零售连锁企业的要求，企业应当根据药品的质量特性对药品进行合理储存，并符合以下要求。

① 按包装标示的温度要求储存药品，包装上没有标示具体温度的，按照《中华人民共和国药典》（以下简称《中国药典》）规定的贮藏要求进行储存；

② 储存药品相对湿度为 35％～75％；

③ 在人工作业的库房储存药品，按质量状态实行色标管理：合格药品为绿色，不合格药品为红色，待确定药品为黄色；

④ 储存药品应当按照要求采取避光、遮光、通风、防潮、防虫、防鼠等措施；

⑤ 搬运和堆码药品应当严格按照外包装标示要求规范操作，堆码高度符合包装图示要求，避免损坏药品包装；

⑥ 药品按批号堆码，不同批号的药品不得混垛，垛间距不小于 5cm，与库房内墙、顶、温度调控设备及管道等设施间距不小于 30cm，与地面间距不小于 10cm；

⑦ 药品与非药品、外用药与其他药品分开存放，中药材和中药饮片分库存放；

⑧ 特殊管理的药品应当按照国家有关规定储存；

⑨ 拆除外包装的零货药品应当集中存放；

⑩ 储存药品的货架、托盘等设施设备应当保持清洁，无破损和杂物堆放；

⑪ 未经批准的人员不得进入储存作业区，储存作业区内的人员不得有影响药品质量和安全的行为；

⑫ 药品储存作业区内不得存放与储存管理无关的物品。

二、药品储存的方法

1. 色标管理

为了有效控制药品储存质量，应对药品按其质量状态分区管理，为杜绝库存药品的存放差错，必须对在库药品实行色标管理。药品质量状态的色标区分标准为：合格药品——绿色，不合格药品——红色，质量状态不明确药品——黄色。

采用人工作业的药品库房需要在工作现场用色标明确标示。待验药品库（区）、退货药品库（区）、质量有疑问的药品库（区）为黄色；合格药品库（区）、中药材和中药饮片零货称取库（区）、待发药品库（区）为绿色；不合格药品库（区）为红色。三色标牌以底色为准，文字可以白色或黑色表示，以防止发生混乱。

如果采用机械化作业的药品库房，则需要在计算机系统中严格规定各种质量状态药品的操作流程及权限，以防止发生混乱。

2. 堆垛管理

（1）药品堆垛距离　药品按批号堆码，不同批号的药品不能混垛，货垛间的距离不小于5cm。

药品货垛与仓间地面、墙壁、顶棚、散热器之间应有相应的间距或隔离措施，设置足够宽度的货物通道，防止库内设施对药品质量产生影响，保证仓储和养护管理工作的有效开展。

药品垛堆的距离要求为：药品与墙和屋顶（房梁）的间距不小于30cm，与库房散热器或供暖管道的间距不小于30cm，与地面的间距不小于10cm。另外，仓间主通道宽度应不少于200cm，辅通道宽度应不少于100cm。

（2）药品堆垛要求　药品堆垛应严格遵守药品外包装图示标志的要求，规范操作。怕压药品应控制堆放高度，防止造成包装箱挤压变形。药品应按品种、批号相对集中堆放，并分开堆码，不同品种或同品种不同批号药品不得混垛，防止发生错发、混发事故。

① 安全堆垛：要保证人身、药品和设备三方面的安全。要根据包装的坚固程度和形状，以及药品性质的要求、仓库设备等条件进行操作，要轻拿轻放，防止药品及包装受损。要做到“三不倒置”，即轻重不倒置、软硬不倒置、标志不倒置；要留足“五距”，使储存药品做到“五不靠”，即四周不靠墙、柱，顶不靠顶棚和灯；要保持“三条线”，即上下垂直，左右、前后成线，使货垛稳固、整齐、美观。严禁超重，保证库房建筑安全。

② 方便堆垛：要保持药品进出库和检查盘点等作业方便。要保持走道、支道畅通，不能有阻塞现象。垛位编号要利于及时找到货物。要垛垛分清，尽量避免货垛之间相互占用货位。要垛垛成活（一货垛不被另一货垛围成“死垛”），使每垛药品有利于出库，有利于盘点、养护等作业。

③ 节约仓容量：药品堆垛，必须在安全的前提下，尽量做到“三个用足”，即面积用足、高度用足、荷重定额用足，充分发挥仓库使用效能，尽量节约仓容量。但实际上不可能所有货垛同时都达到“三个用足”，因此，堆垛时一定要权衡得失，侧重考虑面积与高度或

面积与荷重一个方面，堆垛前一定要正确选择货位，合理安排垛脚，堆垛方法和操作技术也要不断改进和提高。

3. 货架储存管理

(1) 货架要求

① 货架应背靠背地成双行排列，并与主通道垂直，单行货架可以靠防火墙放置，同时还要考虑药品的发放情况，如周转快的药品货架应放在发运区附近，周转慢的放在库内较远的地区。

② 货架标志应放在各行货架面向通道的两端，以便标明各行货架编号及存放物资的种类。

③ 货架内物品应按货位编号的位置存放，并留一定数量的空位，以便在储存新品种时使用。

④ 架存药品的数量取决于药品的品种、规格尺寸以及发放的要求，没有必要拆开过多的原箱药品置于架上。为了便于补充，零散药品的识别标志都应放在货架格的开口处，以便识别。某些不易辨认的药品，在格内可保留一个标志齐全的样品，以助于识别。

⑤ 为便于在货架高层取货，可设计制作一个带有固定小梯子的取货车，能接近所有的货架格取货或进行其他作业。

(2) 货架布置方式

① 横列式布局。就是将货架或货垛的长边与主作业通道形成垂直关系的布置方式。横列式布置货架，作业通道数目较少，主通道长且宽，副通道短，整齐美观，有利于货物的取存、检查，有利于机械化作业，便于主通道业务的正常展开。如果用于库房布局，还有利于通风和采光。其主要缺点是通道占用面积多，仓库面积的利用率会受到影响。

② 纵列式布局。就是将货垛或货架的长边与主作业通道形成平行关系的布置方式。这种布局的优点主要是可以根据库存物品在库时间的不同和进出频繁程度安排货位：在库时间短、进出频繁的物品放置在主通道两侧；在库时间长、进库不频繁的物品放置在里侧。其主要优点是仓库平面利用率高，缺点是存取货物不方便，通风采光不利。

③ 纵横式（混合式）布局。是指在同一保管场所内，横列式布局和纵列式布局兼而有之，可以综合利用两种布局的优点。

④ 倾斜式布局。是指货垛或货架与仓库侧墙或主通道成60°、45°或30°夹角。货垛倾斜式布局是横列式布局的变形，是为了便于叉车作业、缩小叉车的回转角度、提高作业效率而采用的布局方式。

4. 分类储存管理

企业应有适宜药品分类管理的仓库，按照药品的管理要求、用途、性状等进行分类储存。可储存于同一仓间，但应分开不同货位的药品有：药品与食品及保健品类的非药品、内用药与外用药。应专库存放、不得与其他药品混存于同一仓间的药品有：易串味的药品、中药材、中药饮片、特殊管理药品以及危险品等。拆除包装的零货药品应当集中存放。

5. 温湿度条件管理

保管员应按药品包装标示的温度要求储存药品，包装上没有标示具体温度的，按照《中华人民共和国药典》规定的贮藏要求进行储存。药品经营企业各类药品储存库均应保持恒温，各库房的相对湿度均应保持在35%～75%。

企业所设的冷库、阴凉库及常温库所要求的温度范围，应以保证药品质量、符合药品规定的储存条件为原则，进行科学合理的设定，即所经营药品标明应存放于何种温湿度下，企业就应当设置相应温湿度范围的库房。如经营标识为15～25℃储存的药品，企业就应当设置15～25℃恒温库。

对于标识有两种以上不同温湿度储存条件的药品，一般应存放于相对低温的库中，如某药品标识的储存条件为20℃以下有效期3年、20～30℃有效期1年，应将该药品存放于阴凉库中。

6. 中药材储存管理

中药材、中药饮片储存应分库存放。药品经营企业应根据中药材、中药饮片的性质设置相应的储存仓库，合理控制温湿度条件。对于易虫蛀、霉变、泛油、变色的品种，应设置密封、干燥、凉爽、洁净的库房；对于经营量较小且易变色、挥发及融化的品种，应配备避光、避热的储存设备，如冰箱、冷柜。对于毒麻中药应做到专人专账、专库（柜）双锁保管。

7. 仓储管理

（1）入库管理　药品到货时，仓库管理人员要按到货凭证进行核对；药品入库要做入库登记。

（2）在库管理　对药品进行分类分库（区）科学存放；定期检查库内储存条件，对入库不合格的药品拒收；对进入仓库的人员进行有效管理，建立定期清洁、检查货架和托盘等设施设备的管理制度。

（3）出库管理　先产先出、近期先出、按批号发货。

知识点五　药品陈列与零售

PPT课件

药品陈列与零售主要法规依据是《中华人民共和国药品管理法》《中华人民共和国药品管理法实施条例》《药品经营质量管理规范》（GSP）。

一、药品的陈列

（一）药品陈列基本原则

药品的陈列应当符合GSP要求，满足GSP陈列原则：

① 按剂型、用途以及储存要求分类陈列，并设置醒目标志，类别标签字迹清晰、放置准确；

② 药品放置于货架（柜），摆放整齐有序，避免阳光直射；

③ 处方药、非处方药分区陈列，并有处方药、非处方药专用标识；

④ 处方药不得采用开架自选的方式陈列和销售；

⑤ 外用药与其他药品分开摆放；

⑥ 拆零销售的药品集中存放于拆零专柜或者专区；

⑦ 第二类精神药品、毒性中药品种和罂粟壳不得陈列；

⑧ 冷藏药品放置在冷藏设备中，按规定对温度进行监测和记录，并保证存放温度符合要求；

⑨ 中药饮片柜斗谱的书写应当正名正字；装斗前应当复核，防止错斗、串斗；应当定期清斗，防止饮片生虫、发霉、变质；不同批号的饮片装斗前应当清斗并记录；

⑩ 经营非药品应当设置专区，与药品区域明显隔离，并有醒目标志。

（二）陈列技巧

在满足 GSP 要求的前提下，巧妙的药品陈列技巧，可以为顾客提供舒适整洁的购药环境；促进主推药品、高毛利药品等销售；提升药店形象，增强竞争力。药品陈列部分技巧如下。

1. 易见易取

药品正面面向顾客，不被其他产品挡住视线；货架最底层不易看到的药品要倾斜陈列或前进陈列；货架最上层不易陈列过高、过重和易碎的药品；整箱药品不应上货架，中包装药品上架前必须全部打码。对卖场主推的新品应突出陈列，可以陈列在端架、堆头或黄金位置，容易让顾客看到商品，从而起到良好的效果。

2. 满陈列

药品陈列种类与数量要充足，以刺激消费者的购买欲望。丰富货架是吸引消费者、提高销售额的重要手段之一。货架空荡、品种单调的药店会使消费者进店的欲望降低。同时，要及时补货，避免出现脱销的局面。

3. 先进先出

将刚上架药品放在原有药品的后排或把近效期药品放在前排以便于销售。

4. 关联性陈列

药品自选区（OTC 区和非药品区）非常强调药品之间的关联性，如感冒药区常与清热解毒消炎药或止咳药相邻，皮肤科内用药与皮肤科外用药相邻，维生素类药和钙制剂相邻等。这样陈列可使消费者购买时产生连带性，也方便其购药。

5. 季节性陈列

在不同的季节将应季药品陈列在醒目的位置（端架或堆头），其陈列面和量较大，并悬挂 POP，吸引顾客，促进销售。

（三）药品陈列效果评价

药品的陈列效果以 VADS 原则进行评价，从而判定药品陈列是否有利于药店销售收入的提高和整体形象的提升。

① V（visual）：是否配合顾客视线，最大限度吸引消费者眼球。

② A（activity）：是否符合目标顾客的消费行为习惯、选购药品习惯。

③ D（difference）：重点药品是否进行差异化陈列，让重点药品在门店的众多药品中脱颖而出。

④ S（sale）：是否能促进销量提升与药店整体形象提升。

二、药品的零售

药品的零售应当符合 GSP 的要求，销售药品应当符合以下原则。

① 处方经执业药师审核后方可调配；对处方所列药品不得擅自更改或者代用，对有配伍禁忌或者超剂量的处方，应当拒绝调配，但经处方医师更正或者重新确认签字的，可以调配；调配处方后经过核对方可销售。

② 处方审核、调配、核对人员应当在处方上签字或者盖章，并按照有关规定保存处方或者其复印件。

③ 销售近效期药品应当向顾客告知有效期。

④ 销售中药饮片做到计量准确，并告知煎服方法及注意事项；提供中药饮片代煎服务，

应当符合国家有关规定。

⑤ 负责拆零销售的人员需经过专门培训。

⑥ 拆零的工作台及工具保持清洁、卫生，防止交叉污染。

⑦ 做好拆零销售记录，内容包括拆零起始日期、药品的通用名称、规格、批号、生产厂商、有效期、销售数量、销售日期、分拆及复核人员等。

⑧ 拆零销售应当使用洁净、卫生的包装，包装上注明药品名称、规格、数量、用法、用量、批号、有效期以及药店名称等内容。

⑨ 提供药品说明书原件或者复印件。

⑩ 拆零销售期间，保留原包装和说明书。

⑪ 不得以搭售、赠药等方式售卖或赠送处方药或甲类非处方药；不得采用邮售方式直接向公众销售处方药。

⑫ 疫苗、血液制品、麻醉药品、精神药品、医疗用毒性药品、放射性药品、药品类易制毒化学品等国家实行特殊管理的药品不得在网络上销售。

知识点六　用药指导与人际沟通

PPT 课件

用药指导需综合运用医药学知识，用简洁明了、通俗易懂的语言向患者说明按时、足量、按疗程用药对治愈疾病的重要性，解释用药过程可能出现的不良反应以及应对措施，科学指导患者正确合理使用药品。用药指导在促进患者合理用药，提高患者用药依从性，让患者正确对待用药后的药物不良反应，避免和减少不良反应的发生等方面起到了积极的主导作用。

一、用药指导的内容

药学领域是专业性非常强的特殊领域，绝大多数患者不可能掌握较全面的医学或药学知识，药师作为药学专业技术人员，应利用自己掌握的专业知识指导患者用药，最大程度提高患者的药物治疗效果，提升其用药的依从性，保证用药安全、有效。

（一）指导药物基本信息

用药指导的内容因患者所掌握的知识不同存在个体化差异，主要包括药品名称、适应证、用药方法、用药剂量、药物相互作用、禁忌证、注意事项、替代药物或其他疗法、药品的鉴定辨识、贮存方法和有效期、是否进入医疗保险报销目录等。

（二）必须指导药物的信息

① 当患者同时使用 2 种或 2 种以上含同一成分的药品时，应按用药剂量给予正确指导。

② 合并用药较多时，应指导合理的用药顺序和时间。

③ 既往有同种或同类药物的不良反应史或当患者用药后出现不良反应时，应指导合理用药。

④ 当患者认为疗效不理想或当前剂量不足以有效时，应指导增强患者依从性。

⑤ 因病情需要，药品用法、用量与说明书不一致，超适应证、剂量超过规定剂量时，需医师签字确认。

⑥ 患者正在使用的药物中有配伍禁忌或配伍不当时，应交由医师确认。

⑦ 近期药品说明书如商品名、适应证、禁忌证、剂量、有效期、贮存条件、药品不良

反应的修订与更新等内容有修改。

⑧ 患者所用药品近期发现严重或罕见的不良反应。

⑨ 应用特殊药物或特殊剂型患者应给予指导，如缓控释制剂、透皮制剂、吸入制剂，以及应用抗生素、抗真菌药、抗凝药、抗肿瘤药等药品。

⑩ 当同一种药品有多种适应证或用法、用量复杂时，应给予指导。

二、药品的使用方法与用药指导

合理的用药指导可以提高患者的药物治疗效果，提高依从性，还可以降低药品不良反应的发生率，节约医药资源，提高药师在社会与公众心目中的地位。

（一）服用时间的正确使用方法

同一种药物的同等剂量可因给药时间不同，作用和疗效也不一样。服用药物应结合人体的生物钟规律。如胃酸的分泌有昼夜规律，在清晨 5 时至中午 11 时最低，下午 2 时至次日凌晨 1 时最高；肝脏合成胆固醇的时间多在夜间；现代医学研究证实，很多药物的作用、毒性和不良反应与人体的生物节律（生物钟）有着极其密切的关系。根据时辰药理学，选择最适宜的服用药品时间，使用药更加科学、有效、安全、经济。

口服药物的服药时间有餐前、餐时、餐后、清晨、空腹、睡前等几种类型。

（二）服用剂型的正确使用方法

1. 滴丸

服用滴丸时，应仔细阅读说明书中所列药物的服用方法，剂量不能过大；宜以少量温开水送服，有些可直接舌下含服。

2. 泡腾片

供口服的泡腾片一般宜用凉开水或温开水溶解，气泡消失后再饮用，严禁直接服用或口含。

3. 舌下片

舌下片含服时把药片放于舌下，含服时间一般控制在 5min 左右，以保证药物充分吸收。

4. 咀嚼片

咀嚼片在口腔内的咀嚼时间宜充分，咀嚼后可用少量温开水送服。用于中和胃酸时，宜在餐后 1～2h 服用。

5. 软膏剂、乳膏剂

对有破损、溃烂、渗出的部位一般不要涂敷软膏剂和乳膏剂。涂敷部位有烧灼或瘙痒、发红、肿胀、出疹等反应，应立即停药，并将局部药物洗净。

6. 含漱剂

含漱剂中的成分多为消毒防腐药，含漱时不宜咽下或吞下。含漱后不宜马上饮水和进食，以保持口腔内药物浓度。

7. 滴眼剂

将药液从眼角侧滴入眼袋内，一次滴 1～2 滴。滴药时应距眼睑 2～3cm，勿使滴管口触及眼睑或睫毛，以免污染。白天宜用滴眼剂滴眼，临睡前宜用眼膏剂涂敷，这样附着眼壁时间长，利于保持夜间的局部药物浓度。

8. 眼膏剂

使用眼膏剂的步骤为：

① 清洁双手，打开眼膏管口。

② 头部后仰，眼向上望，用食指轻轻将下眼睑拉开成一袋状。

③ 压挤眼膏剂尾部，使眼膏呈线状溢出，将约 1cm 长的眼膏挤进下眼袋内（如眼膏为盒装，将药膏抹在玻璃棒上涂敷于下眼睑内），轻轻按摩 2～3min 以增加疗效，但注意眼膏管口不要直接接触眼或眼睑。

④ 眨眼数次，尽量使眼膏分布均匀，然后闭眼休息 2min。

⑤ 用脱脂擦去眼外多余药膏，盖好管帽。

⑥ 多次开管和连续使用超过 1 个月的眼膏不要再用。

9. 滴耳剂

耳聋或耳道不通、耳膜穿孔者也不要使用滴耳剂。

10. 滴鼻剂

鼻除其外部为皮肤覆盖外，鼻腔和鼻旁窦内部均为黏膜被覆，鼻腔深窄，所以滴鼻时应头往后仰，适当吸气，使药液尽量达到较深部位。另外，鼻黏膜比较娇嫩，滴鼻剂必须对黏膜没有或仅有较小的刺激。

11. 鼻用喷雾剂

鼻用喷雾剂是专供鼻腔使用的气雾剂，其包装带有阀门，使用时挤压阀门，药液以雾状喷射出来，供鼻腔外用。

12. 栓剂

栓剂依据施用腔道的不同，分为直肠栓、阴道栓和尿道栓。尿道栓现在很少应用。

13. 透皮贴剂

用前将所要贴敷部位的皮肤清洗干净，并稍稍晾干。从包装内取出贴片，揭去附着的薄膜，但不要触及含药部位。贴于无毛发或是刮净毛发的皮肤上，轻轻按压使之边缘与皮肤贴紧，不宜热敷。

14. 气雾剂和粉吸入剂

使用气雾剂时，宜按下列步骤进行：

① 尽量将痰液咳出、口腔内的食物咽下。

② 用前将气雾剂摇匀。

③ 将双唇紧贴喷嘴，头稍微后倾，缓缓呼气，尽量让肺部的气体排尽。

④ 于深呼吸的同时揿压气雾阀门，使舌头向下。

⑤ 准确掌握剂量，明确 1 次给药揿压几下。

⑥ 屏住呼吸 10～15s，后用鼻子呼气。

⑦ 用温水清洗口腔或用 0.9%氯化钠溶液漱口，喷雾后及时擦喷雾嘴。

15. 缓、控释制剂

服药前一定要看说明书或请示医师，因为各制药公司的缓、控释型口服药的特性可能不同。除另有规定外，一般应整片或整丸吞服，严禁嚼碎和击碎分次服用。

（三）服用剂量的正确使用方法

患者的服药剂量一般遵医嘱即可，用药指导时应叮嘱患者需要调整给药剂量时应先咨询医师或药师，不可擅自加减剂量。

在药品说明书上推荐的给药剂量范围内服药是安全可靠的，超量服药会导致不良反应增加，甚至出现中毒。对需要首剂加倍的药物如蒙脱石散、替加环素、替考拉宁、广谱抗真菌药（如伏立康唑、氟康唑）、磺胺类抗菌药（如复方磺胺甲噁唑片）、四环素类抗菌药（如米诺环素、多西环素）等药物，需要耐心向患者说明首次及以后的服药剂量。害怕药物不良反应擅自减小剂量的做法可能导致无法获得应有药效或产生耐药性等后果。对部分毒性较大的药物（如地高辛、氨茶碱等），切记指导患者不能在漏服后把两次的剂量合并成一次服用。对沙丁胺醇气雾剂、硝酸甘油片等按需使用的药物，由于其使用剂量与患者自觉症状关系密切，需向患者仔细说明。

（四）其他正确指导使用

1. 用药疗程

某些疾病的药物治疗需持续一定时间，达到所需疗程后才能发挥更好的疗效。有些患者自觉症状好转时，会选择自行缩短疗程。对需要坚持服药时间较长的患者，如缺铁性贫血、消化性溃疡、细菌性感染等患者，在进行用药指导时药师应特别注意强调药物的疗程。如抗菌药物一般使用至体温恢复正常、症状消退后72～96h，否则容易产生耐药性；对有幽门螺杆菌感染的消化性溃疡患者，为彻底根除致病细菌，需连续用药10～14日，否则容易复发；缺铁性贫血患者在检查指标恢复后还需连续用药数月以补充体内储存铁的不足。

2. 注意药物不良反应

药物存在不良反应，在用药指导时，应指导患者知晓药物的不良反应。对药物所致的一些常见、轻微、可逆的不良反应，在不影响患者身体健康和生活质量时，应该指导患者根据自身情况尽量按医嘱用药。如复方盐酸伪麻黄碱缓释胶囊、维C银翘片等常见抗感冒药中均含有氯苯那敏（扑尔敏），可能引起嗜睡；铁剂服用后可引起便秘、黑便等；利福平服用后可引起体液变深等不良反应均应提前说明。如患者感觉出现的不良反应令人烦恼、尴尬等，可以告知患者应及时向医师或者药师咨询，在得到肯定答复之前最好不要擅自停药或减量。

对一些安全范围较窄、毒性较大的药物，药师应告知患者该药物可能出现的已知严重不良反应表现及相应的简单处理措施。例如，强心苷类药物在进行用药指导时，应告知患者如果出现厌食、恶心、呕吐、腹泻等现象应注意补钾或考虑停药；如果出现神经系统症状如黄绿视，是强心苷类药物停药指征，必须立即停药并及时联系医师。如果患者不能判断是否为药物导致的不良反应或已经出现严重的不良反应，最好立即暂停可疑药物，及时去医院诊疗。

3. 药物保存方法

药物通常会受光、热、水、微生物等外界条件影响而变质，正确保存药物是发挥药效的基础。大多数药物在干燥、避光、通风和阴凉的地方可安全保存至有效期。蛋白生物制品和活菌制剂需在冷处保存，如重组人干扰素、枯草杆菌二联活菌颗粒、双歧杆菌乳杆菌三联活菌片均需在冰箱中冷藏保存。胰岛素未开启时应置于冰箱冷藏保存，切勿存放于冰箱冷冻室，开启后的胰岛素常温保存即可，不必放置冰箱冷藏。一般需要避光的药品，在出厂时会使用棕色瓶或用铝箔等不透明包装，应指导患者暂时不用的剩余药品不要改换外包装，应置于原包装中继续保存。对于糖衣片、糖浆剂等要指导患者保存于儿童不能轻易拿到之处，以免误服引起中毒。

三、社会药房药学服务中人际沟通技巧

在药品服务过程中，作为服务人员首先要学会与人沟通。沟通是人与人之间、人与群体之间思想与感情传递和反馈的过程，以求思想达成一致和感情的通畅，沟通结果是双方不仅

能相互影响，而且还能建立起一定关系。作为当今药品经营者来说面对的顾客更加复杂化、多样化，加大了销售人员沟通的难度，因此，进行有效的沟通是药品经营的必要环节。

（一）与消费者的沟通

药学服务人员由于工作的特殊性，面对顾客的复杂化、多样化，个人专业知识、业务能力及每句语言，甚至每个眼神、动作、姿态都直接影响到经营成果。因此在沟通方面要注意以下几点。

1. 识别消费者类型

面对不同类型的顾客在沟通技巧上侧重点有所不同，所以首先应当学会识别顾客的类型。根据进店意图划分为：观赏者、了解信息者、购买者。根据消费者行为划分：理智型、习惯型、经济型、冲动型、犹豫不定型、求名型。根据年龄段划分：少年儿童、青年、中年、老年。

2. 与消费者沟通的技巧

（1）根据消费者不同心理阶段来沟通

① 注视阶段：在这一阶段顾客希望有一个自由的空间，可以随意地观看药品，顾客还可要求把药品拿在手中，仔细阅读说明书，才能明确药品的功效是否符合消费者的需要。

② 兴趣阶段：顾客注视药品，会对药品的疗效产生兴趣，此时可从专业方面介绍药品的药理作用和临床作用。

③ 联想阶段：顾客对某一种药品发生兴趣，自然联想服用该药品之后疾病痊愈的情形。在顾客选购时，适度提高联想力。

④ 欲望阶段：顾客在产生购买欲时，极可能又会产生疑问，“有没有比这种更好的药呢?”

⑤ 比较阶段：购买欲望产生后，会多方比较权衡。如适应证、剂型、价格、服用是否方便等使顾客犹豫不决，这时，需要店员给顾客提供咨询。

⑥ 信心阶段：经过一番权衡与咨询，店员的诚意、药品的生产商和品牌、用后反馈，可帮助顾客建立信心。

（2）常规流程沟通技巧

① 顾客上门前：药学服务人员要随时做好迎接顾客的准备，不可懈怠、交头接耳。

② 初步接触阶段：在顾客有需要有疑惑时提出帮助，询问其需求，不可盲目推销药品，注意药品与普通商品的区别。

③ 药品提示阶段：说明药品使用过程、药品的禁忌证、药品的疗效，提供几种药品让顾客选择（仅供选择应用）。

④ 揣摩顾客的需要：通过观察动作表情探测顾客的需要；通过推荐一两种药品，观看顾客的反应了解顾客的愿望；通过自然提问，询问顾客的想法；善意地倾听顾客的意见。

⑤ 应用专业知识说明：顾客购买时进行比较、权衡，对药品充分信赖后才会购买，此过程利用专业知识向顾客介绍药品，语言通俗易懂、有针对性，打消顾客的疑虑。

⑥ 推荐药品时要注意：实事求是、强调药品的功效和适应证，从专业角度帮助顾客比较、选择。

⑦ 沟通要点：用“5W1H”原则，明确何人使用（Who）；何处使用（Where）；什么时候使用（When）；想要用什么（What）；为什么必须用（Why）；如何使用（How）。说明要点，言辞要简短，能形象、具体地表现药品的特性，针对顾客提出的病症进行说明，按顾客

的询问说明。

⑧ 收款、包装：顾客选购后到收银台付款，收银时应唱收唱付，声音要清楚准确，态度友好，动作迅速，减少等候。

⑨ 送客：顾客付款后，应双手递与顾客，并诚挚地道别。

（二）处理异议时的沟通技巧

顾客对药店药房管理、服务提出异议的情形很常见，比如，嫌药品价格贵，觉得店员的询问偏多等。顾客的异议千差万别，店员在应对处理时也应因时、因地、因人、因事采取不同的方法。

1. 预设情形法

事前，药店可要求店员把平常所听到的顾客异议罗列出来，进行收集整理，了解顾客的异议有哪些，明确回答异议需把握的基本原则，然后制订统一的应对方案。这样，店员在遇到顾客拒绝或做出异议时就可以按照预设的情形给出相应的标准化方案，防止因临场惊慌说错话或不知如何应对出现语塞的尴尬局面。

2. 欲扬先抑法

如果顾客提出了错误意见，不影响其消费情绪，应首先承认顾客的看法有一定道理，再讲出自己的看法。其实，这种方法是间接地否定顾客的意见，有利于保持良好的交谈气氛，既为店员的谈话留有余地，又能使顾客接受店员意见。需要注意，在实际交谈中尽量不用“但是”一词，只要将暗含的否定意思表达出来就达到效果了。

3. 以优补劣法

如果顾客所提的意见确属药店服务中的缺陷，药店千万不可以回避或直接否认，应承认经营服务上的不足，采取有效措施，主动解决问题。此时店员可抓住时机把药店在经营管理上其他方面的优势展示给顾客，比如，告诉顾客药店设立了顾客意见奖，就是针对服务中的缺陷，对提出意见的顾客进行奖励，欢迎顾客随时对药店服务进行监督。通过这种方式安抚顾客，使顾客心理平衡。

4. 借势跟进法

顾客在购买药品时犹豫不决，一定在某方面还存在疑问或顾虑，这时店员不妨采取反问或追问的方法来引导顾客表达异议，借势探明顾客不能做出决定的真正原因。

5. 缓冲拖延法

店员在遇到顾客提出的异议没有现成的模式可参考，或一时找不到合适的答案应对时，不妨先用委婉的语气把对方的意见重复一遍，缓冲一下紧张的气氛。

四、药学服务礼仪

药品经营企业服务是根据顾客的喜好使其获得满足，而最终使其感觉受到重视，顾客把这种好感铭刻在心里，成为药品经营企业的忠实顾客。服务能够使药品经营企业与顾客之间形成一种难忘的互动，顾客从进入药品经营企业开始就享受药品经营企业提供的服务，到最终顾客为药品经营企业带来新的顾客，在这整个过程中，药品经营企业所能做的一切工作就叫作药品经营企业服务工作。服务是最能够创造价值的手段，体现良好的服务离不开礼仪的运用。不论多好的商品，留住顾客最终取决于服务人员的礼仪和态度。同时在激烈的商业竞争中，竞争的成败也取决于服务的优劣。对服务行业来说，不论硬件设施多么豪华，没有受过系统礼仪培训的服务人员将无法使客户满意，也无法让企业在竞争中获胜。因此要做到如下几方面的基本礼仪。

1. 仪容

仪容即面貌、面容的总称。

清洁卫生：药学服务人员上岗前应做好自身的清洁工作，包括头发、面部、颈部、手部等的清洁。

发型要求：发型应自然大方，男员工前不盖眉、侧不过耳、后不遮领；女员工若是长发，则需要盘起，发型要美观、大方。

化妆要求：女员工为了表示对顾客的尊重可适度化淡妆，不宜浓妆艳抹。不可使用刺激味重的摩丝、香水等化妆品，不佩戴形状怪异或有色的眼镜。

2. 仪表

仪表即人的外表，包括面貌、服饰、姿态、风度。

着装：工作人员要保持制服干净、穿戴工整，不应将衣袖或裤腿卷起，不应敞怀、散扣，不要穿拖鞋、背心上岗，按照公司统一要求佩戴好工作牌和帽子。

饰物佩戴：药学服务人员所佩戴的饰物不应过于夸张，需体现端庄大方。除手表、婚戒外，女员工可佩戴造型简约雅致的项链或耳钉。

3. 仪态

站姿：药学服务人员站立时应两脚跟相靠、脚尖分开 45°～60°，身体重心放在两脚上。两腿并拢立直，两肩平整，腰背挺直，挺胸收腹。双手交叉放于腹前。双眼平视前方，下颌微微内收。表情自然，面带微笑。

手势：在指明方向时，营业员应手指自然并拢，手掌向上斜，以肘关节为轴，指向目标，上身稍向前倾。给顾客拿递药品、开票时，药房营业员应双手将物品递交给顾客。不要把药品扔到柜台上，或是在柜台上推给顾客。

知识点七　不良反应报告

PPT 课件

一、药品不良反应的定义

（一）药品不良反应

药品不良反应是指在正常用法用量情况下出现的与用药目的无关的意外的有害反应。世界卫生组织对药品不良反应的定义是：“为了预防、诊断或治疗，给人使用一定的药物剂量后发生任何有害的非预期的效应。”

（二）严重药品不良反应分类

① 导致死亡；

② 危及生命；

③ 致癌、致畸、致出生缺陷；

④ 导致显著的或者永久的人体伤残或者器官功能的损伤；

⑤ 导致住院或者住院时间延长；

⑥ 导致其他重要医学事件，如不进行治疗可能出现上述所列情况的。

（三）新的药品不良反应

新的药品不良反应是指药品说明书中未载明的不良反应。或者说明书已有描述，但不良反应发生的性质、程度、后果或频率与说明书描述不一致或更严重的。

（四）药品群体不良事件

药品群体不良事件是指同一药品在使用过程中，在相对集中的时间、区域内，对一定数量人群的身体健康或者生命安全造成损害或者威胁，需要予以紧急处置的事件。

二、药品不良反应分类

药品不良反应分为广义的和狭义的两种。广义的药品不良反应，即药理学意义上的药品不良反应，在我国也称药品不良事件，是指药品作用于机体，除发挥治疗的功效外，有时还会产生某些与药品治疗目的无关的对人体有损害的反应，它不以合格药品或不合理用药为前提条件。我国《药品不良反应报告和监测管理办法》定义的不良反应是狭义的不良反应。该办法第六十三条规定，“药品不良反应，是指合格药品在正常用法用量下出现的与用药目的无关的有害反应。”与广义的不良反应不同，狭义的药品不良反应必须满足三个条件：合格药品、正常用法用量、与用药目的无关的有害反应。

三、药物警戒

药物警戒是一个涵盖药品整个生命周期的全方位药品安全监管体系。药物警戒的核心理念是通过借助风险管理理念和方法实现最佳风险效益比，从而达到保障患者用药安全和维护公共卫生安全的目的。2019 年修订的《药品管理法》规定我们国家实行药物警戒制度。

药物警戒与药品不良反应监测的区别在于：

（一）监测对象不同

药品不良反应的监测对象是药品不良反应。药物警戒监测对象除了药品不良反应，还包括药物误用、滥用、无效、用法错误、药物相互作用等。

（二）研究方法不同

药品不良反应监测一般采用自发报告、集中监测、处方事件监测、数据库分析等。药物警戒除了采用上述方法之外，还采用临床试验和观察性研究等方法。

四、药品不良反应报告的实施

（一）不良反应监督主体

药品不良反应报告制度的监督主体是国务院和省、自治区、直辖市人民政府的药品监督管理部门、卫生健康主管部门及其药品不良反应监测中心。

国家药品监督管理局委托国家药品评价中心（国家药品不良反应监测中心）承担全国药品不良反应监测技术工作。

（二）不良反应报告主体

药品上市许可持有人、药品生产企业、药品经营企业和医疗机构作为药品不良反应法定报告主体，应当经常考察本单位所生产、经营、使用的药品质量、疗效和不良反应。发现疑似不良反应的，应当及时向药品监督管理部门和卫生健康主管部门报告。

（三）药品不良反应监测报告程序

药学服务人员、药品不良反应监测人员随时将顾客反馈的可能与用药有关的不良反应反馈给公司售后服务部门。售后服务部门接到药学服务人员、监测人员口头或电话反馈的药品不良反应信息后，及时登记在药品不良反应/事件登记表上，如正确使用的药品，发生药品说明书中未描述的严重不良反应，应通知用药当事人或单位立即停止使用。当发生重大药品不良反应时，须在24h内向市药监局及市药品不良反应监测中心报告。紧急情况时，售后服务部门派专人前往不良反应病例所在医院，协助院方进行调查。药品不良反应监测人员应详细记录所有不良反应发生情况、调查经过、调查结果和处理意见，将其存档，并通过国家药品不良反应监测系统进行整理和上报。

（四）不良反应报告范围

对于新药监测期内的国产药品和首次进口5年内的药品，药品生产企业应当开展重点监测，报告所有不良反应，满5年的，报告新的和严重的不良反应。其他国产药品，报告新的和严重的不良反应。

PPT课件

知识点八　药品说明书

药品说明书的正确阅读是药学服务人员最基本的素质要求，一份合格的药品说明书，一般包括如下内容。

核准和修改日期、特殊药品、外用药品标识位置（左上角）。

×××说明书

请仔细阅读说明书并在医师指导下使用。

警示语。

[药品名称] 按顺序列出药品通用名称、商品名称、英文名称和汉语拼音。其中《中国药典》收载的品种，其药品通用名称应当与《中国药典》一致；《中国药典》未收载的品种，其名称应当符合药品通用名称命名原则。

[成分] ① 列出活性成分的化学名称、化学结构式、分子式、分子量，并按下列顺序分行书写：化学名称、化学结构式、分子式、分子量。

② 复方制剂可以不列出每个活性成分化学名称、化学结构式、分子式、分子量内容。本项可以表达为“本品为复方制剂，其组分为：”。组分按一个制剂单位（如每片、粒、支、瓶等）分别列出所含的全部活性成分及其含量。

③ 多组分或者化学结构尚不明确的化学药品或者治疗用生物制品，应当列出主要成分名称，简述活性成分来源。

④ 处方中含有可能引起严重不良反应的辅料的，该项下应当列出该辅料名称。

⑤ 注射剂应当列出全部辅料名称。

[性状] 包括药品的外观、臭、味、溶解度以及物理常数等。

[适应证] 根据该药品的用途，采用准确的表述方式，明确用于预防、治疗、诊断、缓解或者辅助治疗某种疾病（状态）或者症状。

[规格] 指每支、每片或其他每一单位制剂中含有主药（或效价）的重量或含量或装量。生物制品应标明每支（瓶）有效成分的效价（或含量及效价）及装量（或冻干制剂的复溶后体积）。表示方法一般按照《中国药典》要求规范书写，有两种以上规格的应当分别列出。

[用法用量] 包括用法和用量两部分。需按疗程用药或者规定用药期限的，必须注明疗程、期限。详细列出该药品的用药方法，准确列出用药的剂量、计量方法、用药次数以及疗程期限，并应当特别注意与规格的关系。用法上有特殊要求的，应当按实际情况详细说明。

[不良反应] 实事求是地详细列出该药品不良反应，并按不良反应的严重程度、发生的频率或症状的系统性列出。

[禁忌] 列出禁止使用该药品的人群或者疾病情况。

[注意事项] 列出使用时必须注意的问题，包括需要慎用的情况（如肝、肾功能的问题），影响药物疗效的因素（如食物、烟、酒），用药过程中需观察的情况（如过敏反应，定期检查血象、肝功、肾功）及用药对于临床检验的影响等。滥用或者药物依赖性内容可以在该项目下列出。

[孕妇及哺乳期妇女用药] 着重说明该药品对妊娠、分娩及哺乳期母婴的影响，并写明可否应用本品及用药注意事项。未进行该项实验且无可靠参考文献的，应当在该项下予以说明。

[儿童用药] 主要包括儿童由于生长发育的关系而对于该药品在药理、毒理或药代动力学方面与成人的差异，并写明可否应用本品及用药注意事项。未进行该项实验且无可靠参考文献的，应当在该项下予以说明。

[老年用药] 主要包括老年人由于机体各种功能衰退的关系而对于该药品在药理、毒理或药代动力学方面与成人的差异，并写明可否应用本品及用药注意事项。未进行该项实验且无可靠参考文献的，应当在该项下予以说明。

[药物相互作用] 列出与该药产生相互作用的药品或者药品类别，并说明相互作用的结果及合并用药的注意事项。未进行该项实验且无可靠参考文献的，应当在该项下予以说明。

[药物过量] 详细列出过量应用该药品可能发生的毒性反应、剂量及处理方法。未进行该项实验且无可靠参考文献的，应当在该项下予以说明。

[临床试验] 准确、客观地描述临床试验概述。包括临床试验的给药方法、研究对象、主要观察指标、临床试验的结果包括不良反应等。没有进行临床试验的药品不书写该项内容。

[药理毒理] 包括药理作用和毒理研究两部分内容。药理作用包括药物对人体作用的有关信息。也可列出与临床适应证有关或有助于阐述临床药理作用的体外试验和（或）动物实验的结果。复方制剂的药理作用可以为每一组成成分的药理作用。毒理研究所涉及的内容是指与临床应用相关，有助于判断药物临床安全性的非临床毒理研究结果。应当描述动物种属类型、给药方法（剂量、给药周期、给药途径）和主要毒性表现等重要信息。复方制剂的毒理研究内容应当尽量包括复方给药的毒理研究结果，若无该信息，应当写入单药的相关毒理内容。未进行该项实验且无可靠参考文献的，应当在该项下予以说明。

[药代动力学] 应当包括药物在体内吸收、分布、代谢和排泄的全过程及其主要的药代动力学参数，以及特殊人群的药代动力学参数或特征。说明药物是否通过乳汁分泌、是否通过胎盘屏障及血脑屏障等。应以人体临床试验结果为主，如缺乏人体临床试验结果，可列出非临床试验的结果，并加以说明。未进行该项实验且无可靠参考文献的，应当在该项下予以说明。

[贮藏] 具体条件的表示方法按《中国药典》要求书写，并注明具体温度。如：阴凉处（不超过 20℃）保存。生物制品应当同时注明制品保存和运输的环境条件，特别应明确具体温度。

[包装] 包括直接接触药品的包装材料和容器及包装规格，并按该顺序表述。

[有效期] 以月为单位表述。

[执行标准] 列出执行标准的名称、版本，如《中国药典》2020 年版二部，或者药品标准编号，如 ws—10001（hd-0001）—2015。

[批准文号] 指该药品的药品批准文号，进口药品注册证号或者医药产品注册证号。麻

醉药品、精神药品、蛋白同化制剂和肽类激素还需注明药品准许证号。

［生产企业］按下列顺序分行列出：企业名称、生产地址、邮政编码、电话和传真号码（须标明区号）、网址（如无网址可不写，此项不保留）。

附加说明：

① 核准和修改日期：核准日期为国家药品监督管理局批准该药品注册的时间。修改日期为此后历次修改的时间。核准和修改日期应当印制在说明书首页左上角。修改日期位于核准日期下方，按时间顺序逐行书写。

② 特殊药品、外用药品标识：麻醉药品、精神药品、医疗用毒性药品、放射性药品和外用药品等专用标识在说明书首页右上方标注。

③ 说明书标题：“×××说明书”中的“×××”是指该药品的通用名称。

④“请仔细阅读说明书并在医师指导下使用”该内容必须标注，并印制在说明书标题下方。

⑤“警示语”：是指对药品严重不良反应及其潜在的安全性问题的警告，还可以包括药品禁忌、注意事项及剂量过量等需提示用药人群特别注意的事项。有该方面内容的，应当在说明书标题下以醒目的黑体字注明。无该方面内容的，不列该项。

模块二　常见疾病用药指导

◆ 知识目标：熟悉各常见疾病的临床表征；掌握各疾病的常用药物及其用法用量、注意事项。

◆ 技能目标：学会对患者进行用药指导与健康指导。

◆ 思政与职业素养目标：以为患者服务为中心，尊重和爱护患者，提高患者用药依从性和生活质量。

任务一　急性上呼吸道感染用药指导

PPT 课件

【任务导入】

王××，男，35 岁，顾客自述为工人，平常骑电瓶车上下班，最近工作比较忙，总是加班，家中热水器故障，热水不足，最近洗了两次冷水澡，出现了鼻塞、打喷嚏、鼻子发痒、流清鼻涕、咽痒、咳嗽有白痰并有头痛等症状，无发热，无新型冠状病毒肺炎（以下简称新冠）中高风险区域旅居史，无过敏史，否认其他基础疾病。请为患者推荐合理的用药方案，说明理由，给予用药交代及健康指导。

【必备知识】

一、临床医学知识

（一）简介及病因

急性上呼吸道感染（简称上感），是包括鼻腔、咽或喉部急性炎症的总称，包括普通感冒、病毒性咽炎、喉炎、疱疹性咽峡炎、咽结膜炎、细菌性咽-扁桃体炎。上感是由各种病毒和/或细菌引起的，以病毒多见，约占 70%～80%，主要包括流行性感冒病毒（简称流感病毒）、副流感病毒、呼吸道合胞病毒等。细菌感染约占 20%～30%，以溶血性链球菌最为多见，其次为流感嗜血杆菌、肺炎球菌和葡萄球菌等，偶见革兰氏阴性杆菌。上感并发症有化脓性咽炎、鼻窦炎、中耳炎、支气管炎等，在儿童中偶有病毒性或细菌性肺炎等严重并发症。

（二）临床表现

根据病因和病变范围的不同，临床表现有以下类型。

1. 普通感冒与流行性感冒

（1）普通感冒　起病较急，多由鼻病毒引起，其次为冠状病毒、副流感病毒等。

主要表现为鼻部症状，如打喷嚏、鼻塞、流清水样鼻涕，也可表现为咳嗽、咽干、咽痒或有灼热感，甚至有鼻后滴漏感。发病同时或数小时后可有喷嚏、鼻塞、流清水样鼻涕等症状。2～3 天后鼻涕变稠，常伴咽痛、流泪、味觉减退、呼吸不畅、声嘶等。一般无发热及全身症状，或仅有低热、不适、轻度畏寒、头痛。体检可见鼻腔黏膜充血、水肿、有分泌物，咽部轻度充血。一般 5～7 天可痊愈。

（2）流行性感冒　流行性感冒，简称流感，是由流感病毒引起的一种急性呼吸道疾病。

流感在中国以冬春季多见，一般表现为急性起病，临床表现以高热、乏力、头痛、咳嗽、全身肌肉酸痛等为主。流感病程通常为4～7天，少数患者咳嗽可能持续数周之久。

2. 急性病毒性咽炎或喉炎

(1) 急性病毒性咽炎　多由鼻病毒、腺病毒、流感病毒、副流感病毒以及肠道病毒、呼吸道合胞病毒等引起。临床表现为咽部发痒或有灼热感，咳嗽少见，一般咽痛不明显。体检可见咽部明显充血水肿，颌下淋巴结肿大且触痛。

(2) 急性病毒性喉炎　多由鼻病毒、流感病毒、副流感病毒及腺病毒等引起。临床表现为声嘶、发声困难、咳嗽时疼痛，常有发热、咽痛或咳嗽。体检可见喉部水肿、充血，局部淋巴结轻度肿大和触痛，可闻及喉部的喘鸣音。

3. 急性疱疹性咽峡炎

多于夏季发作，儿童多见，偶见于成年人。常由柯萨奇病毒A引起，临床表现为明显咽痛、发热，体检可见咽充血，软腭、悬雍垂、咽及扁桃体表面有灰白色疱疹及浅表溃疡，周围有红晕，以后形成疱疹。病程约1周。

4. 咽结膜炎

常发生于夏季，儿童多见，游泳者易于传播。主要由腺病毒、柯萨奇病毒等引起，临床表现为发热、咽炎、结膜炎三大症状，病程4～6天。

5. 细菌性咽炎及扁桃体炎

起病急，主要由溶血性链球菌、流感嗜血杆菌、肺炎球菌、葡萄球菌等引起，临床表现为咽痛、畏寒、发热。体检可见咽部明显充血，扁桃体肿大、充血，表面可有黄色脓性分泌物，可伴有颌下淋巴结肿大、压痛，肺部无异常体征。

二、用药指导

急性上呼吸道感染症状通常复杂多样，一般采用对症（鼻塞或发热）药物、对因（细菌或病毒）药物、提高人体免疫力（反复发作）药物或保健品、器械或消杀类用品（针对流行病）组合应用，或使用复方制剂。

(一) 药物治疗

1. 一般治疗

发热、病情较重或年老体弱的患者应卧床休息，多饮水，保持室内空气流通，防止受凉。

2. 对症治疗

常用药物有：解热镇痛药、抗过敏药、镇咳药等。

(1) 解热镇痛药　有头痛、发热、全身肌肉酸痛症状的患者，可以酌情选用解热镇痛药，常用的有对乙酰氨基酚、布洛芬、双氯芬酸钠等。此类药物一般体温超过38℃才会使用，24h内使用不得超过4次。

(2) 鼻部减充血剂　可以口服含有盐酸伪麻黄碱等选择性收缩上呼吸道黏膜血管的药物，也可以局部使用1%的麻黄碱滴鼻液。

(3) 抗过敏药　当有频繁的喷嚏、多量流鼻涕等症状时，也可以酌情选用含有马来酸氯苯那敏、苯海拉明、氯雷他定的单药或复方制剂。

(4) 镇咳药　对于咳嗽症状较为明显者，可给予含有右美沙芬、喷托维林等成分的镇咳药。

(5) 复方制剂　可以服用氨酚伪麻美芬、复方氨酚烷胺片、氢溴酸右美沙芬等复方制剂，具有解热止痛、抗过敏等作用。

3. 抗病毒药物治疗

由于大多数的上呼吸道感染为病毒感染，一般不需要积极的抗病毒治疗。但对于症状较重的患者，或是流行性感冒患者，则需要在医生的指导下，在对症治疗的基础上，有针对性地选用利巴韦林、扎那米韦、金刚烷胺、奥司他韦等抗病毒药物进行治疗。

4. 中药治疗

需辨证治疗，若为风寒者，使用正柴胡饮颗粒、荆防颗粒、午时茶颗粒等；风热者，使用柴葛感冒退热颗粒、清开灵颗粒/软胶囊、抗病毒口服液、连花清瘟胶囊、双黄连口服液、蒲地蓝消炎口服液等；暑湿者，使用藿香正气水/软胶囊等。

（二）健康指导

① 若出现发热症状，避免盲目使用退烧药。当体温不超过 38.5℃，可以不用退烧药，最好是多喝温开水，使用物理降温方法，同时密切注意病情变化；若患者体温超过 38.5℃，可以先考虑物理降温，如效果不理想，再考虑使用退烧药。

② 患者应注意休息，确保休息质量，减少外出活动，防止交叉感染。

③ 患者应注意多喝水，加速体内毒素及药物代谢成分的排出。

④ 患者应增加营养，给予容易消化、富含维生素的食物，禁食辛辣食物，忌烟酒。

⑤ 养成良好的生活习惯，常开窗户，保持室内通风和清洁，加强体育锻炼，勤洗手，依据气候变化增减衣服。使用食醋或中药煎液熏蒸，进行空气消毒等。

⑥ 司机及高空作业等人员禁用含马来酸氯苯那敏等成分的制剂，1 岁以下小儿及新生儿禁用含有金刚烷胺成分的制剂。

⑦ 在选择治疗药物时，一般不需要使用抗菌药，仅在继发细菌感染如咳脓痰或流脓涕、白细胞增高等情况时方可使用抗生素。

⑧ 患者选择 2 种或 2 种以上药物联用时，应注意查看药物成分，避免药物叠加使用过量导致的毒副作用。例如对乙酰氨基酚的解热镇痛作用较强，广泛应用于许多复方感冒药中，过量使用对乙酰氨基酚可引起严重肝损伤。

（三）常用代表性治疗药物介绍

1. 对乙酰氨基酚

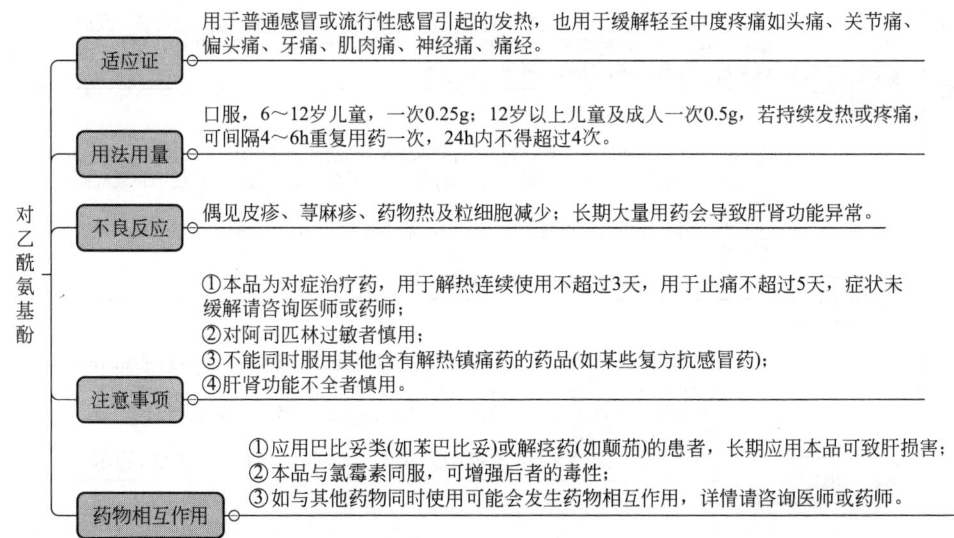
对乙酰氨基酚
适应证
用于普通感冒或流行性感冒引起的发热，也用于缓解轻至中度疼痛如头痛、关节痛、偏头痛、牙痛、肌肉痛、神经痛、痛经。
用法用量
口服，6～12岁儿童，一次0.25g；12岁以上儿童及成人一次0.5g，若持续发热或疼痛，可间隔4～6h重复用药一次，24h内不得超过4次。
不良反应
偶见皮疹、荨麻疹、药物热及粒细胞减少；长期大量用药会导致肝肾功能异常。
注意事项
①本品为对症治疗药，用于解热连续使用不超过3天，用于止痛不超过5天，症状未缓解请咨询医师或药师；
②对阿司匹林过敏者慎用；
③不能同时服用其他含有解热镇痛药的药品(如某些复方抗感冒药)；
④肝肾功能不全者慎用。
药物相互作用
①应用巴比妥类(如苯巴比妥)或解痉药(如颠茄)的患者，长期应用本品可致肝损害；
②本品与氯霉素同服，可增强后者的毒性；
③如与其他药物同时使用可能会发生药物相互作用，详情请咨询医师或药师。

2．布洛芬

布洛芬

适应证

用于缓解轻至中度疼痛如头痛、关节痛、偏头痛、牙痛、肌肉痛、神经痛、痛经。也用于普通感冒或流行性感冒引起的发热。

用法用量

口服。成人一次0.2g，若持续疼痛或发热，可间隔4～6h重复用药1次，24h内不超过4次。

不良反应

①少数患者可出现恶心、呕吐、胃烧灼感或轻度消化不良、胃肠道溃疡及出血、转氨酶升高、头痛、头晕、耳鸣、视物模糊、精神紧张、嗜睡、下肢水肿或体重骤增；
②罕见皮疹、过敏性肾炎、膀胱炎、肾病综合征、肾乳头坏死或肾功能衰竭、支气管痉挛。

注意事项

①本品为对症治疗药，不宜长期或大量使用，用于止痛不得超过5天，用于解热不得超过3天，如症状不缓解，请咨询医师或药师；
②服用本品期间不得饮酒或含有酒精的饮料；
③孕妇及哺乳期妇女禁用。

药物相互作用

①本品与其他解热、镇痛、抗炎药物同用时可增加胃肠道不良反应，并可能导致溃疡；
②本品与肝素、双香豆素等抗凝药同用时，可导致凝血酶原时间延长，增加出血倾向；
③本品与地高辛、甲氨蝶呤、口服降血糖药物同用时，能使这些药物的血药浓度增高，不宜同用；
④如与其他药物同时使用可能会发生药物相互作用，详情请咨询医师或药师。

3．双氯芬酸钠

双氯芬酸钠

适应证

用于缓解类风湿关节炎、骨关节炎、脊柱关节病、痛风性关节炎、风湿性关节炎等各种关节炎的关节肿痛症状；治疗非关节性的各种软组织风湿性疼痛，如肩痛，腱鞘炎、滑囊炎、肌痛及运动后损伤性疼痛等。

用法用量

作为常规剂量，最初每日剂量为100～150mg。对轻度患者或需长期治疗的患者，每日剂量75～100mg。通常将每日剂量分2～3次服用。
对原发性痛经，通常每日剂量为50～150mg，分次服用。最初剂量应是50～150mg，必要时，可在若干个月经周期之内提高剂量达到最大剂量200mg/日。症状一旦出现应立即开始治疗，并持续数日，治疗方案依症状而定。
小儿常用量：一日0.5～2.0mg/kg，分3次服。

不良反应

胃肠反应为最常见的不良反应，约见于10%服药者，主要为胃不适、烧灼感、反酸、纳差、恶心等，停药或对症处理即可消失。其中少数可出现溃疡、出血、穿孔；神经系统表现有头痛、眩晕、嗜睡、兴奋等。

注意事项

①避免与其他非甾体抗炎药，包括选择性COX-2抑制剂合并用药。
②根据控制症状的需要，在最短治疗时间内使用最低有效剂量，可以使不良反应降到最低。
③有肝、肾功能损害或溃疡病史者慎用，尤其是老年人，用药期间应常规随访检查肝肾功能。
④本品因含钠，限制钠盐摄入量的患者慎用。

药物相互作用

①饮酒或与其他非甾体抗炎药同用时增加胃肠道不良反应，并有致溃疡的危险。长期与对乙酰氨基酚同用可增加对肾脏的毒副作用。
②与阿司匹林或其他水杨酸类药物同用时，药效不增强，而胃肠道不良反应及出血倾向发生率增高。
③与肝素、双香豆素等抗凝药及血小板聚集抑制药同用有增加出血的危险。

4. 氯化铵

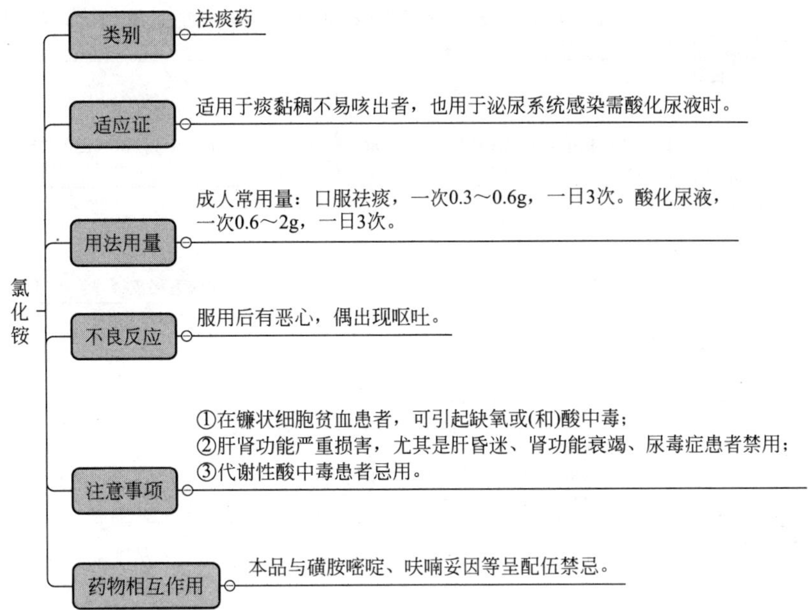
氯化铵
类别
祛痰药
适应证
适用于痰黏稠不易咳出者，也用于泌尿系统感染需酸化尿液时。
用法用量
成人常用量：口服祛痰，一次0.3～0.6g，一日3次。酸化尿液，一次0.6～2g，一日3次。
不良反应
服用后有恶心，偶出现呕吐。
注意事项
①在镰状细胞贫血患者，可引起缺氧或(和)酸中毒；
②肝肾功能严重损害，尤其是肝昏迷、肾功能衰竭、尿毒症患者禁用；
③代谢性酸中毒患者忌用。
药物相互作用
本品与磺胺嘧啶、呋喃妥因等呈配伍禁忌。

5. 氨溴索

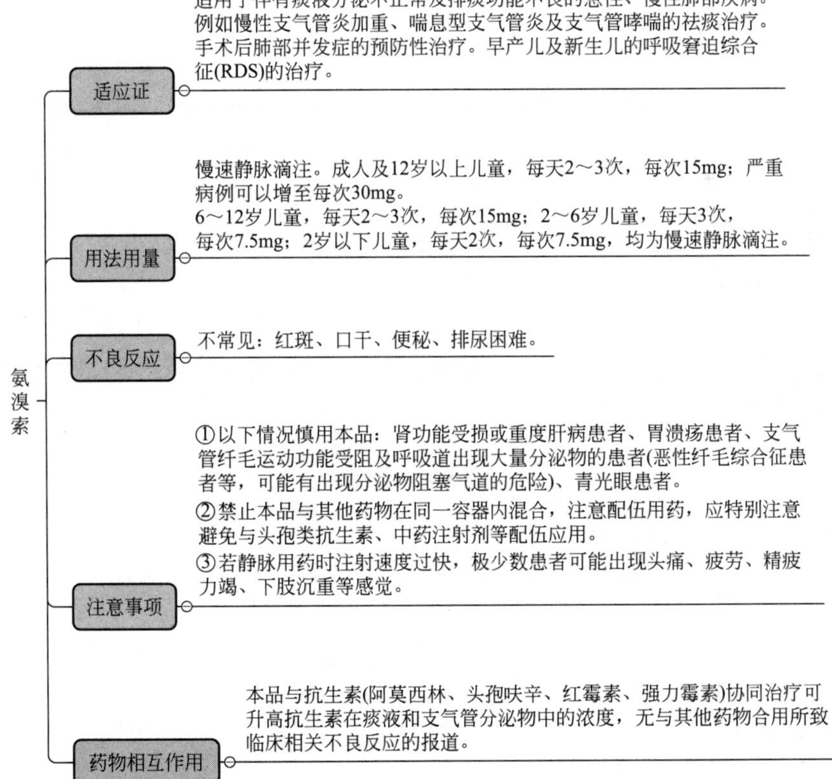
氨溴索
适应证
适用于伴有痰液分泌不正常及排痰功能不良的急性、慢性肺部疾病。例如慢性支气管炎加重、喘息型支气管炎及支气管哮喘的祛痰治疗。手术后肺部并发症的预防性治疗。早产儿及新生儿的呼吸窘迫综合征(RDS)的治疗。
用法用量
慢速静脉滴注。成人及12岁以上儿童，每天2～3次，每次15mg；严重病例可以增至每次30mg。
6～12岁儿童，每天2～3次，每次15mg；2～6岁儿童，每天3次，每次7.5mg；2岁以下儿童，每天2次，每次7.5mg，均为慢速静脉滴注。
不良反应
不常见：红斑、口干、便秘、排尿困难。
注意事项
①以下情况慎用本品：肾功能受损或重度肝病患者、胃溃疡患者、支气管纤毛运动功能受阻及呼吸道出现大量分泌物的患者(恶性纤毛综合征患者等，可能有出现分泌物阻塞气道的危险)、青光眼患者。
②禁止本品与其他药物在同一容器内混合，注意配伍用药，应特别注意避免与头孢类抗生素、中药注射剂等配伍应用。
③若静脉用药时注射速度过快，极少数患者可能出现头痛、疲劳、精疲力竭、下肢沉重等感觉。
药物相互作用
本品与抗生素(阿莫西林、头孢呋辛、红霉素、强力霉素)协同治疗可升高抗生素在痰液和支气管分泌物中的浓度，无与其他药物合用所致临床相关不良反应的报道。

6. 氨酚伪麻美芬（Ⅱ）/氨麻苯美片

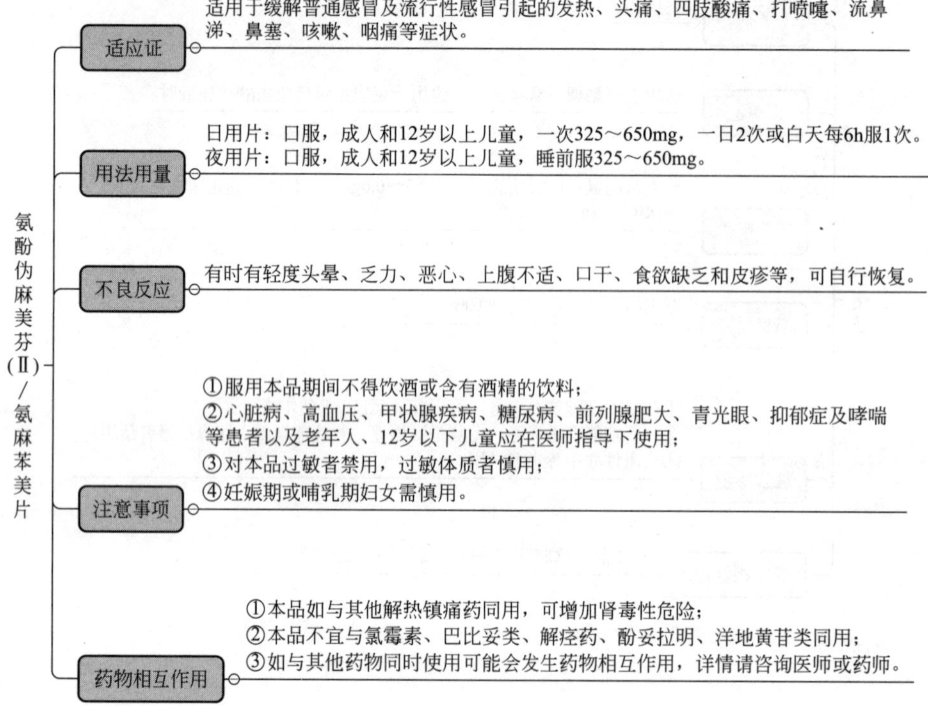
氨酚伪麻美芬(Ⅱ)/氨麻苯美片
适应证
适用于缓解普通感冒及流行性感冒引起的发热、头痛、四肢酸痛、打喷嚏、流鼻涕、鼻塞、咳嗽、咽痛等症状。
用法用量
日用片：口服，成人和12岁以上儿童，一次325～650mg，一日2次或白天每6h服1次。
夜用片：口服，成人和12岁以上儿童，睡前服325～650mg。
不良反应
有时有轻度头晕、乏力、恶心、上腹不适、口干、食欲缺乏和皮疹等，可自行恢复。
注意事项
①服用本品期间不得饮酒或含有酒精的饮料；
②心脏病、高血压、甲状腺疾病、糖尿病、前列腺肥大、青光眼、抑郁症及哮喘等患者以及老年人、12岁以下儿童应在医师指导下使用；
③对本品过敏者禁用，过敏体质者慎用；
④妊娠期或哺乳期妇女需慎用。
药物相互作用
①本品如与其他解热镇痛药同用，可增加肾毒性危险；
②本品不宜与氯霉素、巴比妥类、解痉药、酚妥拉明、洋地黄苷类同用；
③如与其他药物同时使用可能会发生药物相互作用，详情请咨询医师或药师。

7. 复方氨酚烷胺片/胶囊

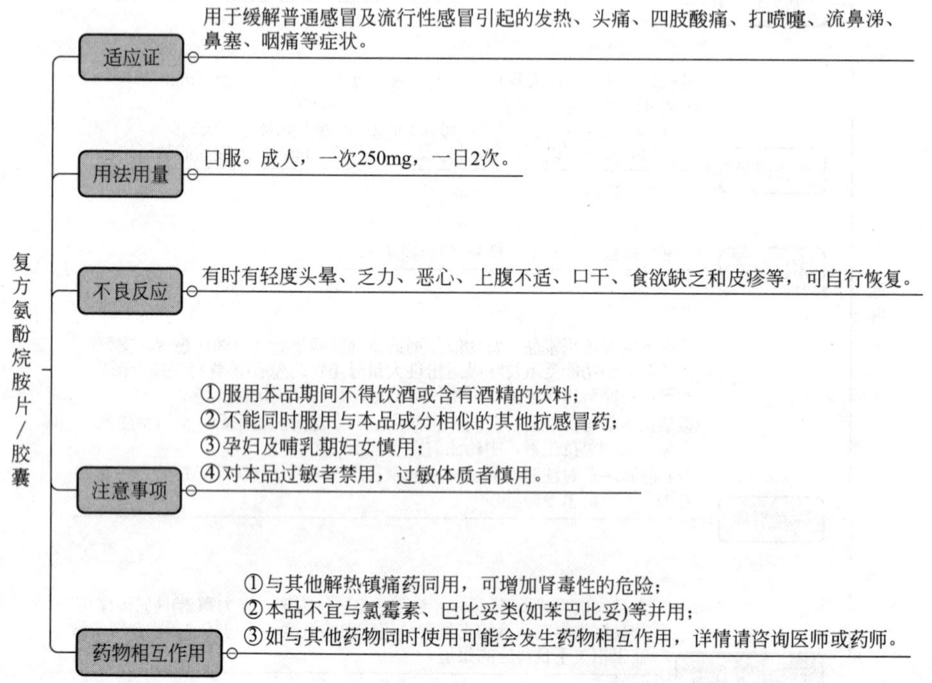
复方氨酚烷胺片/胶囊
适应证
用于缓解普通感冒及流行性感冒引起的发热、头痛、四肢酸痛、打喷嚏、流鼻涕、鼻塞、咽痛等症状。
用法用量
口服。成人，一次250mg，一日2次。
不良反应
有时有轻度头晕、乏力、恶心、上腹不适、口干、食欲缺乏和皮疹等，可自行恢复。
注意事项
①服用本品期间不得饮酒或含有酒精的饮料；
②不能同时服用与本品成分相似的其他抗感冒药；
③孕妇及哺乳期妇女慎用；
④对本品过敏者禁用，过敏体质者慎用。
药物相互作用
①与其他解热镇痛药同用，可增加肾毒性的危险；
②本品不宜与氯霉素、巴比妥类(如苯巴比妥)等并用；
③如与其他药物同时使用可能会发生药物相互作用，详情请咨询医师或药师。

8. 氢溴酸右美沙芬

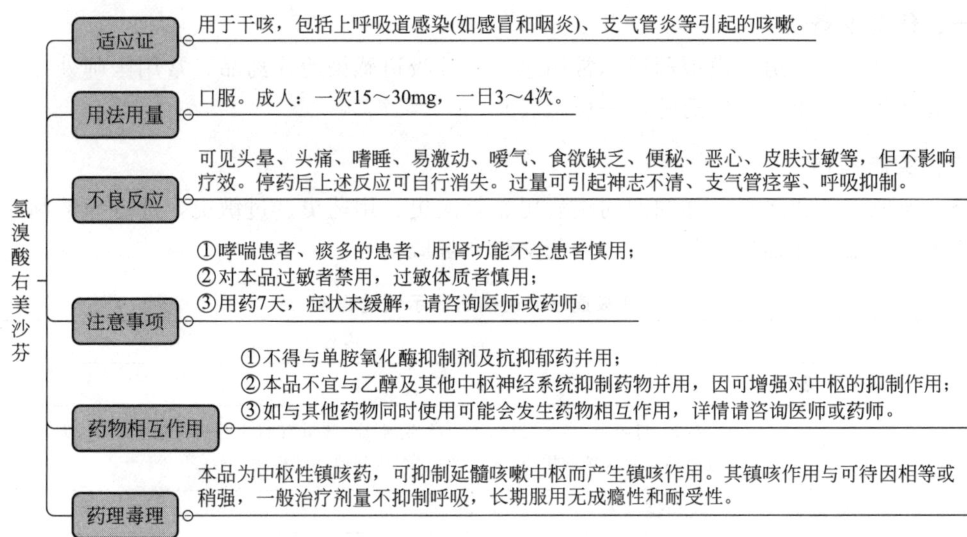
氢溴酸右美沙芬
适应证
用于干咳，包括上呼吸道感染(如感冒和咽炎)、支气管炎等引起的咳嗽。
用法用量
口服。成人：一次15～30mg，一日3～4次。
不良反应
可见头晕、头痛、嗜睡、易激动、嗳气、食欲缺乏、便秘、恶心、皮肤过敏等，但不影响疗效。停药后上述反应可自行消失。过量可引起神志不清、支气管痉挛、呼吸抑制。
注意事项
①哮喘患者、痰多的患者、肝肾功能不全患者慎用；
②对本品过敏者禁用，过敏体质者慎用；
③用药7天，症状未缓解，请咨询医师或药师。
药物相互作用
①不得与单胺氧化酶抑制剂及抗抑郁药并用；
②本品不宜与乙醇及其他中枢神经系统抑制药物并用，因可增强对中枢的抑制作用；
③如与其他药物同时使用可能会发生药物相互作用，详情请咨询医师或药师。
药理毒理
本品为中枢性镇咳药，可抑制延髓咳嗽中枢而产生镇咳作用。其镇咳作用与可待因相等或稍强，一般治疗剂量不抑制呼吸，长期服用无成瘾性和耐受性。

9. 感冒灵颗粒

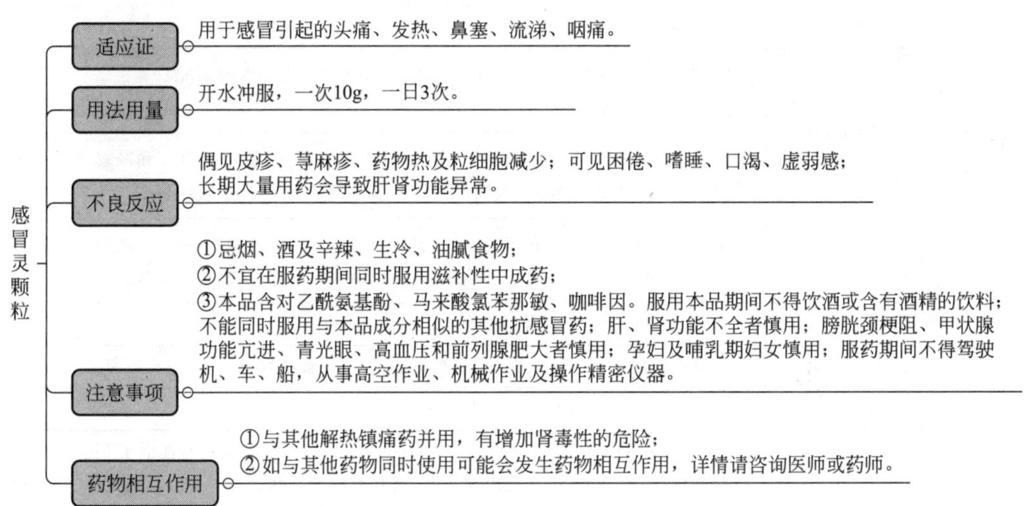
感冒灵颗粒
适应证
用于感冒引起的头痛、发热、鼻塞、流涕、咽痛。
用法用量
开水冲服，一次10g，一日3次。
不良反应
偶见皮疹、荨麻疹、药物热及粒细胞减少；可见困倦、嗜睡、口渴、虚弱感；
长期大量用药会导致肝肾功能异常。
注意事项
①忌烟、酒及辛辣、生冷、油腻食物；
②不宜在服药期间同时服用滋补性中成药；
③本品含对乙酰氨基酚、马来酸氯苯那敏、咖啡因。服用本品期间不得饮酒或含有酒精的饮料；不能同时服用与本品成分相似的其他抗感冒药；肝、肾功能不全者慎用；膀胱颈梗阻、甲状腺功能亢进、青光眼、高血压和前列腺肥大者慎用；孕妇及哺乳期妇女慎用；服药期间不得驾驶机、车、船，从事高空作业、机械作业及操作精密仪器。
药物相互作用
①与其他解热镇痛药并用，有增加肾毒性的危险；
②如与其他药物同时使用可能会发生药物相互作用，详情请咨询医师或药师。

10. 荆防颗粒

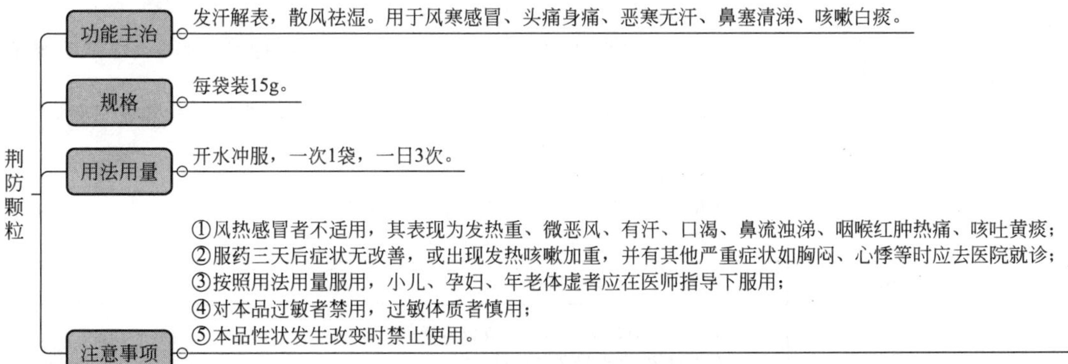
荆防颗粒
功能主治
发汗解表，散风祛湿。用于风寒感冒、头痛身痛、恶寒无汗、鼻塞清涕、咳嗽白痰。
规格
每袋装15g。
用法用量
开水冲服，一次1袋，一日3次。
注意事项
①风热感冒者不适用，其表现为发热重、微恶风、有汗、口渴、鼻流浊涕、咽喉红肿热痛、咳吐黄痰；
②服药三天后症状无改善，或出现发热咳嗽加重，并有其他严重症状如胸闷、心悸等时应去医院就诊；
③按照用法用量服用，小儿、孕妇、年老体虚者应在医师指导下服用；
④对本品过敏者禁用，过敏体质者慎用；
⑤本品性状发生改变时禁止使用。

【任务实施】

一、任务准备

环境及物品：药房或模拟药店、常用急性上呼吸道感染治疗药品、常用医师处方。

人员：两人一组（一位药师，一位患者）。

二、实施操作

分别模拟药师和患者，详细询问疾病史、就医史、用药史、过敏史，进行病情判断，给出推荐用药方案，并描述推荐理由、用药交代和健康指导。

上呼吸道感染问病售药示例过程表

过程		内容
询问病情	基本情况	35岁，男，工人
	询问疾病史	鼻塞、打喷嚏、鼻子发痒，流清鼻涕、咽痒、咳嗽有白痰并有头痛等症状，无发热，无新冠中高风险区域旅居史，无过敏史，否认其他基础疾病
	询问就医史	无就医
	询问用药史、询问过敏史	最近无用药，无过敏史
	病情判断	普通感冒
推荐用药	用药方案	主药：氨酚伪麻美芬片Ⅱ氨麻苯美片（应凭医师处方和医嘱调配） 联合用药：荆防颗粒
	推荐理由	氨酚伪麻美芬片Ⅱ氨麻苯美片（白加黑）为复方制剂，适用于治疗和减轻感冒引起的发热、头痛、周身四肢酸痛、喷嚏、流涕、鼻塞、咳嗽等症状。荆防颗粒适用于风寒感冒
用药交代	药品用法用量	氨酚伪麻美芬片Ⅱ氨麻苯美片（白加黑）：口服，一次1～2片，一日3次（早、中各1～2片白片，夜晚1～2片黑片）。荆防颗粒：开水冲服，一次1袋，一日3次
	服用时间与疗程	3～5天症状未缓解应及时就医
	药品不良反应	有时有轻度头晕、乏力、恶心、上腹不适、口干和食欲缺乏等，可自行恢复
	药品禁忌	对其中任一种成分有过敏史者禁用
	药品注意事项（包含相互作用）	1. 每天服用白片与黑片的总量不宜超过8片，每次服用间隔不宜小于6h。不可超过推荐剂量，若超过剂量，可能出现头晕、嗜睡或精神症状。 2. 有下列情况者应慎用：咳嗽或其他症状在服药后一周内未改善、加重或复发者；伴随发热、皮疹、红肿或持续头痛者，尤其发热超过三天的患者；伴有原发性高血压、心脏病、糖尿病、甲状腺功能亢进（以下简称甲亢）、青光眼、前列腺肥大引起的排尿困难、肺气肿患者；因吸烟、肺气肿、哮喘引起的慢性咳嗽及痰多黏稠患者。 3. 夜用片用药期间可能引起头晕、嗜睡，故服药期间不宜驾车或高空作业、操纵机器。 4. 氨酚伪麻美芬片如与其他解热镇痛药同用，可增加肾毒性危险。氨酚伪麻美芬片不宜与青霉素、巴比妥类、解痉药、酚妥拉明、洋地黄苷类同用。 5. 肝肾功能不全者慎用。 6. 服用过量或有严重不良反应时立即去医院就医。 7. 请将本品放在儿童不能接触的地方
	药品贮藏	密封，遮光，在干燥处保存
	发生特定情况处理办法	1. 用药3天后症状毫无改善者应去医院就诊。 2. 发生过敏，立即停药并就医

续表

过程		内容
健康指导	饮食、运动、烟酒、情绪等	1. 饮食宜营养、清淡、易消化，可增加富含维生素C的食物，如橙子、橘子、柚子、猕猴桃等，不宜食用辛辣荤腥的食物。 2. 注意休息，确保休息充足和睡眠质量，适度运动。 3. 避免过度劳累，注意防寒保暖。多开窗通风，多饮水

【任务评价】

任务完成后，学生撰写报告，教师按评分标准进行任务评价（见“考核评价工作手册”），计入考核成绩。

任务二　支气管哮喘用药指导

【任务导入】

PPT 课件

患者李×，女，44岁，半年前诊断为支气管哮喘，间断口服沙丁胺醇4mg每日三次，没有规律用药治疗。近日，因秋、冬季交替，出现反复发作性的喘息，伴气促、胸闷和咳嗽，话不成句。无新冠中高风险区域旅居史，无过敏史，否认其他基础疾病。请为患者推荐合理的用药方案，说明理由，给予用药交代及健康指导。

【必备知识】

一、临床医学知识

（一）简介及病因

支气管哮喘以慢性气道炎症为特征，这种慢性炎症导致了气道高反应性的发生和发展。临床上表现为反复发作的喘息、气急、胸闷、咳嗽等症状，常在夜间和/或清晨发作、加剧，同时伴有可变的气流受限。哮喘是一种异质性疾病。

支气管哮喘的发生受患者个体因素（基因遗传、特应性、气道高反应性、性别和种族、肥胖）和环境因素（过敏原、药物、食物及添加剂、病毒感染、空气和环境污染）的双重影响，同时精神因素、运动和通气过度、气候改变、大气污染等也可诱发支气管哮喘。

（二）临床表现

典型哮喘最常见的症状是反复发作性的喘息，可伴气促、胸闷或咳嗽。多在夜间或清晨发作和加重，常与接触变应原、冷空气、物理、化学性刺激以及上呼吸道感染、运动等有关。哮喘症状可在数分钟内发作，经数小时至数天，一般可自行或用平喘药物等治疗后缓解。此外还存在非典型表现的哮喘，如咳嗽变异性哮喘、运动变异性哮喘，患者无典型症状，只有咳嗽，以及只有运动才能引发哮喘。

二、用药指导

（一）药物治疗

哮喘的治疗药物可以分为控制类药物、缓解类药物以及重度哮喘治疗的附加药物。控制类药物，即需要每天使用并长时间维持应用的药物，主要通过其抗炎作用使哮喘患者维持在临床控制状态，包括糖皮质激素、β_2受体激动剂、白三烯调节剂、茶碱、抗IgE单克隆抗体等药物。缓解类药物，又称急救药物，急性发作时可按需使用，主要通过迅速解除支气管痉挛从而缓解患者哮喘症状，包括速效吸入和短效口服 β_2 受体激动剂、吸入性糖皮质激素、全身性激素、吸入型抗胆碱能药物、短效茶碱等。

1. 糖皮质激素

糖皮质激素药物可有效控制气道炎症、降低气高反应性、减轻哮喘症状、改善肺功能、提高生命质量、减少哮喘发作的频率和减轻发作时的严重程度。

吸入：哮喘慢性持续期以吸入给药最为常见，常用丙酸倍氯米松、布地奈德、丙酸氟替卡松。

口服：常用药物为泼尼松和泼尼松龙。用于吸入激素无效或需要短期加强治疗的患者，但不主张长期口服激素用于维持哮喘控制的治疗。

静脉：适用于重度或严重哮喘发作时，常用药物有甲泼尼龙、琥珀酸氢化可的松等。

2. 白三烯调节剂

本类药物不仅有抗炎作用，也有舒张支气管平滑肌的作用，是目前除糖皮质激素外唯一可单独应用的哮喘控制性药物，可作为轻度哮喘的替代治疗药物和中、重度哮喘的联合治疗用药，尤适用于阿司匹林哮喘、运动性哮喘和伴有变应性鼻炎哮喘患者的治疗。常用药物有孟鲁司特、扎鲁司特等。不良反应通常较轻微，主要是胃肠道症状，少数有皮疹、血管性水肿、转氨酶升高，停药后可恢复正常。

3. 茶碱类药物

此类药物可增强呼吸肌的力量以及增强气道纤毛清除功能等，从而起到舒张支气管和气道抗炎作用，常需和糖皮质激素药物联用。此类药物口服适用于轻至中度哮喘急性发作以及哮喘的维持治疗；静脉给药主要用于重症和危重症哮喘。常用药物为氨茶碱、缓释茶碱等。茶碱类药物的主要不良反应包括恶心、呕吐、心律失常、血压下降及多尿，偶可兴奋呼吸中枢，严重者可引起抽搐乃至死亡。静脉注射速率过快可引起严重不良反应，甚至死亡；发热、妊娠、小儿或老年，患有肝、心、肾功能障碍及甲状腺功能亢进者需要慎用。

4. β_2 受体激动剂

主要通过兴奋气道平滑肌和肥大细胞膜表面的 β_2 受体，舒张气道平滑肌，降低毛细血管通透性，增加气道上皮纤毛的摆动等机制缓解哮喘症状。根据其效用维持时间可分长效 β_2 受体激动剂和短效 β_2 受体激动剂。短效 β_2 受体激动剂是控制哮喘急性发作的首选药物，常用药物为沙丁胺醇、特布他林等，首选吸入给药。β_2 受体激动剂应按需间歇使用，不宜长期、单一使用，主要不良反应有心悸、骨骼肌震颤、低钾血症等。

5. 中成药辅助治疗

在哮喘的长期治疗中可以选用一些中成药辅助治疗，提高疗效，改善病情，常用药物有蛤蚧定喘胶囊、桂龙咳喘宁片等。

（二）健康指导

① 适当锻炼身体，提高抵抗力，避免感冒。

② 室内经常通风，通过一些加湿措施使空气保持适当的湿度，以减少空气中飘浮的粉尘、尘螨和刺激性气体。

③ 应避免强烈的精神刺激和剧烈运动，避免大笑、大哭、大喊等过度换气动作。

④ 避免接触刺激性物质，如花草、刺激性气体、化学物质、金属盐、工业有机尘和致敏性物质等。

⑤ 注意饮食清淡，应注意避免食用易过敏、刺激性等食物。

⑥ 患者随身携带扩张支气管的气雾剂，哮喘发作时保持镇静，勿惊慌，立即吸入 β_2 受体激动剂类气雾剂。

⑦ 出现严重呼吸困难、进行性加重、用药后无效等情况，及时拨打急救电话。

⑧ 定期监测，提醒患者或家属在家中自行监测病情变化，并进行评定，有条件的可记录哮喘日记。

（三）常用代表性治疗药物介绍

1. 沙美特罗替卡松粉吸入剂

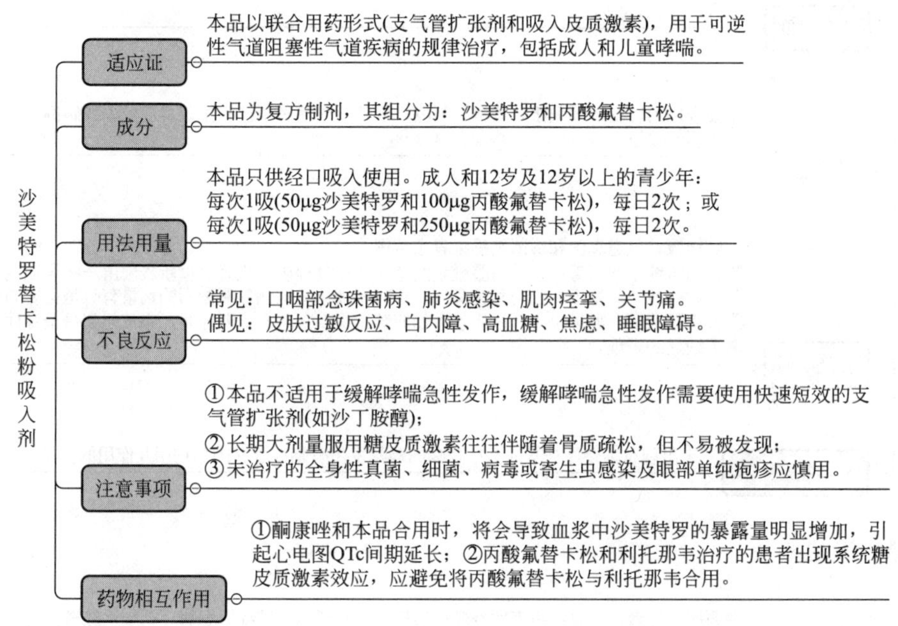
沙美特罗替卡松粉吸入剂
适应证
本品以联合用药形式(支气管扩张剂和吸入皮质激素)，用于可逆性气道阻塞性气道疾病的规律治疗，包括成人和儿童哮喘。
成分
本品为复方制剂，其组分为：沙美特罗和丙酸氟替卡松。
用法用量
本品只供经口吸入使用。成人和12岁及12岁以上的青少年：
每次1吸(50μg沙美特罗和100μg丙酸氟替卡松)，每日2次；或
每次1吸(50μg沙美特罗和250μg丙酸氟替卡松)，每日2次。
不良反应
常见：口咽部念珠菌病、肺炎感染、肌肉痉挛、关节痛。
偶见：皮肤过敏反应、白内障、高血糖、焦虑、睡眠障碍。
注意事项
①本品不适用于缓解哮喘急性发作，缓解哮喘急性发作需要使用快速短效的支气管扩张剂(如沙丁胺醇)；
②长期大剂量服用糖皮质激素往往伴随着骨质疏松，但不易被发现；
③未治疗的全身性真菌、细菌、病毒或寄生虫感染及眼部单纯疱疹应慎用。
药物相互作用
①酮康唑和本品合用时，将会导致血浆中沙美特罗的暴露量明显增加，引起心电图QTc间期延长；②丙酸氟替卡松和利托那韦治疗的患者出现系统糖皮质激素效应，应避免将丙酸氟替卡松与利托那韦合用。

2. 丙酸倍氯米松气雾剂

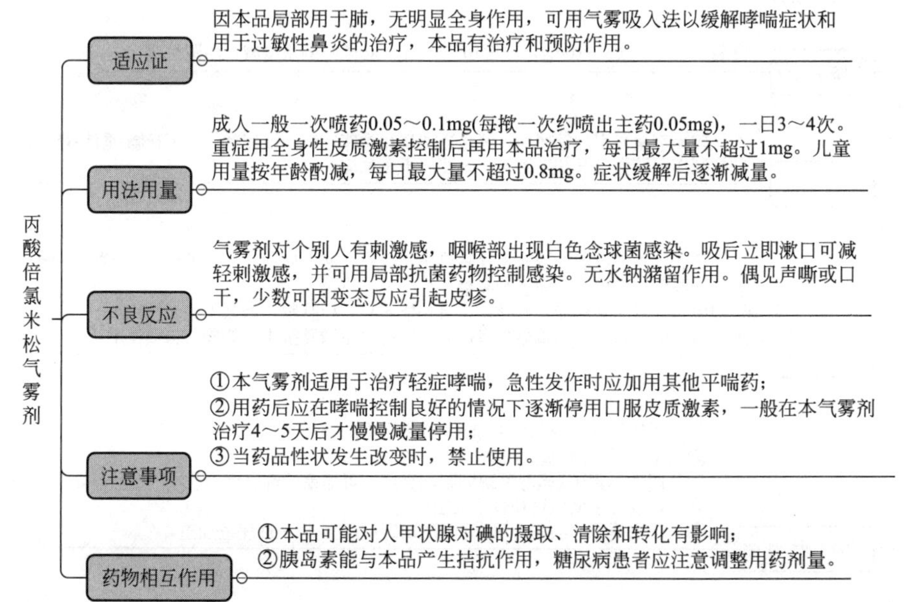
丙酸倍氯米松气雾剂
适应证
因本品局部用于肺，无明显全身作用，可用气雾吸入法以缓解哮喘症状和用于过敏性鼻炎的治疗，本品有治疗和预防作用。
用法用量
成人一般一次喷药0.05～0.1mg(每揿一次约喷出主药0.05mg)，一日3～4次。重症用全身性皮质激素控制后再用本品治疗，每日最大量不超过1mg。儿童用量按年龄酌减，每日最大量不超过0.8mg。症状缓解后逐渐减量。
不良反应
气雾剂对个别人有刺激感，咽喉部出现白色念球菌感染。吸后立即漱口可减轻刺激感，并可用局部抗菌药物控制感染。无水钠潴留作用。偶见声嘶或口干，少数可因变态反应引起皮疹。
注意事项
①本气雾剂适用于治疗轻症哮喘，急性发作时应加用其他平喘药；
②用药后应在哮喘控制良好的情况下逐渐停用口服皮质激素，一般在本气雾剂治疗4～5天后才慢慢减量停用；
③当药品性状发生改变时，禁止使用。
药物相互作用
①本品可能对人甲状腺对碘的摄取、清除和转化有影响；
②胰岛素能与本品产生拮抗作用，糖尿病患者应注意调整用药剂量。

3. 布地奈德气雾剂

布地奈德气雾剂

- 适应证：用于非糖皮质激素依赖性或糖皮质激素依赖性的支气管哮喘和哮喘性慢性支气管炎患者。
- 用法用量：喷雾吸入。布地奈德气雾剂的剂量应个体化。
严重哮喘和停用或减量使用口服激素的患者，开始使用布地奈德气雾剂口腔吸入时，本品的剂量应依不同的病人加以调整。建议患者长期按规则用药。当开始以本品治疗时，对哮喘和口服糖皮质激素减量或停药的患者，本品的用法用量分别为，成人(包括12岁以上的儿童)，一日200～1600μg；对于轻度哮喘患者，一次200～400μg，一日1～2次；对于中度和重度哮喘的患者，日剂量可增加至1600μg。每天早晚使用或每晚同一时间使用，若哮喘症状恶化，则每日剂量应增加。6至12岁的儿童：一次200～400μg，一日1～2次。
- 不良反应：主要表现为轻度喉部刺激、咳嗽、声嘶。咽部念珠菌感染已有报道。在极少数病例曾有皮疹的报道。
- 注意事项：①肺结核、气道真菌和霉菌类感染者应慎用；
②在由布地奈德气雾剂替代口服激素的这一转化过程中，患者会重新表现出一些早期症状。如：鼻炎、湿疹、肌肉和关节痛，暂时增加这些病例口服激素的剂量有时是必要的；
③极少数病例，如果出现下述症状，如疲劳、头痛、恶心、呕吐时，应该想到是全身性激素缺乏的表现。
- 药物相互作用：未出现布地奈德与其他治疗哮喘的药物发生有临床意义的药物相互作用的报道。

4. 醋酸泼尼松片

醋酸泼尼松片

- 适应证：主要用于过敏性与自身免疫性炎症性疾病，本品适用于结缔组织病、系统性红斑狼疮、严重的支气管哮喘、皮肌炎与血管炎等过敏性疾病、急性白血病、恶性淋巴瘤以及适用于其他肾上腺皮质激素类药物的病症等。
- 用法用量：口服，一般一次5～10mg，一日10～60mg。必要时酌量增减，由医生决定。
- 不良反应：本品较大剂量易引起糖尿病、消化道溃疡和类库欣综合征症状，对下丘脑-垂体-肾上腺轴抑制作用较强。其并发感染为主要的不良反应。
- 注意事项：①结核病、急性细菌性或病毒性感染患者慎用，必要应用时，必须给予适当抗感染治疗；
②长期服药后，停药前应逐渐减量；
③糖尿病、骨质疏松症、肝硬化、肾功能不良、甲状腺功能低下患者慎用；
④对有细菌、真菌、病毒感染者，应在应用足量敏感抗生素的同时谨慎使用。
- 药物相互作用：①非甾体消炎镇痛药可加强其致溃疡作用；
②可增强对乙酰氨基酚的肝毒性；
③与两性霉素B或碳酸酐酶抑制剂合用，可加重低钾血症，长期与碳酸酐酶抑制剂合用，易发生低血钙和骨质疏松；
④与蛋白质同化激素合用，可增加水肿的发生率，使痤疮加重。

5. 扎鲁司特

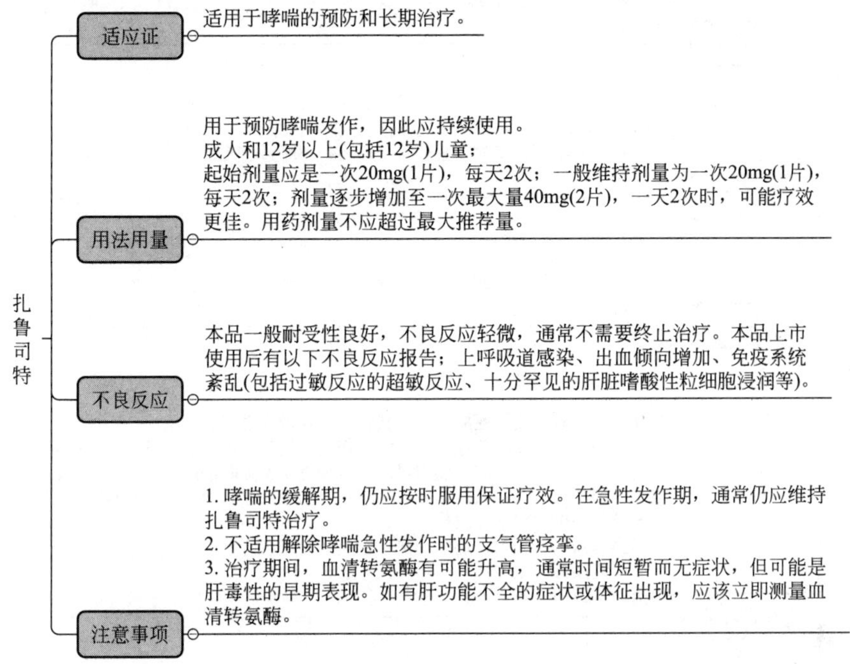
扎鲁司特
适应证
适用于哮喘的预防和长期治疗。
用法用量
用于预防哮喘发作，因此应持续使用。
成人和12岁以上(包括12岁)儿童：
起始剂量应是一次20mg(1片)，每天2次；一般维持剂量为一次20mg(1片)，每天2次；剂量逐步增加至一次最大量40mg(2片)，一天2次时，可能疗效更佳。用药剂量不应超过最大推荐量。
不良反应
本品一般耐受性良好，不良反应轻微，通常不需要终止治疗。本品上市使用后有以下不良反应报告：上呼吸道感染、出血倾向增加、免疫系统紊乱(包括过敏反应的超敏反应、十分罕见的肝脏嗜酸性粒细胞浸润等)。
注意事项
1. 哮喘的缓解期，仍应按时服用保证疗效。在急性发作期，通常仍应维持扎鲁司特治疗。
2. 不适用解除哮喘急性发作时的支气管痉挛。
3. 治疗期间，血清转氨酶有可能升高，通常时间短暂而无症状，但可能是肝毒性的早期表现。如有肝功能不全的症状或体征出现，应该立即测量血清转氨酶。

6. 氨茶碱

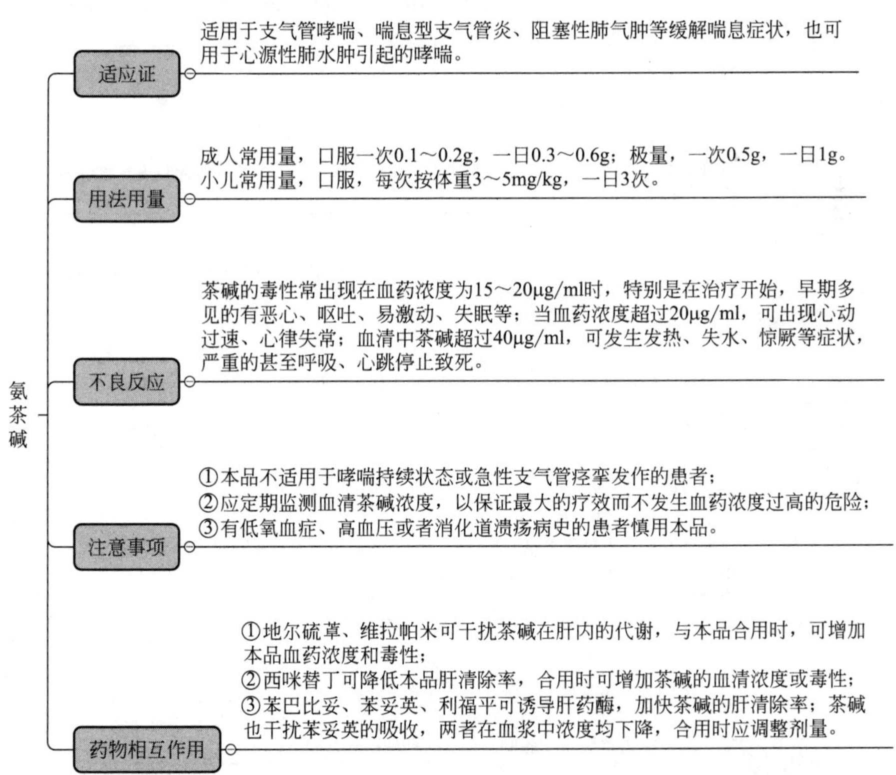
氨茶碱
适应证
适用于支气管哮喘、喘息型支气管炎、阻塞性肺气肿等缓解喘息症状，也可用于心源性肺水肿引起的哮喘。
用法用量
成人常用量，口服一次0.1～0.2g，一日0.3～0.6g；极量，一次0.5g，一日1g。小儿常用量，口服，每次按体重3～5mg/kg，一日3次。
不良反应
茶碱的毒性常出现在血药浓度为15～20μg/ml时，特别是在治疗开始，早期多见的有恶心、呕吐、易激动、失眠等；当血药浓度超过20μg/ml，可出现心动过速、心律失常；血清中茶碱超过40μg/ml，可发生发热、失水、惊厥等症状，严重的甚至呼吸、心跳停止致死。
注意事项
①本品不适用于哮喘持续状态或急性支气管痉挛发作的患者；
②应定期监测血清茶碱浓度，以保证最大的疗效而不发生血药浓度过高的危险；
③有低氧血症、高血压或者消化道溃疡病史的患者慎用本品。
药物相互作用
①地尔硫䓬、维拉帕米可干扰茶碱在肝内的代谢，与本品合用时，可增加本品血药浓度和毒性；
②西咪替丁可降低本品肝清除率，合用时可增加茶碱的血清浓度或毒性；
③苯巴比妥、苯妥英、利福平可诱导肝药酶，加快茶碱的肝清除率；茶碱也干扰苯妥英的吸收，两者在血浆中浓度均下降，合用时应调整剂量。

7. 沙丁胺醇气雾剂

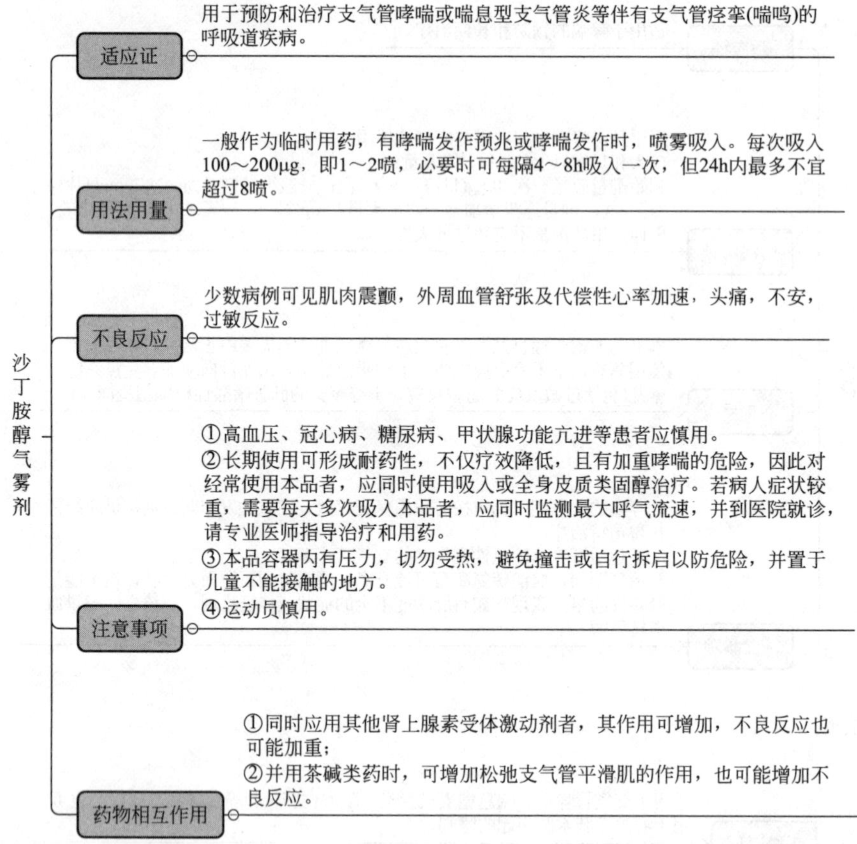
沙丁胺醇气雾剂
适应证
用于预防和治疗支气管哮喘或喘息型支气管炎等伴有支气管痉挛(喘鸣)的呼吸道疾病。
用法用量
一般作为临时用药，有哮喘发作预兆或哮喘发作时，喷雾吸入。每次吸入100～200μg，即1～2喷，必要时可每隔4～8h吸入一次，但24h内最多不宜超过8喷。
不良反应
少数病例可见肌肉震颤，外周血管舒张及代偿性心率加速，头痛，不安，过敏反应。
注意事项
①高血压、冠心病、糖尿病、甲状腺功能亢进等患者应慎用。
②长期使用可形成耐药性，不仅疗效降低，且有加重哮喘的危险，因此对经常使用本品者，应同时使用吸入或全身皮质类固醇治疗。若病人症状较重，需要每天多次吸入本品者，应同时监测最大呼气流速，并到医院就诊，请专业医师指导治疗和用药。
③本品容器内有压力，切勿受热，避免撞击或自行拆启以防危险，并置于儿童不能接触的地方。
④运动员慎用。
药物相互作用
①同时应用其他肾上腺素受体激动剂者，其作用可增加，不良反应也可能加重；
②并用茶碱类药时，可增加松弛支气管平滑肌的作用，也可能增加不良反应。

8. 硫酸特布他林气雾剂

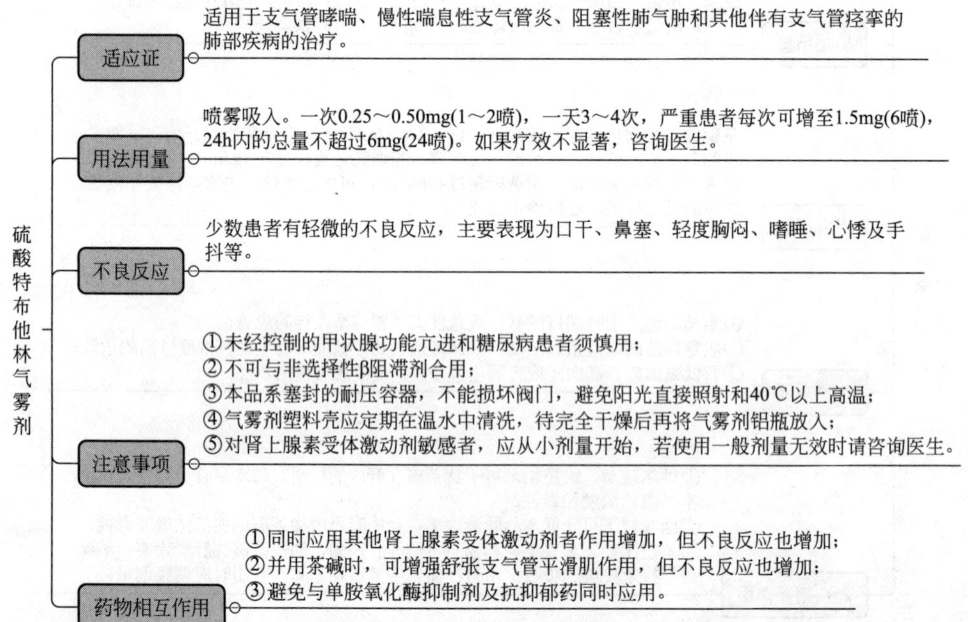
硫酸特布他林气雾剂
适应证
适用于支气管哮喘、慢性喘息性支气管炎、阻塞性肺气肿和其他伴有支气管痉挛的肺部疾病的治疗。
用法用量
喷雾吸入。一次0.25～0.50mg(1～2喷)，一天3～4次，严重患者每次可增至1.5mg(6喷)，24h内的总量不超过6mg(24喷)。如果疗效不显著，咨询医生。
不良反应
少数患者有轻微的不良反应，主要表现为口干、鼻塞、轻度胸闷、嗜睡、心悸及手抖等。
注意事项
①未经控制的甲状腺功能亢进和糖尿病患者须慎用；
②不可与非选择性β阻滞剂合用；
③本品系塞封的耐压容器，不能损坏阀门，避免阳光直接照射和40℃以上高温；
④气雾剂塑料壳应定期在温水中清洗，待完全干燥后再将气雾剂铝瓶放入；
⑤对肾上腺素受体激动剂敏感者，应从小剂量开始，若使用一般剂量无效时请咨询医生。
药物相互作用
①同时应用其他肾上腺素受体激动剂者作用增加，但不良反应也增加；
②并用茶碱时，可增强舒张支气管平滑肌作用，但不良反应也增加；
③避免与单胺氧化酶抑制剂及抗抑郁药同时应用。

9. 沙美特罗

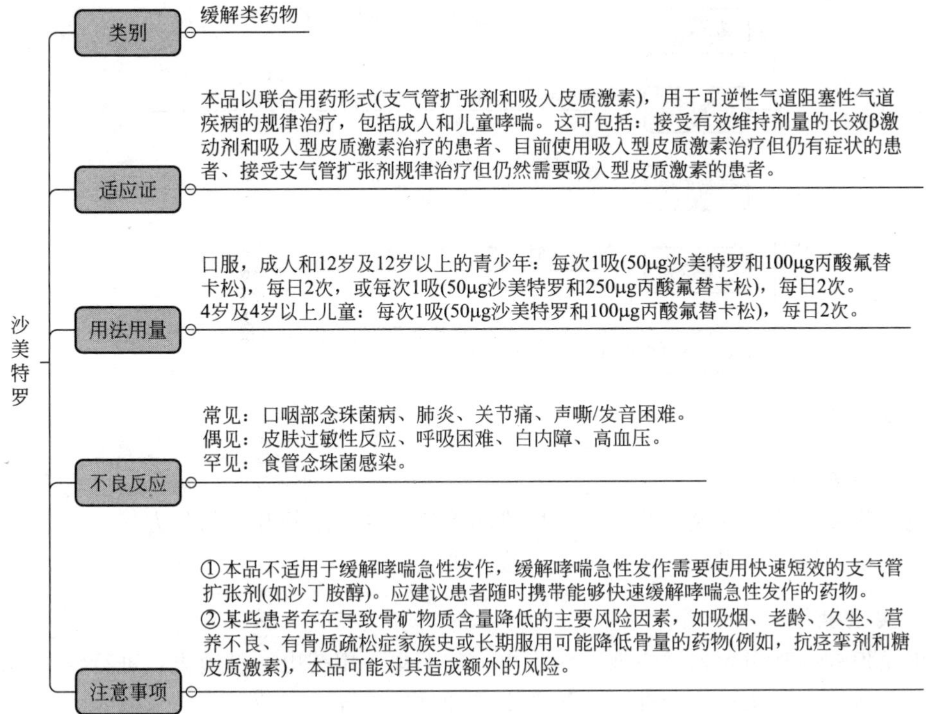
沙美特罗
类别
缓解类药物
适应证
本品以联合用药形式(支气管扩张剂和吸入皮质激素)，用于可逆性气道阻塞性气道疾病的规律治疗，包括成人和儿童哮喘。这可包括：接受有效维持剂量的长效β激动剂和吸入型皮质激素治疗的患者、目前使用吸入型皮质激素治疗但仍有症状的患者、接受支气管扩张剂规律治疗但仍然需要吸入型皮质激素的患者。
用法用量
口服，成人和12岁及12岁以上的青少年：每次1吸(50μg沙美特罗和100μg丙酸氟替卡松)，每日2次，或每次1吸(50μg沙美特罗和250μg丙酸氟替卡松)，每日2次。
4岁及4岁以上儿童：每次1吸(50μg沙美特罗和100μg丙酸氟替卡松)，每日2次。
不良反应
常见：口咽部念珠菌病、肺炎、关节痛、声嘶/发音困难。
偶见：皮肤过敏性反应、呼吸困难、白内障、高血压。
罕见：食管念珠菌感染。
注意事项
①本品不适用于缓解哮喘急性发作，缓解哮喘急性发作需要使用快速短效的支气管扩张剂(如沙丁胺醇)。应建议患者随时携带能够快速缓解哮喘急性发作的药物。
②某些患者存在导致骨矿物质含量降低的主要风险因素，如吸烟、老龄、久坐、营养不良、有骨质疏松症家族史或长期服用可能降低骨量的药物(例如，抗痉挛剂和糖皮质激素)，本品可能对其造成额外的风险。

10. 噻托溴铵

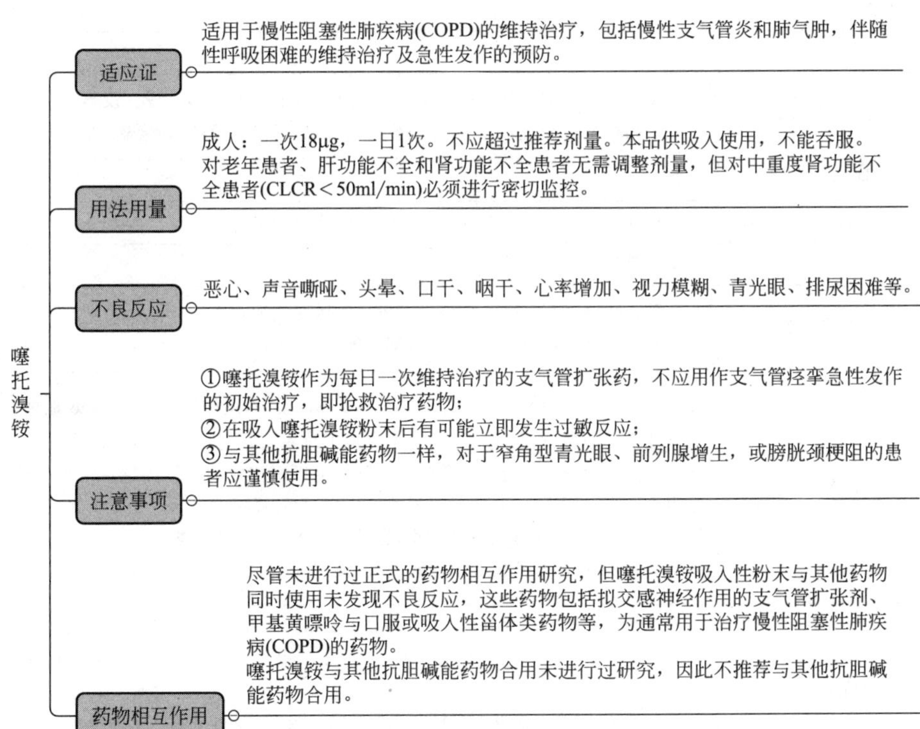
噻托溴铵
适应证
适用于慢性阻塞性肺疾病(COPD)的维持治疗，包括慢性支气管炎和肺气肿，伴随性呼吸困难的维持治疗及急性发作的预防。
用法用量
成人：一次18μg，一日1次。不应超过推荐剂量。本品供吸入使用，不能吞服。
对老年患者、肝功能不全和肾功能不全患者无需调整剂量，但对中重度肾功能不全患者(CLCR＜50ml/min)必须进行密切监控。
不良反应
恶心、声音嘶哑、头晕、口干、咽干、心率增加、视力模糊、青光眼、排尿困难等。
注意事项
①噻托溴铵作为每日一次维持治疗的支气管扩张药，不应用作支气管痉挛急性发作的初始治疗，即抢救治疗药物；
②在吸入噻托溴铵粉末后有可能立即发生过敏反应；
③与其他抗胆碱能药物一样，对于窄角型青光眼、前列腺增生，或膀胱颈梗阻的患者应谨慎使用。
药物相互作用
尽管未进行过正式的药物相互作用研究，但噻托溴铵吸入性粉末与其他药物同时使用未发现不良反应，这些药物包括拟交感神经作用的支气管扩张剂、甲基黄嘌呤与口服或吸入性甾体类药物等，为通常用于治疗慢性阻塞性肺疾病(COPD)的药物。
噻托溴铵与其他抗胆碱能药物合用未进行过研究，因此不推荐与其他抗胆碱能药物合用。

11. 异丙托溴铵

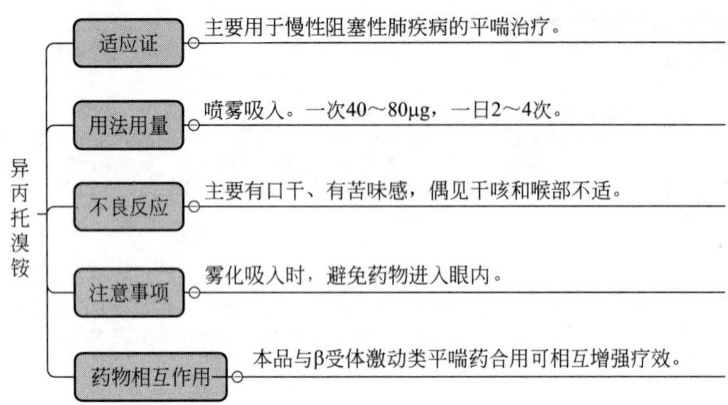
异丙托溴铵
适应证
主要用于慢性阻塞性肺疾病的平喘治疗。
用法用量
喷雾吸入。一次40～80μg，一日2～4次。
不良反应
主要有口干、有苦味感，偶见干咳和喉部不适。
注意事项
雾化吸入时，避免药物进入眼内。
药物相互作用
本品与β受体激动类平喘药合用可相互增强疗效。

【任务实施】

一、任务准备

环境及物品：药房或模拟药店、常用哮喘治疗药品、医师开具的处方。

人员准备：两人一组（一位药师，一位患者）。

二、实施操作

分别模拟药师和患者，详细询问疾病史、就医史、用药史、过敏史，进行病情判断，给出推荐用药方案，并描述推荐理由、用药交代和健康指导。

哮喘问病售药示例过程表

过程		内容
询问病情	基本情况	44岁，女
	询问疾病史	半年前诊断为支气管哮喘，间断口服沙丁胺醇4mg每天3次，没有规律用药治疗。近日，因秋、冬季交替，出现反复发作性的喘息，伴气促、胸闷和咳嗽，话不成句
	询问就医史	就医
	询问用药史、过敏史	最近间断口服沙丁胺醇4mg，每天3次，无过敏史
	病情判断	支气管哮喘急性发作
推荐用药	用药方案	主药：沙丁胺醇气雾剂（应凭医师处方和医嘱调配）；后续长期用药：沙美特罗-氟替卡松吸入干粉剂（应凭医师处方和医嘱调配）
	推荐理由	沙丁胺醇，是一种短效β_2肾上腺素能受体激动剂，用作平喘药，能有效地抑制组胺等致敏性物质的释放，防止支气管痉挛。沙丁胺醇气雾剂用于预防和治疗支气管哮喘或喘息型支气管炎等伴有支气管痉挛（喘鸣）的呼吸道疾病。沙美特罗是支气管扩张剂，它用来扩张气管平滑肌，缓解平滑肌的痉挛，缓解哮喘的症状。氟替卡松就是一种糖皮质激素类药，主要是起抗炎的作用，也是治疗哮喘的根本药物，是一个基础用药。 沙美特罗-氟替卡松吸入干粉剂中两个药物起协同作用，共同来治疗疾病
用药交代	药品用法用量	沙丁胺醇气雾剂作为临时用药，有哮喘发作预兆或哮喘发作时，气雾吸入。每次吸入0.14～0.28mg，即1～2揿，必要时可每隔4～8h吸入一次，但24h内最多不宜超过8揿。 沙美特罗-氟替卡松吸入干粉剂成人每次1吸（50μg沙美特罗和100μg氟替卡松），每日2次
	药品不良反应	少数病例可见肌肉震颤，外周血管舒张及代偿性心率加速，头痛，不安，过敏反应

续表

过程		内容
用药交代	药品禁忌	沙丁胺醇气雾剂：对本品和其他 $β_2$ 受体激动剂、酒精过敏者禁用。 沙美特罗-氟替卡松吸入干粉剂：对本品中任何成分或赋形剂有过敏史者禁用。 氢氧化乳糖为本品的赋形剂（其中含有乳蛋白），对牛奶过敏的患者禁用。 本品不适用于缓解急性哮喘发作，缓解急性哮喘发作需要使用快速短效的支气管扩张剂（如沙丁胺醇）。应建议患者随时携带能够快速缓解哮喘急性发作的药物
	药品注意事项（包含相互作用）	沙丁胺醇气雾剂： 1. 高血压、冠心病、糖尿病、甲状腺功能亢进等患者应慎用。 2. 长期使用可形成耐药性，不仅疗效降低，且有加重哮喘的危险，因此对经常使用本品者，应同时使用吸入或全身皮质类固醇治疗。若患者症状较重，需要每天多次吸入本品者，应同时监测最大呼气流速，并到医院就诊，请专业医师指导治疗和用药。 3. 首次使用或用后放置一周以上再使用时，应先向空气中试喷；如遇喷不出情况，请确认使用是否正确或检查喷孔是否堵塞。 4. 本品容器内药液为常温下气态物质经低温加压后灌装，请将本品远离火炉、暖气、电热器等发热物体，以避免瓶内高压液体受热爆炸，本品的塑料瓶套作为可能发生危险时的保护，在任何时间内禁止拔下；本品系受压容器，严禁撞击，即使将药用完也应避免。 5. 本品宜在阴凉处保存，即气温 20℃以下，但不允许冷藏冷冻。 6. 请将此药品放在儿童不能接触的地方。 沙美特罗-氟替卡松吸入干粉剂：运动员慎用。 如患者需增加使用短效支气管扩张剂的次数来缓解哮喘症状，应提示患者哮喘控制情况尚不满意。医生应对患者进行复查。 哮喘控制过程中如突然发生的病情恶化或进行性的病情恶化有可能危及生命，应请医生对患者进行紧急复查，并应考虑增加皮质激素治疗。同样，当本品当前使用的剂量不能充分控制哮喘时，患者也应找医生复查。 为避免哮喘急性加重的风险，不可突然中断使用本品治疗
	特殊人群、特殊剂型、特殊送服要求等	妊娠和哺乳期间，只有在预期对母亲的益处超过任何对胎儿或孩子的可能危害时才考虑用药。妊娠妇女用药，应将氟替卡松的剂量调整至可充分控制哮喘的最低有效剂量
	药品贮藏	遮光，密闭，在阴凉处（不超过 20℃）保存
	发生特定情况处理办法	沙丁胺醇气雾剂反复过量使用偶可引起支气管痉挛，如有发生，应立即停用并在医生指导下调整治疗方案
健康指导	饮食、运动、烟酒、情绪等	1. 饮食宜营养、清淡、易消化，可增加富含维生素 C 的食物，如橙子、橘子、柚子、猕猴桃等，避免辛辣荤腥的食物。 2. 注意休息，确保休息充足和睡眠质量，适度运动。 3. 避免过度劳累，注意防寒保暖。多开窗通风，多饮水

【任务评价】

任务完成后，学生撰写报告，教师按评分标准进行任务评价（见“考核评价工作手册”），计入考核成绩。

任务三 消化不良用药指导

PPT 课件

【任务导入】

患者，王××，男，35 岁，平常有早饱、恶心、呕吐、食欲不振的现象，特别对油腻的食物比较反感。这次因公司聚餐吃自助餐，过饱，1h 后出现腹部不适，脘腹胀满，十分难受，左上腹阵发性疼痛，此后疼痛逐渐加重，并出现恶心呕吐，无腹泻。患者无发热，无过敏史，否认其他基础疾病，请为患者推荐合理的用药方案，说明理由，给予用药交代及健康指导。

【必备知识】

一、临床医学知识

（一）简介及病因

消化不良是由于胃肠蠕动减弱、食物在胃内停留时间过长等原因引起的胃部不适的总称。消化不良从病因上可分为器质性消化不良和功能性消化不良两大类。

1. 器质性消化不良

器质性消化不良是经过检查可明确认定是由某器官病变，从而引起消化不良症状，主要有以下几种情况。

① 消化系统病变：反流性食管炎、食管癌等食管病变；胃及十二指肠疾病（炎症、溃疡、肿瘤、异物、扭转等）；肝脏疾病（慢性肝炎、肝硬化、肝癌、其他良恶性病变）；胆道疾病（结石、炎症、囊肿、肿瘤、息肉）；胰腺慢性疾病（炎症、肿瘤、结石）。

② 腹腔内疾患：各种腹内恶性肿瘤，肝、胆、肠道的粘连，肠系膜上动脉压迫综合征，肝-脾曲综合征等。

③ 全身疾病：糖尿病、慢性肾炎、胶原病、心脏病、甲亢或甲状腺功能减退（以下简称甲减）、进行性系统性硬皮病等。

④ 儿童因消化器官发育不完善等。

2. 功能性消化不良

功能性消化不良主要与以下几种因素有关。

① 胃肠道动力障碍，进食过饱、进食油腻食物、饮酒过量等。

② 精神因素，如疼痛、抑郁、紧张、失眠等。

③ 药物因素，酒精、非甾体抗炎药、各种抗生素、洋地黄、钾盐及其他。

④ 应激因素等。

（二）临床表现

消化不良症状的产生与胃肠疾病有关，也可由胰、胆、肝脏疾病等引起。消化不良患者，进食或餐后出现持续或反复发作的上腹部不适，上腹部疼痛或上腹部烧灼感，还可包括餐后饱胀或早饱、腹部胀气、嗳气、早饱、厌食、恶心、呕吐、烧心、胸骨后痛、反胃等多种症状。起病缓慢，病程可经年累月，持续反复发作，多数由饮食、精神等因素诱发。

二、用药指导

消化不良的治疗目的在于迅速缓解症状，提高患者的生活质量，去除诱因，恢复正常生理功能，预防复发。

（一）一般处理

帮助患者认识、理解病情，指导其改善生活方式、调整饮食结构和习惯、去除可能与症状发生有关的发病因素，提高患者应对症状的能力。

（二）药物性治疗

① 胃肠器质性消化不良者，先明确病因，积极治疗原发病，辅以护胃及对症处理。

② 功能性消化不良的治疗主要是对症处理。

a. 对于上腹痛、上腹灼热感为主要症状，与胃酸分泌过多有关，选用抑制胃酸分泌药物，如 H_2 受体阻滞剂（西咪替丁、雷尼替丁）或质子泵阻滞剂（奥美拉唑、兰索拉唑），缓解上腹痛、烧心、反酸等症状。

b. 促胃肠动力药：餐后不适综合征，餐后饱胀、早饱为主要症状，选用胃动力药如多潘立酮、莫沙必利。这类药物可增加胃肠平滑肌的张力及蠕动，使胃排空速率加快，促进食物及肠道气体的排泄，消除消化不良的各种症状。

c. 益生菌：益生菌在肠内可生成多种消化酶，可促进肠道对营养的合成及吸收，促进肠道的正常蠕动，消除腹胀、反酸、嗳气、肠鸣等各种症状。

d. 胃蛋白酶：偶然性消化不良或进食蛋白食物过多者选乳酶生、胃蛋白酶合剂，餐前服用。胃蛋白酶在胃酸的作用下，使凝固的蛋白质分解可用于消化机能减退引起的消化不良。

e. 胰酶制剂：由于胃肠、肝胆疾病引起的消化酶不足者可选用胰酶片，进餐中服用。多酶片用于消化不良和增进食欲。胰酶在中性或弱酸性环境中可促进蛋白质、淀粉及脂肪的消化，可用于消化不良、食欲不振，以及肝胰疾病引起的消化障碍。

f. 中成药：常用药物有健胃消食片、山楂丸、复方鸡内金片、六味安消胶囊、枳实导滞丸等。

（三）健康指导

① 根据病因合理选择药物，准确诊断，积极治疗原发病如抗抑郁治疗。

② 合理保存药品，避免破坏消化酶和活菌制剂。

③ 协助患者建立良好的饮食习惯，禁止烟、酒，合理饮食。原则是少量多餐、不要过饱、营养适中，少渣、少盐、少油腻、易消化、清淡等。

④ 以胃灼热上腹痛症状为主的患者应尽量避免咖啡、巧克力、酸性食物及暴饮暴食；以腹胀、早饱、嗳气症状为主的患者，应避免摄入过多的红薯、土豆等；对于高脂肪、高蛋白的食物要少量多餐，有利于胃的排空。

⑤ 适当增加运动量，可促进胃肠蠕动，运动内容和方法可根据性别和体力等情况考虑，如散步、慢跑、打球、跳绳等户外活动。

⑥ 避免精神紧张、过度劳累，解除心理压力。

⑦ 注意胃部保暖防寒。

（四）常用代表性治疗药物介绍

1. 消化酶片

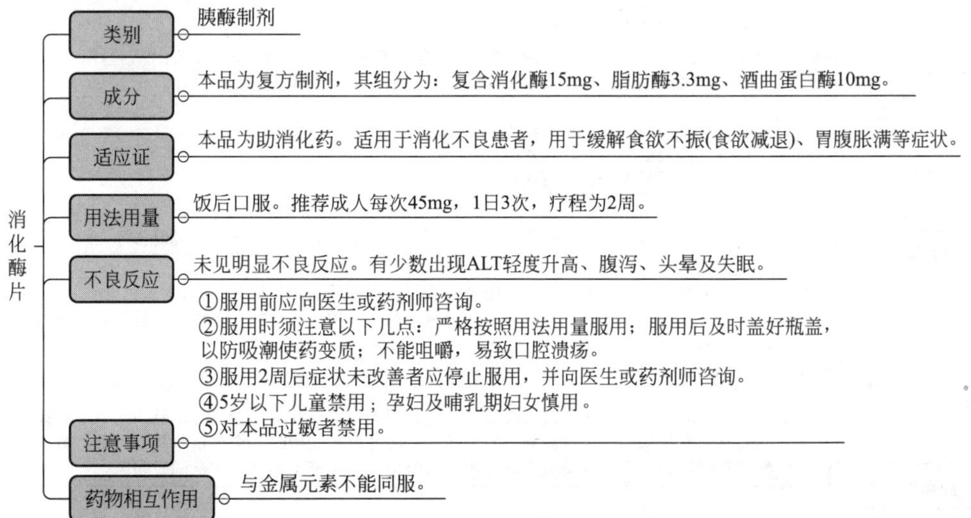

消化酶片
类别
胰酶制剂
成分
本品为复方制剂，其组分为：复合消化酶15mg、脂肪酶3.3mg、酒曲蛋白酶10mg。
适应证
本品为助消化药。适用于消化不良患者，用于缓解食欲不振(食欲减退)、胃腹胀满等症状。
用法用量
饭后口服。推荐成人每次45mg，1日3次，疗程为2周。
不良反应
未见明显不良反应。有少数出现ALT轻度升高、腹泻、头晕及失眠。
注意事项
①服用前应向医生或药剂师咨询。
②服用时须注意以下几点：严格按照用法用量服用；服用后及时盖好瓶盖，以防吸潮使药变质；不能咀嚼，易致口腔溃疡。
③服用2周后症状未改善者应停止服用，并向医生或药剂师咨询。
④5岁以下儿童禁用；孕妇及哺乳期妇女慎用。
⑤对本品过敏者禁用。
药物相互作用
与金属元素不能同服。

2. 胰酶片

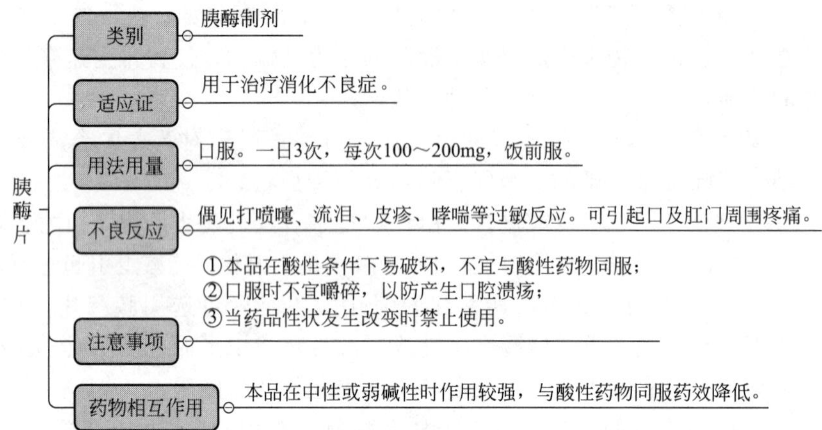
胰酶片
类别
胰酶制剂
适应证
用于治疗消化不良症。
用法用量
口服。一日3次，每次100～200mg，饭前服。
不良反应
偶见打喷嚏、流泪、皮疹、哮喘等过敏反应。可引起口及肛门周围疼痛。
注意事项
①本品在酸性条件下易破坏，不宜与酸性药物同服；
②口服时不宜嚼碎，以防产生口腔溃疡；
③当药品性状发生改变时禁止使用。
药物相互作用
本品在中性或弱碱性时作用较强，与酸性药物同服药效降低。

3. 双歧杆菌三联活菌胶囊

本品为复方制剂，主要成分为长型双歧杆菌、嗜酸乳杆菌和粪肠球菌。

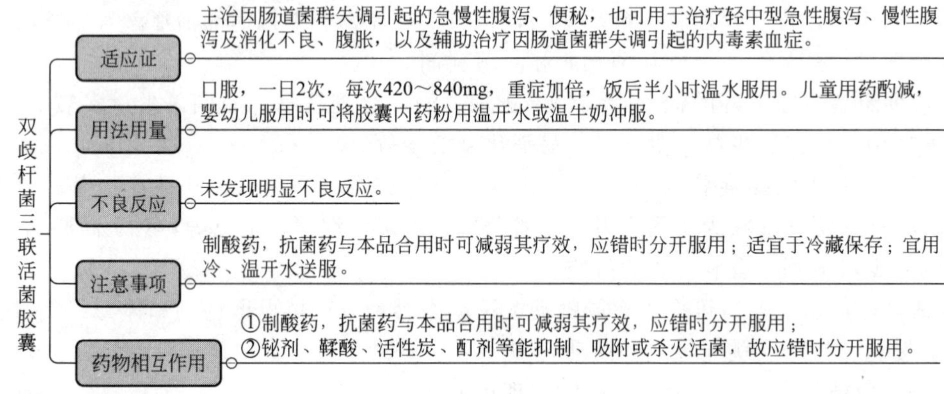
双歧杆菌三联活菌胶囊
适应证
主治因肠道菌群失调引起的急慢性腹泻、便秘，也可用于治疗轻中型急性腹泻、慢性腹泻及消化不良、腹胀，以及辅助治疗因肠道菌群失调引起的内毒素血症。
用法用量
口服，一日2次，每次420～840mg，重症加倍，饭后半小时温水服用。儿童用药酌减，婴幼儿服用时可将胶囊内药粉用温开水或温牛奶冲服。
不良反应
未发现明显不良反应。
注意事项
制酸药，抗菌药与本品合用时可减弱其疗效，应错时分开服用；适宜于冷藏保存；宜用冷、温开水送服。
药物相互作用
①制酸药，抗菌药与本品合用时可减弱其疗效，应错时分开服用；
②铋剂、鞣酸、活性炭、酊剂等能抑制、吸附或杀灭活菌，故应错时分开服用。

4. 多潘立酮

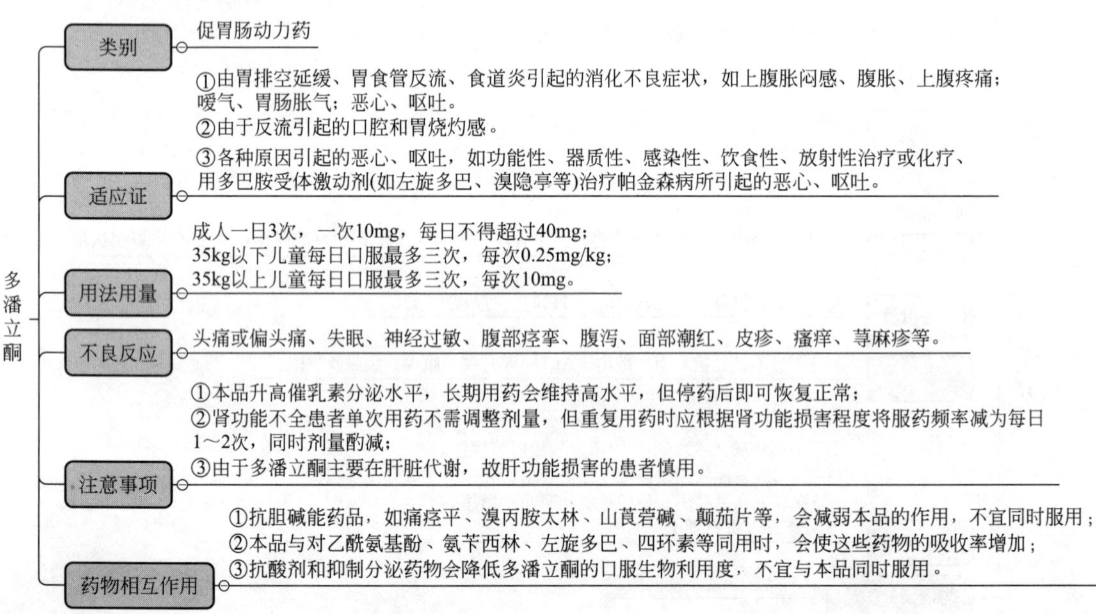
多潘立酮
类别
促胃肠动力药
适应证
①由胃排空延缓、胃食管反流、食道炎引起的消化不良症状，如上腹胀闷感、腹胀、上腹疼痛；嗳气、胃肠胀气；恶心、呕吐。
②由于反流引起的口腔和胃烧灼感。
③各种原因引起的恶心、呕吐，如功能性、器质性、感染性、饮食性、放射性治疗或化疗、用多巴胺受体激动剂(如左旋多巴、溴隐亭等)治疗帕金森病所引起的恶心、呕吐。
用法用量
成人一日3次，一次10mg，每日不得超过40mg；
35kg以下儿童每日口服最多三次，每次0.25mg/kg；
35kg以上儿童每日口服最多三次，每次10mg。
不良反应
头痛或偏头痛、失眠、神经过敏、腹部痉挛、腹泻、面部潮红、皮疹、瘙痒、荨麻疹等。
注意事项
①本品升高催乳素分泌水平，长期用药会维持高水平，但停药后即可恢复正常；
②肾功能不全患者单次用药不需调整剂量，但重复用药时应根据肾功能损害程度将服药频率减为每日1～2次，同时剂量酌减；
③由于多潘立酮主要在肝脏代谢，故肝功能损害的患者慎用。
药物相互作用
①抗胆碱能药品，如痛痉平、溴丙胺太林、山莨菪碱、颠茄片等，会减弱本品的作用，不宜同时服用；
②本品与对乙酰氨基酚、氨苄西林、左旋多巴、四环素等同用时，会使这些药物的吸收率增加；
③抗酸剂和抑制分泌药物会降低多潘立酮的口服生物利用度，不宜与本品同时服用。

5. 胃蛋白酶片

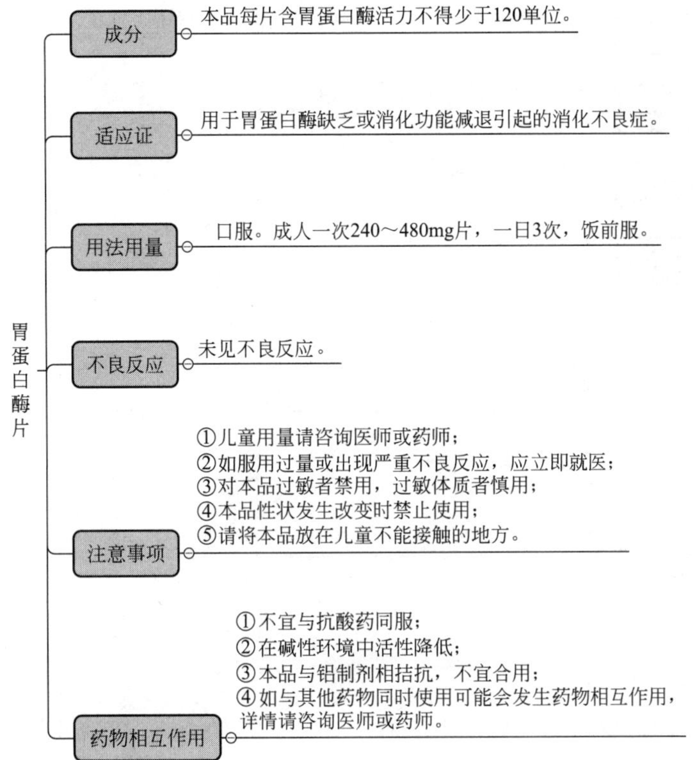
胃蛋白酶片
成分
本品每片含胃蛋白酶活力不得少于120单位。
适应证
用于胃蛋白酶缺乏或消化功能减退引起的消化不良症。
用法用量
口服。成人一次240～480mg片，一日3次，饭前服。
不良反应
未见不良反应。
注意事项
①儿童用量请咨询医师或药师；
②如服用过量或出现严重不良反应，应立即就医；
③对本品过敏者禁用，过敏体质者慎用；
④本品性状发生改变时禁止使用；
⑤请将本品放在儿童不能接触的地方。
药物相互作用
①不宜与抗酸药同服；
②在碱性环境中活性降低；
③本品与铝制剂相拮抗，不宜合用；
④如与其他药物同时使用可能会发生药物相互作用，详情请咨询医师或药师。

6. 莫沙必利

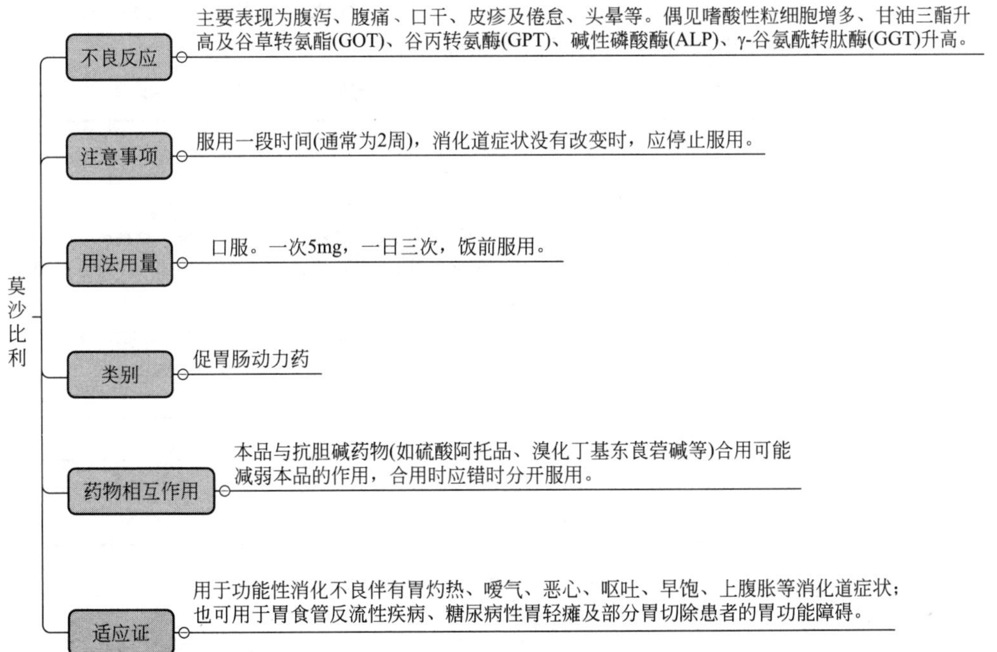
莫沙比利
不良反应
主要表现为腹泻、腹痛、口干、皮疹及倦怠、头晕等。偶见嗜酸性粒细胞增多、甘油三酯升高及谷草转氨酯(GOT)、谷丙转氨酶(GPT)、碱性磷酸酶(ALP)、γ-谷氨酰转肽酶(GGT)升高。
注意事项
服用一段时间(通常为2周)，消化道症状没有改变时，应停止服用。
用法用量
口服。一次5mg，一日三次，饭前服用。
类别
促胃肠动力药
药物相互作用
本品与抗胆碱药物(如硫酸阿托品、溴化丁基东莨菪碱等)合用可能减弱本品的作用，合用时应错时分开服用。
适应证
用于功能性消化不良伴有胃灼热、嗳气、恶心、呕吐、早饱、上腹胀等消化道症状；也可用于胃食管反流性疾病、糖尿病性胃轻瘫及部分胃切除患者的胃功能障碍。

7. 消食健胃片

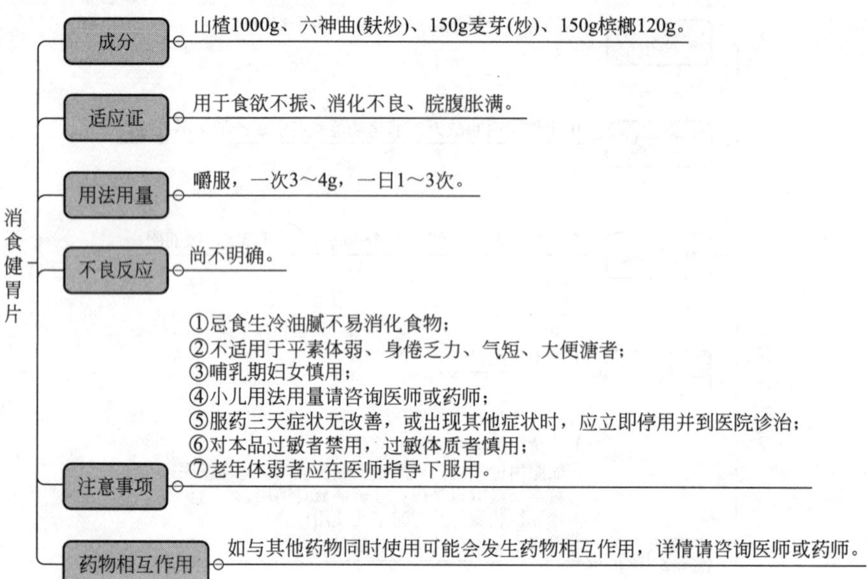
消食健胃片
成分
山楂1000g、六神曲(麸炒)、150g麦芽(炒)、150g槟榔120g。
适应证
用于食欲不振、消化不良、脘腹胀满。
用法用量
嚼服，一次3～4g，一日1～3次。
不良反应
尚不明确。
注意事项
①忌食生冷油腻不易消化食物；
②不适用于平素体弱、身倦乏力、气短、大便溏者；
③哺乳期妇女慎用；
④小儿用法用量请咨询医师或药师；
⑤服药三天症状无改善，或出现其他症状时，应立即停用并到医院诊治；
⑥对本品过敏者禁用，过敏体质者慎用；
⑦老年体弱者应在医师指导下服用。
药物相互作用
如与其他药物同时使用可能会发生药物相互作用，详情请咨询医师或药师。

【任务实施】

一、任务准备

环境及物品：药房或模拟药店、常用消化不良治疗用药品、医师开具的处方。

人员：两人一组（一位药师，一位患者）。

二、实施操作

分别模拟药师和患者，详细询问疾病史、就医史、用药史、过敏史，进行病情判断，给出推荐用药方案，并描述推荐理由、用药交代和健康指导。

消化不良问病售药示例过程表

过程		内容
询问病情	基本情况	王××，男性，35岁
	询问疾病史	平常有早饱、恶心、呕吐、食欲不振的现象，特别对油腻的食物比较反感。这次因公司聚餐吃自助餐，1h后出现上腹部发胀，十分难受，左上腹阵发性疼痛，此后疼痛逐渐加重，并出现恶心呕吐，无腹泻
	询问就医史	无就医
	询问用药史、过敏史	最近无用药，无过敏史
	病情判断	消化不良
推荐用药	用药方案	1. 消化酶片：口服，每次3片，1日3次。 2. 消食健胃片：嚼服，一次3～5片，一日1～3次
	推荐理由	去除病因，对症处理，助消化。 1. 消化酶片为复方制剂，其组分为复合消化酶、脂肪酶、酒曲蛋白酶。属助消化药，适用于消化不良患者，用于缓解食欲不振（食欲减退）、胃腹胀满等症状。 2. 消食健胃片为山楂、六神曲（麸炒）、麦芽（炒）等组成的复方制剂，具有开胃消食、消积作用。用于食欲不振、消化不良、脘腹胀满

续表

过程		内容
用药交代	药品用法用量	1. 消化酶片：口服，每次3片，1日3次。 2. 消食健胃片：嚼服，一次3～5片，一日1～3次
	服用时间与疗程	方案疗程为5～7天
	药品不良反应	少数出现腹泻、头晕及失眠
	药品禁忌	对其中任一种成分有过敏史者禁用
	药品注意事项（包含相互作用）	1. 严格按照用法用量服用。 2. 服用后及时盖好瓶盖，以防吸潮使药变质。 3. 消化酶片不能咀嚼，易致口腔溃疡。 4. 服药3天症状无改善，或出现其他症状时，应立即停用并到医院诊治
	药品贮藏	密封，遮光，在干燥处保存
	发生特定情况处理办法	1. 用药3天后症状毫无改善者应去医院就诊。 2. 发生过敏，立即停药并就医
健康指导	饮食、运动、烟酒、情绪等	1. 饮食：忌食生冷油腻不易消化食物，尽量减少聚餐。 2. 注意休息，确保休息充足和睡眠质量，适度增加运动。 3. 避免过度劳累和精神紧张，注意防寒保暖

【任务评价】

任务完成后，学生撰写报告，教师按评分标准进行任务评价（见“考核评价工作手册”），计入考核成绩。

任务四 急性肠炎用药指导

PPT课件

【任务导入】

男性，25岁，体重95kg，身高170cm，肥胖，腹痛腹泻1天。患者前晚在街头与朋友露餐、饮酒。昨日开始上腹及脐周绞痛，阵发性加重，无放射，并出现腹泻，最初为黄色糊状便，后为稀水样便，无脓血，约6～8次/天，每次大便量在200ml以上，有里急后重。伴恶心，呕吐1次，腹胀，无食欲，体温38.6℃。

患者无过敏史，否认其他基础疾病，请为患者推荐合理的用药方案，说明理由，给予合理用药交代及健康指导。

【必备知识】

一、临床医学知识

（一）简介及病因

急性肠炎是消化系统疾病中最常见的疾病。常与肠道感染包括肠道病毒（柯萨奇、埃可病毒）和其他病毒、细菌（如杆菌、沙门菌、金黄色葡萄球菌、霍乱、肠念珠菌）、肠阿米巴、寄生虫等，饮食不当、摄入过量不新鲜食物引起食物中毒，化学品和药物中毒，食物过敏有关。

（二）临床表现

1. 腹泻

腹泻是急性肠炎最主要的症状，常常在进食后数小时内突然出现，大便呈水样，深黄色或淡绿色，恶臭，有时可见未消化食物，一般没有黏液和脓血。

2. 腹痛

急性肠炎腹痛一般为突然出现，多为阵发性，一般表现为绞痛，部位以脐周疼痛为主，脐周有弥漫性压痛。炎症蔓延到结肠时，则会出现两侧腹痛，便后腹痛会有所减轻。

3. 呕吐

病变涉及胃部时，患者可能出现恶心、呕吐的症状，可能伴有中上腹不适。

4. 发热

急性肠炎如果由感染因素引起，一般均伴有发热。可同时伴有头痛、头晕、四肢无力，甚至出现脱水、酸中毒症状，严重者会出现血压下降，甚至休克。

二、用药指导

（一）药物治疗

1. 西药治疗

急性肠炎的治疗原则是去除诱因、对症治疗。根据起病原因的不同和病情严重程度的不同，治疗方案可有所区别。病情较轻者，需短时禁食，但要补充水分；病情较重者，除短暂禁食外，还需卧床休息，并注意静脉补液。在治疗药物方面，主要有抗生素、调整肠道菌群的微生态制剂、针对腹痛呕吐等症状的药物等，同时医生还会针对病情给予胃黏膜保护剂、止泻药、解痉剂等。腹痛严重者可选用颠茄片、山莨菪碱等解痉药止痛；止吐可选用甲氧氯普胺等；止泻可选用收敛、吸附、保护胃肠黏膜的蒙脱石散；伴有腹泻、发热症状者根据情况可选择合理抗生素进行治疗，如喹诺酮类、庆大霉素等。

2. 中药治疗

可选择清热利湿、行气止痛类的药物进行治疗，如黄连素、肠胃适胶囊等。黄连素具有广谱抗菌作用，对多种细菌如志贺菌属、伤寒杆菌、白喉杆菌等具有抑制作用，可用来治疗细菌性急性肠炎，对缓解症状和改善病情有一定效果，且副作用较小。缓解症状的中成药还有六味香连胶囊、肠炎宁片等。

3. 其他治疗

病情期间尽量卧床休息，病情轻者口服葡萄糖电解质以补充体液，如持续呕吐或明显脱水者，静脉补充5%的葡萄糖盐水及其他电解质。

（二）健康指导

① 预防急性肠炎主要是注意饮食、个人卫生，养成良好的饮食习惯。

② 患者症状发作期及症状消失后短期内禁食生冷、刺激、油腻的食物，不可食用牛奶和鸡蛋，不可吃干豆类等易引起胀气的食物。

③ 多饮水，补充体内丢失的水分，可服用淡盐水，少量多次，以免引起呕吐。

④ 急性肠炎患者应卧床休息，注意保暖。

⑤ 建议食用米汤、粥等流质食物。

⑥ 可服用维生素、氨基酸口服液、蛋白粉等保健品。

（三）常用代表性治疗药物介绍

1. 诺氟沙星

诺氟沙星

- 适应证：适用于敏感菌所致的尿路感染、淋病、前列腺炎、肠道感染和伤寒及其他沙门菌感染。
- 用法用量：口服。大肠埃希菌、肺炎克雷伯菌及奇异变形菌所致的急性单纯性下尿路感染一次400mg，一日2次，疗程3日；
  其他病原菌所致的单纯性尿路感染 剂量同上，疗程7～10日；
  复杂性尿路感染 剂量同上，疗程10～21日；
  单纯性淋球菌性尿道炎 单次800～1200mg；
  急性及慢性前列腺炎一次400mg，一日2次，疗程28日；
  肠道感染 一次300～400mg，一日2次，疗程5～7日；
  伤寒沙门菌感染一日800～1200mg，分2～3次服用，疗程14～21日。
- 不良反应：胃肠道反应较为常见，可表现为腹部不适或疼痛、腹泻、恶心或呕吐；
  偶见血尿、发热、皮疹等间质性肾炎等表现。
- 注意事项：①本品宜空腹服用，并同时饮水250ml；
  ②本品大剂量应用或尿pH值在7以上时可发生结晶尿。为避免结晶尿的发生，宜多饮水，保持24h排尿量在1200ml以上；
  ③肾功能减退者，需根据肾功能调整给药剂量；
  ④18岁以下患者禁用。
- 药物相互作用：①环孢素与本品合用，可使前者的血药浓度升高，必须监测环孢素血药浓度，并调整剂量；
  ②本品与抗凝药华法林同用时可增强后者的抗凝作用，合用时应密切监测患者的凝血酶原时间；
  ③丙磺舒可减少本品自肾小管分泌约50%，合用时可因本品血药浓度增高而产生毒性；
  ④本品与呋喃妥因有拮抗作用，不推荐联合应用。

2. 蒙脱石散

本品主要成分为蒙脱石。

蒙脱石散

- 适应证：用于治疗成人及儿童急、慢性腹泻。
- 用法用量：口服，成人每次3g，一日3次。
  儿童1岁以下每日3g，分3次服；1～2岁每日3～6g，分3次服。
  2岁以上每日6～9g，分3次服，服用时将本品倒入半杯温开水(约50ml)中混匀快速服下。治疗急性腹泻时首次剂量应加倍。
- 不良反应：少数人可能产生轻度便秘。
- 注意事项：①治疗急性腹泻时应注意纠正脱水；
  ②如出现便秘，可减少剂量继续服用；
  ③需同服肠道杀菌药时，请咨询医师；
  ④儿童用量请咨询医师或药师；
  ⑤儿童急性腹泻服用本品1天后、慢性腹泻服用2～3天后症状未改善，请咨询医师或药师。
- 药物相互作用：如与其他药物同时使用可能会发生药物相互作用，详情请咨询医师或药师。

3. 肠胃适胶囊

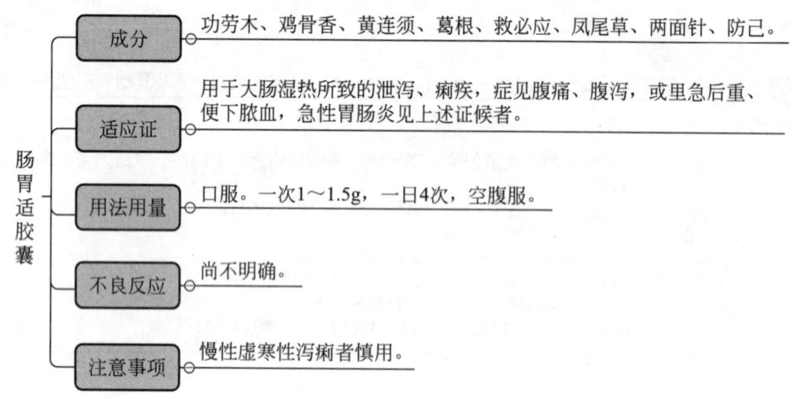
肠胃适胶囊
成分
功劳木、鸡骨香、黄连须、葛根、救必应、凤尾草、两面针、防己。
适应证
用于大肠湿热所致的泄泻、痢疾，症见腹痛、腹泻，或里急后重、便下脓血，急性胃肠炎见上述证候者。
用法用量
口服。一次1～1.5g，一日4次，空腹服。
不良反应
尚不明确。
注意事项
慢性虚寒性泻痢者慎用。

4. 解痉剂

对于腹痛严重引起痉挛者，可适量使用解痉剂，如颠茄、阿托品。

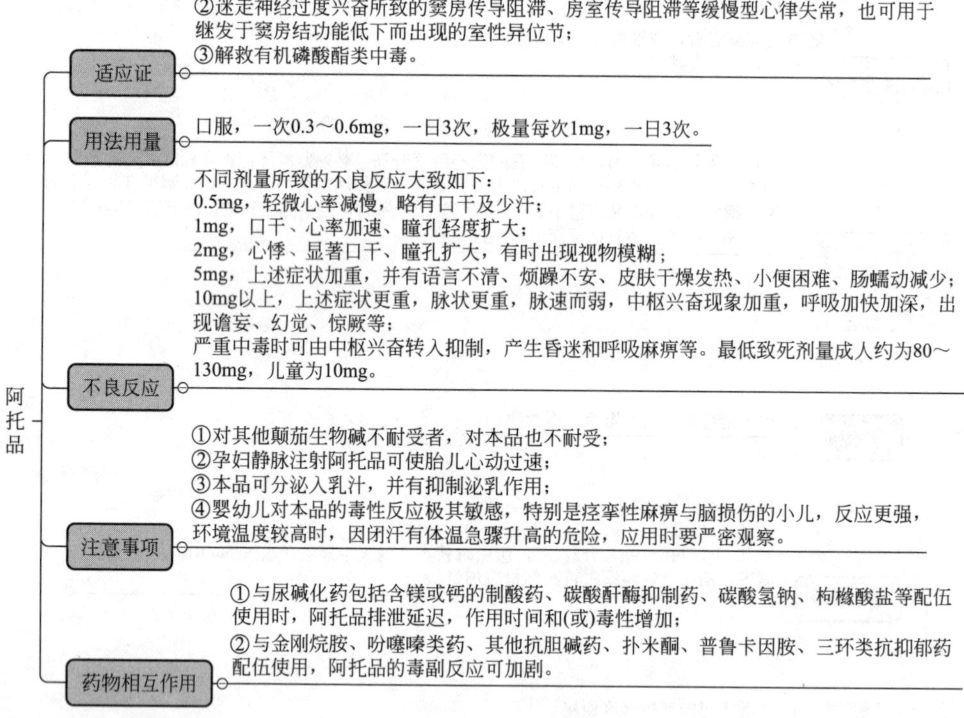
阿托品
适应证
①各种内脏绞痛，如胃肠绞痛及膀胱刺激症状，对胆绞痛、肾绞痛的疗效较差；
②迷走神经过度兴奋所致的窦房传导阻滞、房室传导阻滞等缓慢型心律失常，也可用于继发于窦房结功能低下而出现的室性异位节；
③解救有机磷酸酯类中毒。
用法用量
口服，一次0.3～0.6mg，一日3次，极量每次1mg，一日3次。
不良反应
不同剂量所致的不良反应大致如下：
0.5mg，轻微心率减慢，略有口干及少汗；
1mg，口干、心率加速、瞳孔轻度扩大；
2mg，心悸、显著口干、瞳孔扩大，有时出现视物模糊；
5mg，上述症状加重，并有语言不清、烦躁不安、皮肤干燥发热、小便困难、肠蠕动减少；
10mg以上，上述症状更重，脉状更重，脉速而弱，中枢兴奋现象加重，呼吸加快加深，出现谵妄、幻觉、惊厥等；
严重中毒时可由中枢兴奋转入抑制，产生昏迷和呼吸麻痹等。最低致死剂量成人约为80～130mg，儿童为10mg。
注意事项
①对其他颠茄生物碱不耐受者，对本品也不耐受；
②孕妇静脉注射阿托品可使胎儿心动过速；
③本品可分泌入乳汁，并有抑制泌乳作用；
④婴幼儿对本品的毒性反应极其敏感，特别是痉挛性麻痹与脑损伤的小儿，反应更强，环境温度较高时，因闭汗有体温急骤升高的危险，应用时要严密观察。
药物相互作用
①与尿碱化药包括含镁或钙的制酸药、碳酸酐酶抑制药、碳酸氢钠、枸橼酸盐等配伍使用时，阿托品排泄延迟，作用时间和(或)毒性增加；
②与金刚烷胺、吩噻嗪类药、其他抗胆碱药、扑米酮、普鲁卡因胺、三环类抗抑郁药配伍使用，阿托品的毒副反应可加剧。

【任务实施】

一、任务准备

环境及物品：药房或模拟药店、常用急性肠炎治疗用药品、医师开具的处方。

人员：两人一组（一位药师，一位患者）。

二、实施操作

分别模拟药师和患者，详细询问疾病史、就医史、用药史、过敏史，进行病情判断，给出推荐用药方案，并描述推荐理由、用药交代和健康指导。

急性肠炎问病售药示例过程表

过程		内容
询问病情	基本情况	男，25 岁，体重 95kg，身高 170cm，肥胖
	询问疾病史	上腹及脐周绞痛，无放射，并出现腹泻，最初为黄色糊状便，后为稀水样便，无脓血，约 6～8 次/天，每次大便量在 200ml 以上，有里急后重
	询问就医史	无就医
	询问用药史、过敏史	无过敏，无用药
	病情判断	急性肠炎
推荐用药	用药方案(非处方药)	主药：蒙脱石散；联合用药：双歧杆菌四联活菌片
	推荐理由	蒙脱石散对消化道内的病毒、细菌及其产生的毒素、气体等有极强固定、抑制作用，使其失去致病作用；此外对消化道黏膜还具有很强的覆盖保护能力，修复、提高黏膜屏障对攻击因子的防御功能，具有平衡正常菌群和局部止痛作用。 双歧杆菌四联活菌片直接补充人体正常生理细菌，在肠道形成生物屏障，抑制肠道中某些致病菌，促进肠道蠕动，调整肠道菌群平衡
用药交代	药品用法用量	蒙脱石散每日 3 次，1 次 1 袋(3g)，首次剂量加倍。 双歧杆菌四联活菌片一次 3 片，一日 3 次
	服用时间与疗程	2 天无明显好转及时就医
	药品不良反应	蒙脱石散少数人可能产生轻度便秘
	药品禁忌	尚不明确
	药品注意事项(包含相互作用)	治疗急性腹泻时，应注意纠正脱水。 如出现便秘，可减少剂量继续服用。 腹泻服用 1～2 天后症状未改善者，请咨询医师或药师
	药品贮藏	蒙脱石散密封，在干燥处保存。 双歧杆菌四联活菌片 2～8℃避光保存
	发生特定情况处理办法(疗效未达预期效果；出现其他身体不适)	1. 联合用药 3 天后症状未改善者应去医院就诊。 2. 发生过敏，立即停药并就医
健康指导	饮食、运动、烟酒、情绪等	1. 养成良好的饮食卫生习惯，饭前便后洗手；不吃腐败和不新鲜的食物；忌烟酒、辛辣食品。 2. 注意保暖，避免受凉。 3. 鼓励患者多喝水，最好是淡糖盐水，饮食宜清淡、少油和易消化

【任务评价】

任务完成后，学生撰写报告，教师按评分标准进行任务评价（见“考核评价工作手册”），计入考核成绩。

PPT 课件

任务五　高血压用药指导

【任务导入】

张××，男，62 岁。因间断胸闷、胸痛 6 个月，咳嗽 1 个月就医。患者高血压病史 10 年。既往用药史：马来酸依那普利片，1 次 5mg，一日 1 日，口服；阿司匹林肠溶片，一次 0.1g，一日 1 次，口服；酒石酸美托洛尔片，一次 12.5mg，一日 3 次，口服。体检：血压 160/80mmHg[1]，心率 70 次/min。就医后医生开具培哚普利片，一次 4mg，口服，一日 1 次；阿司匹林肠溶片 0.1g，口服，一日 1 次；阿托伐他汀钙片一次 20mg，口服，每晚 1 次。

用药后患者自述仍存在间断咳嗽，以夜间为主。请为患者推荐合理的用药方案（处方药凭处方销售），说明理由，给予用药交代及健康指导。

【必备知识】

一、临床医学知识

（一）简介及病因

高血压指未使用降压药物的情况下，非同日 3 次测量诊室血压，收缩压（SBP）≥140mmHg 和/或舒张压（DBP）≥90mmHg。SBP≥140mmHg 和 DBP＜90mmHg 为单纯性收缩期高血压。患者既往有高血压史，目前正在使用降压药物，血压虽低于 140/90mmHg，仍应诊断为高血压（如表 2-5-1 所示）。

表 2-5-1 高血压分级

分类	收缩压/mmHg	关系	舒张压/mmHg
正常血压	＜120	和	＜80
正常高值	120～139	和/或	80～89
高血压	≥140	和/或	≥90
1 级高血压	140～159	和/或	90～99
2 级高血压	160～179	和/或	100～109
3 级高血压	≥180	和/或	≥110
单纯收缩期高血压	≥140	和	＜90

高钠、低钾膳食，超重与肥胖，过量饮酒和长期精神紧张是我国人群中重要的高血压发病危险因素，其中高钠、低钾膳食以及超重与高血压关系最大。其他危险因素还包括年龄、高血压家族史、缺乏体力活动以及糖尿病、血脂异常等。

（二）临床表现

原发性高血压通常起病隐匿，进展相对缓慢，早期常无症状。随着病情的发展，可出现头晕、头胀、记忆力减退、头痛等，血压的高低与症状的轻重不成正比。部分患者无明显症状，在查体时发现血压升高。体格检查：血压升高超过正常值，心脏听诊可闻及主动脉瓣第二心音亢进或收缩早期喀喇音。病程后期心、脑、肾等靶器官受损或有合并症时，则出现相应症状。

二、用药指导

高血压治疗的根本目标是控制血压，降低高血压导致的心、脑、肾与血管并发症发生和致死的总危险。应根据高血压患者的血压水平和总体风险水平，决定改善生活方式和给予降压药物的时机与强度；同时干预检出的其他危险因素、靶器官损害和并存的临床疾病。

---

[1] 1mmHg=0.1333224kPa。

（一）药物治疗

药物治疗原则：初始治疗通常应采用较小有效治疗剂量，根据需要，可逐渐增加剂量。优先选用长效制剂，有效控制 24h 内血压，避免一天之内血压大幅波动。对收缩压≥160mmHg 和/或舒张压≥100mmHg、收缩压高于目标血压 20mmHg 和/或舒张压高于目标血压值 10mmHg 或高危及以上患者，或单药治疗 2～4 周后未达标的高血压患者应联合降压治疗，包括自由联合或单片复方制剂。对收缩压≥140mmHg 和/或舒张压≥90mmHg 的患者，也可开始用小剂量联合治疗。个体化治疗，根据患者合并症的不同和药物疗效及耐受性，以及患者个人意愿或长期承受能力，选择适合患者个体的降压药物。药物经济学，高血压属于终身治疗，需考虑成本/效益。抗高血压药物主要有以下几种。

（1）利尿剂　降压作用温和，能增强其他降压药的降压作用，无耐受性，因此作为基础降压药被广泛用于临床，常用药物主要有噻嗪类利尿剂以及保钾利尿剂，尤对老年高血压及伴心力衰竭患者有效。常用药物有氢氯噻嗪、吲达帕胺、螺内酯等。

（2）钙通道阻滞剂（CCB）　通过减少细胞内钙离子浓度而松弛血管平滑肌，进而降低血压。适合大多数类型高血压，尤其适用于老年高血压、单纯收缩期高血压、稳定型心绞痛、冠状动脉粥样硬化及周围血管病患者。常用药物有硝苯地平、尼群地平、尼莫地平等。

（3）血管紧张素转化酶抑制剂（ACEI）　通过抑制血管紧张素转化酶（ACE），阻断肾素-血管紧张素-醛固酮系统（RAAS）发挥降压作用。本类药物能防止和逆转心肌肥大和血管增生，对临床具有重要意义。常用药物有卡托普利、依那普利等。

（4）血管紧张素Ⅱ受体拮抗剂（ARB）　通过阻断血管紧张素Ⅱ受体（AT1 受体），AngⅡ收缩血管与刺激肾上腺释放醛固酮的作用受到抑制，导致血压降低。其阻滞 AngⅡ的促心血管细胞增殖肥大作用，能防治心血管的重构，又能通过减轻心脏的后负荷，治疗充血性心力衰竭，有利于提高心力衰竭与高血压的治疗效果。常用药物有氯沙坦、缬沙坦等。

（5）β受体拮抗剂　主要通过抑制心肌收缩力和减慢心率发挥降压作用。可用于各级高血压，可单独应用，也可与其他抗高血压药如利尿剂、ACEI、CCB 等合用。常用药物有普萘洛尔、美托洛尔等。

（6）复方制剂和中成药制剂　固定配比的复方制剂有复方利血平片、厄贝沙坦、氢氯噻嗪等；中成药制剂常用的有杜仲降压片、珍菊降压片、牛黄降压片等。

（二）健康指导

① 减少钠盐摄入，增加钾摄入。每人每日食盐量以不超过 6g 为宜，增加富钾食物的摄入量，如新鲜蔬菜、水果和豆类。

② 合理膳食，减少饱和脂肪和反式脂肪酸摄入。控制体重在健康范围（BMI＝18.5～23.9kg/m^2，男性腰围＜90cm，女性＜85cm）。

③ 戒烟限酒，每日酒精摄入量男性不超过 25g，女性不超过 15g。

④ 增加运动量，每天累计 30～60min 的中等强度有氧运动（如步行、慢跑、骑自行车、游泳等），可在运动的同时减脂降压。

⑤ 减轻精神压力，保持心态平和，不急躁易怒，不紧张，保持心理平衡和良好睡眠。

（三）常用代表性治疗药物介绍

1. 普萘洛尔

普萘洛尔

- 类别：β受体阻滞剂
- 适应证：用于治疗高血压、心绞痛、心肌梗死、肥厚型心肌病、主动脉夹层、心律失常、甲状腺功能亢进的心率过快。
- 用法用量：口服。①高血压：初始剂量10mg，每日3～4次，可单独使用或与利尿剂合用。剂量应逐渐增加，日最大剂量200mg。②心绞痛：开始时5～10mg，每日3～4次；每3日可增加10～20mg，可渐增至每日200mg，分次服。③心律失常：每日10～30mg，日服3～4次，饭前、睡前服用。④心肌梗死：每日30～240mg，日服2～3次。⑤肥厚型心肌病：10～20mg，每日3～4次。按需要及耐受程度调整剂量。
- 不良反应：①充血性心力衰竭(或病情恶化)、心动过缓、外周性缺血(雷诺氏样症状等)、房室传导阻滞(0.1%～<5%)；伴有神志昏迷的直立性低血压(<0.1%)。②粒细胞缺乏症、血小板减少症、紫癜(<0.1%)。③支气管痉挛(0.1%～<5%)；呼吸困难、喘鸣(<0.1%)。
- 注意事项：使用本品的心绞痛患者突然停药，有症状恶化、引起心肌梗死的病例报告。因此，需要停药时，必须逐步减量。
- 药物相互作用：普萘洛尔的代谢涉及细胞色素P450的多种途径(CYP2D6、1A2、2C19)，因此与细胞色素P450酶的底物、抑制剂或诱导剂具有相互作用，与由上述途径代谢的药物合用或与影响一种或多种代谢途径活性的药物合用时，可导致临床相关的药物相互作用。

2. 缬沙坦

缬沙坦

- 类别：血管紧张素Ⅱ受体拮抗剂(ARB)
- 适应证：治疗轻、中度原发性高血压。
- 用法用量：本品80mg，每天1次。可以在进餐时或空腹时服用，建议每天在同一时间用药。
- 不良反应：水肿、失眠、皮疹、关节痛、无力等。
- 注意事项：①极少数情况下，严重缺钠和/或血容量不足患者(如：大剂量应用利尿剂)，应用本品治疗开始时，可能出现症状性低血压；②肝肾功能不全患者不需要调整剂量；③轻至中度肝功能不全患者缬沙坦使用剂量不应超过80mg/日；④妊娠妇女禁用。
- 药物相互作用：临床没有发现明显的药物相互作用；本品与保钾利尿剂(如螺内酯、氨苯蝶啶、阿米洛利)联合应用时，补钾或使用含钾制剂可导致血钾浓度升高。因此，联合用药时需要注意。

3. 卡托普利

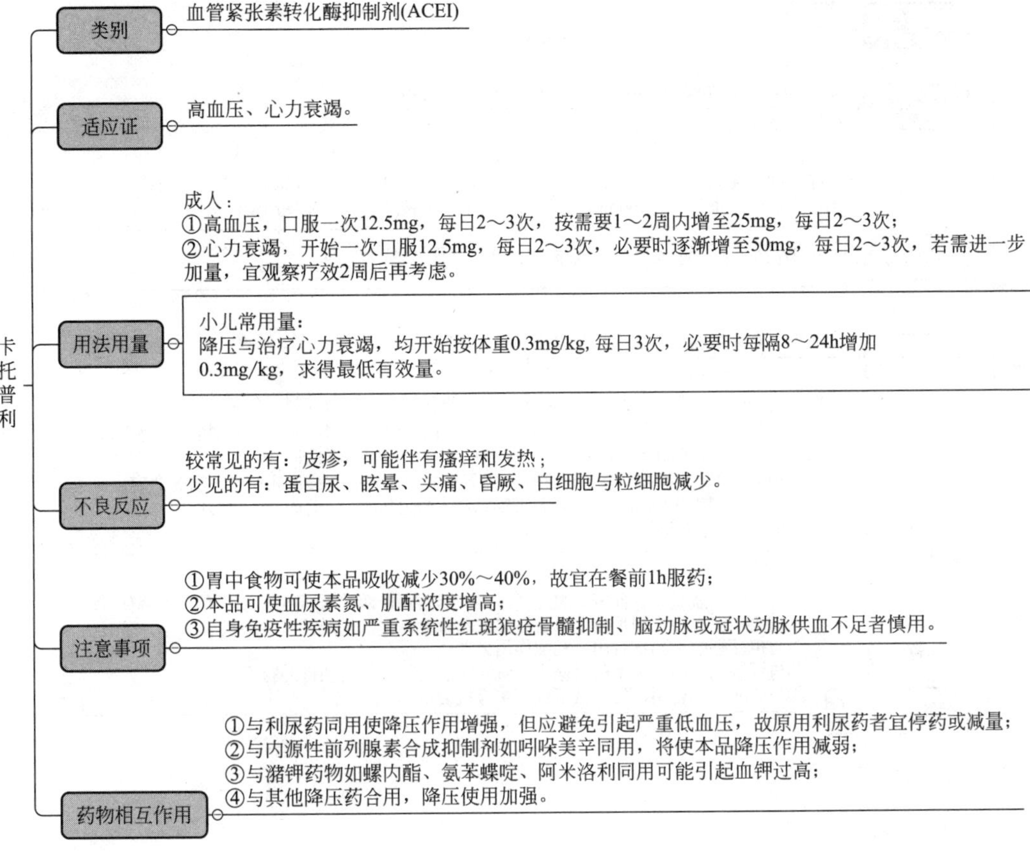

卡托普利
类别
血管紧张素转化酶抑制剂(ACEI)
适应证
高血压、心力衰竭。
用法用量
成人：
①高血压，口服一次12.5mg，每日2～3次，按需要1～2周内增至25mg，每日2～3次；
②心力衰竭，开始一次口服12.5mg，每日2～3次，必要时逐渐增至50mg，每日2～3次，若需进一步加量，宜观察疗效2周后再考虑。
小儿常用量：
降压与治疗心力衰竭，均开始按体重0.3mg/kg，每日3次，必要时每隔8～24h增加0.3mg/kg，求得最低有效量。
不良反应
较常见的有：皮疹，可能伴有瘙痒和发热；
少见的有：蛋白尿、眩晕、头痛、昏厥、白细胞与粒细胞减少。
注意事项
①胃中食物可使本品吸收减少30%～40%，故宜在餐前1h服药；
②本品可使血尿素氮、肌酐浓度增高；
③自身免疫性疾病如严重系统性红斑狼疮骨髓抑制、脑动脉或冠状动脉供血不足者慎用。
药物相互作用
①与利尿药同用使降压作用增强，但应避免引起严重低血压，故原用利尿药者宜停药或减量；
②与内源性前列腺素合成抑制剂如吲哚美辛同用，将使本品降压作用减弱；
③与潴钾药物如螺内酯、氨苯蝶啶、阿米洛利同用可能引起血钾过高；
④与其他降压药合用，降压使用加强。

4. 氨氯地平

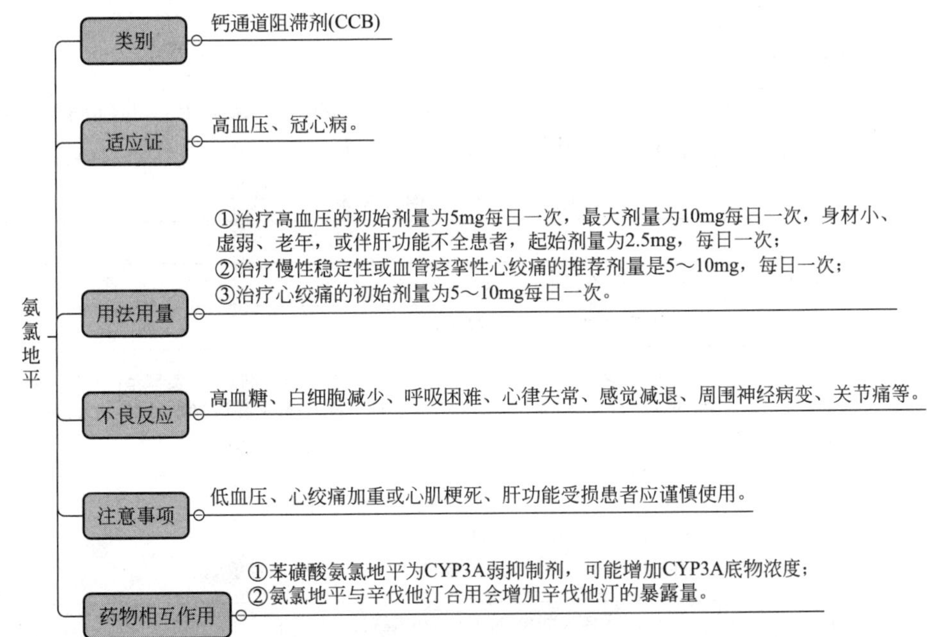

氨氯地平
类别
钙通道阻滞剂(CCB)
适应证
高血压、冠心病。
用法用量
①治疗高血压的初始剂量为5mg每日一次，最大剂量为10mg每日一次，身材小、虚弱、老年，或伴肝功能不全患者，起始剂量为2.5mg，每日一次；
②治疗慢性稳定性或血管痉挛性心绞痛的推荐剂量是5～10mg，每日一次；
③治疗心绞痛的初始剂量为5～10mg每日一次。
不良反应
高血糖、白细胞减少、呼吸困难、心律失常、感觉减退、周围神经病变、关节痛等。
注意事项
低血压、心绞痛加重或心肌梗死、肝功能受损患者应谨慎使用。
药物相互作用
①苯磺酸氨氯地平为CYP3A弱抑制剂，可能增加CYP3A底物浓度；
②氨氯地平与辛伐他汀合用会增加辛伐他汀的暴露量。

5. 氢氯噻嗪

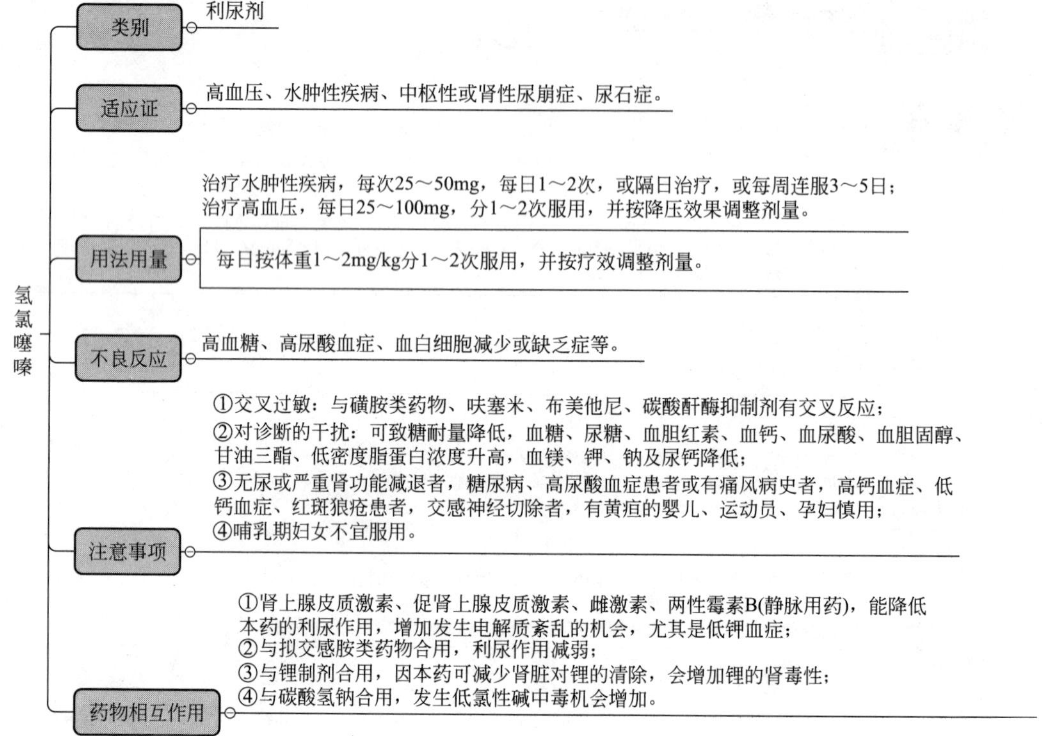

氢氯噻嗪
类别
利尿剂
适应证
高血压、水肿性疾病、中枢性或肾性尿崩症、尿石症。
用法用量
治疗水肿性疾病，每次25～50mg，每日1～2次，或隔日治疗，或每周连服3～5日；
治疗高血压，每日25～100mg，分1～2次服用，并按降压效果调整剂量。
每日按体重1～2mg/kg分1～2次服用，并按疗效调整剂量。
不良反应
高血糖、高尿酸血症、血白细胞减少或缺乏症等。
注意事项
①交叉过敏：与磺胺类药物、呋塞米、布美他尼、碳酸酐酶抑制剂有交叉反应；
②对诊断的干扰：可致糖耐量降低，血糖、尿糖、血胆红素、血钙、血尿酸、血胆固醇、甘油三酯、低密度脂蛋白浓度升高，血镁、钾、钠及尿钙降低；
③无尿或严重肾功能减退者，糖尿病、高尿酸血症患者或有痛风病史者，高钙血症、低钙血症、红斑狼疮患者，交感神经切除者，有黄疸的婴儿、运动员、孕妇慎用；
④哺乳期妇女不宜服用。
药物相互作用
①肾上腺皮质激素、促肾上腺皮质激素、雌激素、两性霉素B(静脉用药)，能降低本药的利尿作用，增加发生电解质紊乱的机会，尤其是低钾血症；
②与拟交感胺类药物合用，利尿作用减弱；
③与锂制剂合用，因本药可减少肾脏对锂的清除，会增加锂的肾毒性；
④与碳酸氢钠合用，发生低氯性碱中毒机会增加。

【任务实施】

一、任务准备

环境及物品：药房或模拟药店、常用高血压治疗用药品、医师开具的处方。

人员：两人一组（一位药师，一位患者）。

二、实施操作

分别模拟药师和患者，详细询问疾病史、就医史、用药史、过敏史，进行病情判断，给出推荐用药方案，并描述推荐理由、用药交代和健康指导。

高血压问病售药示例过程表

过程		内容
询问病情	基本情况	62岁，男，有高血压病史，就医服药
	询问疾病史	高血压，无咳嗽病史，现咳嗽近一个月
	询问就医史	就医，诊断为高血压。原一直服用马来酸依那普利片，1次5mg，一日1日，口服；阿司匹林肠溶片，一次0.1g，一日1次，口服；酒石酸美托洛尔片，一次12.5mg，一日3次，口服
	询问用药史、过敏史	就医后医生开具培哚普利片4mg，口服，一日1次； 阿司匹林肠溶片0.1g，口服，一日1次； 阿托伐他汀钙片20mg，口服，每晚1次。无用药过敏史
	病情判断	高血压，无咳嗽病史，应是药物引起副作用

续表

过程		内容
推荐用药	用药方案	停用培哚普利片，换用缬沙坦胶囊一次 80mg，一日 1 次（但应凭医师处方和医嘱调配），继续服用阿司匹林肠溶片和阿托伐他汀钙片
	推荐理由	1. 咳嗽是血管紧张素转化酶抑制剂（ACEI）类抗高血压药物最常见的副作用，发生率较高，与给药的剂量无关，症状不随着用药时间的延长呈缓解趋势。部分患者因症状严重而影响正常生活，不能耐受 ACEI 类药物治疗。 2. ACEI 类药物引起的咳嗽多为无痰干咳，伴咽后壁发痒感，夜间为重，常影响患者睡眠，无特效治疗药物。停药后咳嗽消失，无长期不良后果。 3. 该患者间断咳嗽 1 个月，推断咳嗽是服用依那普利后出现的不适症状。培哚普利与依那普利同属于 ACEI 类药物，具有类似的干咳副作用。故不应再给予培哚普利片降压，应换用其他降压类药物如血管紧张素受体拮抗剂、钙通道阻滞剂等控制高血压
用药交代	药品用法用量	缬沙坦胶囊一次 80mg，一日 1 次。 阿司匹林肠溶片 0.1g 口服，一日 1 次。 阿托伐他汀钙片 20mg 口服，每晚 1 次
	服用时间与疗程	长期用药，坚持用药
	药品不良反应	头痛、头晕、恶心、腹痛、乏力等
	药品禁忌	肾动脉狭窄者禁用，高钾血症患者禁用
	药品注意事项	定期测血压，监测血钾，按疗效调整剂量
	特殊用药等	轻至中度肝功能不全患者缬沙坦剂量不应超过 80mg/日
	药品贮藏	遮光，密封，在 30℃以下保存
	发生特定情况处理办法	1. 联合用药 7 天后症状未改善者应去医院就诊。 2. 发生过敏，立即停药并就医
健康指导	饮食、运动、烟酒、情绪等	1. 低盐低脂饮食，减少钠盐摄入； 2. 戒烟限酒； 3. 监测血压； 4. 适当增加体育运动

【任务评价】

任务完成后，学生撰写报告，教师按评分标准进行任务评价（见“考核评价工作手册”），计入考核成绩。

任务六　高脂血症用药指导

PPT 课件

【任务导入】

患者，男，65 岁。生活习惯：无烟酒嗜好，喜食红烧肉，运动量少。于 2021 年 4 月 20 日体检，体检结果：体温 36.5℃，心率 73 次/min，血压 126/72mmHg，甘油三酯（TG）1.47mmol/L，总胆固醇（TC）6.37mmol/L，高密度脂蛋白（HDL）1.12mmol/L，低密度脂蛋白（LDL）：3.29mmol/L。请为患者推荐合理的用药方案（处方药须凭处方销售），说明理由，给予用药交代及健康指导。

【必备知识】

一、临床医学知识

（一）简介及病因

血脂是指血清中的胆固醇、甘油三酯（triglyceride，TG）和类脂（如磷脂）等的总称。血脂异常通常指血清中胆固醇和/或TG水平升高，因为血脂不溶于水，必须与蛋白质结合以脂蛋白形式存在才能在血液中循环，所以是通过高脂蛋白血症表现出来的，统称为高脂蛋白血症，简称高脂血症。实际上血脂异常也泛指包括低HDL-C血症在内的各种血脂异常。

应用超速离心法，可将血浆脂蛋白分为：乳糜微粒（CM）、极低密度脂蛋白（VLDL）、中密度脂蛋白（IDL）、低密度脂蛋白（LDL）和高密度脂蛋白（HDL）。

血脂异常按病因主要分为继发性高脂血症和原发性高脂血症。继发性高脂血症是指由全身系统性疾病引起的血脂异常。可引起血脂异常的疾病主要有：肥胖、糖尿病、肾病综合征、甲状腺功能减退症、系统性红斑狼疮等。原发性高脂血症是排除继发性的，原因未明的高脂血症。其多具有家族聚集性，有明显的遗传倾向。

（二）临床表现

① 多数血脂异常患者无任何症状和异常体征。

② 血脂异常往往通过体检发现，常与肥胖症、高血压、冠心病、糖耐量异常或糖尿病等疾病同时存在或先后发生。

③ 血脂异常可见不同年龄、性别的人群。

④ 血脂异常可表现为黄色瘤，可见眼睑周围出现扁平黄色瘤，严重的高甘油三酯血症可产生高脂血症眼底改变。

⑤ 脂质在血管内皮沉积引起动脉粥样硬化，产生冠心病和周围血管病等。

二、用药指导

血脂异常治疗的最主要目的是为了防治冠心病，所以应根据是否已有冠心病或心血管危险因素等，结合血脂水平进行全面评价，以决定治疗措施及血脂的目标水平。

（一）药物治疗

治疗高脂血症的常用药物主要有以下几种。

① 他汀类：亦称HMG-CoA还原酶抑制剂，能够抑制胆固醇合成限速酶，即HMG-CoA还原酶，减少胆固醇合成，继而上调肝细胞表面LDL受体，加速血清LDL分解代谢。常用的他汀类药物有洛伐他汀、辛伐他汀、普伐他汀等。

② 胆固醇吸收抑制剂：他汀类与胆固醇吸收抑制剂依泽麦布联合应用可产生良好协同作用，可使血清LDL-C在他汀类药物治疗的基础上再下降18%左右，且不增加他汀的不良反应。

③ 贝特类：降低血清TG水平和升高HDL-C水平。常用的贝特类药物有非诺贝特、苯扎贝特。

④ 高纯度鱼油制剂：主要成分为n-3脂肪酸，主要用于治疗高TG血症。

⑤ PCSK9抑制剂：是近年来血脂领域的研究热点，抑制PCSK9可阻止LDL受体降解，促进LDL-C的清除。PCSK抑制剂具有强大的降胆固醇作用，可降低LDL-C50%～

70%。

⑥ 中成药治疗：可选择具有行气散瘀、活血通经、益精血、降血脂作用的中成药，如降脂宁胶囊、脂必妥等。

（二）健康指导

血脂异常明显受饮食及生活方式的影响，无论是否进行药物治疗，都必须坚持控制饮食和改善生活。

① 医学营养治疗：根据患者血脂异常的程度、分型，以及性别、年龄和劳动强度制定食谱，减少饱和脂肪酸和胆固醇的摄入。

② 减轻体重，保持合适的体重指数。

③ 选择能够降低 LDL-C 的食物。

④ 增加有规律的体力活动。

⑤ 采取有针对其他心血管病危险因素的措施（如戒烟、限盐）以降低血压等。

⑥ 降血脂药服用时间较长，不良反应多，应在医师或药师指导下选择和服用。

（三）常用代表性治疗药物介绍

1. 阿托伐他汀钙

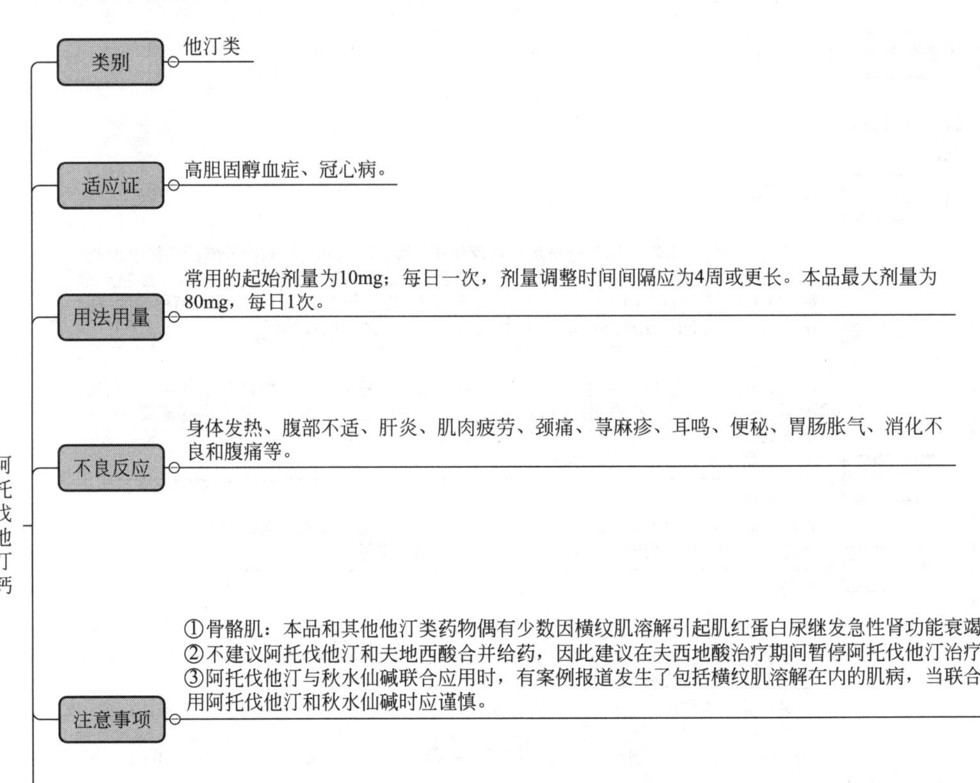
阿托伐他汀钙
类别
他汀类
适应证
高胆固醇血症、冠心病。
用法用量
常用的起始剂量为10mg；每日一次，剂量调整时间间隔应为4周或更长。本品最大剂量为80mg，每日1次。
不良反应
身体发热、腹部不适、肝炎、肌肉疲劳、颈痛、荨麻疹、耳鸣、便秘、胃肠胀气、消化不良和腹痛等。
注意事项
①骨骼肌：本品和其他他汀类药物偶有少数因横纹肌溶解引起肌红蛋白尿继发急性肾功能衰竭；
②不建议阿托伐他汀和夫地西酸合并给药，因此建议在夫西地酸治疗期间暂停阿托伐他汀治疗；
③阿托伐他汀与秋水仙碱联合应用时，有案例报道发生了包括横纹肌溶解在内的肌病，当联合应用阿托伐他汀和秋水仙碱时应谨慎。
药物相互作用
①与他汀类可能产生相互作用的药物包括：人类免疫缺陷病毒(HIV)蛋白酶抑制剂(如洛匹那韦、达芦那韦)、唑类抗真菌药(如伊曲康唑、酮康唑)、大环内酯类抗感染药(如红霉素、克拉霉素)、贝特类调脂药(如吉非贝齐)、烟酸、奈法唑酮、环孢素等。
②在应用他汀类药物治疗期间，与下列药物合用可增加发生肌病的危险性，如：纤维酸衍生物、调脂剂量的烟酸、环孢素或细胞色素P450 3A4(CYP3A4)强抑制剂［如克拉霉素、人类免疫缺陷病毒(HIV)蛋白酶抑制剂及伊曲康唑］。

2. 辛伐他汀

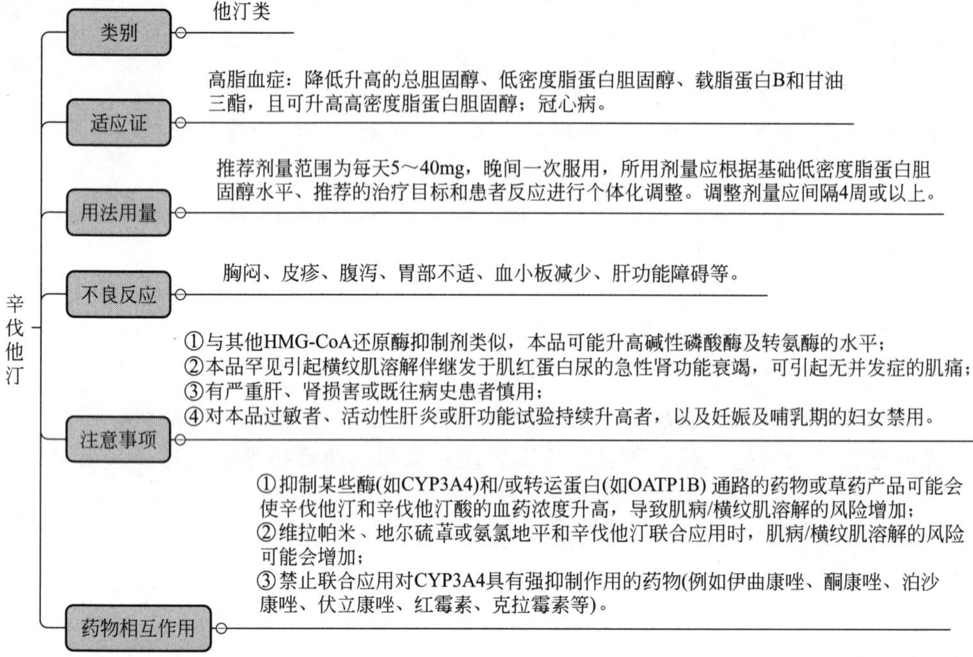
辛伐他汀
类别
他汀类
适应证
高脂血症：降低升高的总胆固醇、低密度脂蛋白胆固醇、载脂蛋白B和甘油三酯，且可升高高密度脂蛋白胆固醇；冠心病。
用法用量
推荐剂量范围为每天5～40mg，晚间一次服用，所用剂量应根据基础低密度脂蛋白胆固醇水平、推荐的治疗目标和患者反应进行个体化调整。调整剂量应间隔4周或以上。
不良反应
胸闷、皮疹、腹泻、胃部不适、血小板减少、肝功能障碍等。
注意事项
①与其他HMG-CoA还原酶抑制剂类似，本品可能升高碱性磷酸酶及转氨酶的水平；
②本品罕见引起横纹肌溶解伴继发于肌红蛋白尿的急性肾功能衰竭，可引起无并发症的肌痛；
③有严重肝、肾损害或既往病史患者慎用；
④对本品过敏者、活动性肝炎或肝功能试验持续升高者，以及妊娠及哺乳期的妇女禁用。
药物相互作用
①抑制某些酶(如CYP3A4)和/或转运蛋白(如OATP1B) 通路的药物或草药产品可能会使辛伐他汀和辛伐他汀酸的血药浓度升高，导致肌病/横纹肌溶解的风险增加；
②维拉帕米、地尔硫草或氨氯地平和辛伐他汀联合应用时，肌病/横纹肌溶解的风险可能会增加；
③禁止联合应用对CYP3A4具有强抑制作用的药物(例如伊曲康唑、酮康唑、泊沙康唑、伏立康唑、红霉素、克拉霉素等)。

3. 瑞舒伐他汀钙

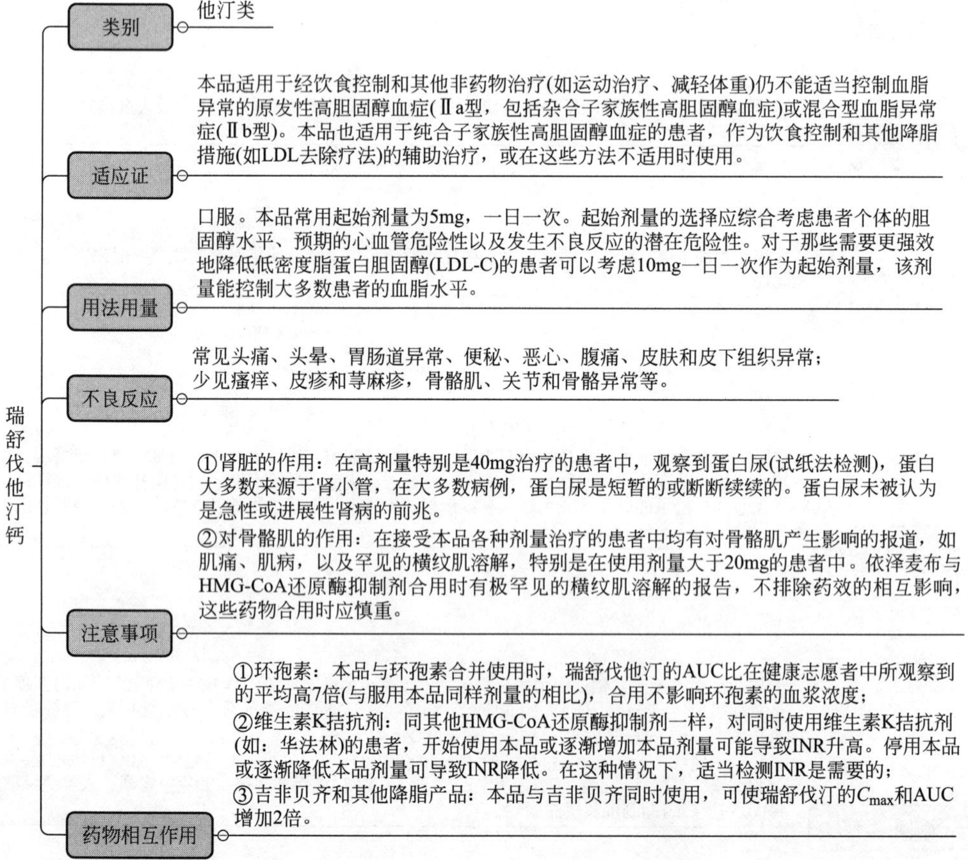
瑞舒伐他汀钙
类别
他汀类
适应证
本品适用于经饮食控制和其他非药物治疗(如运动治疗、减轻体重)仍不能适当控制血脂异常的原发性高胆固醇血症(Ⅱa型，包括杂合子家族性高胆固醇血症)或混合型血脂异常症(Ⅱb型)。本品也适用于纯合子家族性高胆固醇血症的患者，作为饮食控制和其他降脂措施(如LDL去除疗法)的辅助治疗，或在这些方法不适用时使用。
用法用量
口服。本品常用起始剂量为5mg，一日一次。起始剂量的选择应综合考虑患者个体的胆固醇水平、预期的心血管危险性以及发生不良反应的潜在危险性。对于那些需要更强效地降低低密度脂蛋白胆固醇(LDL-C)的患者可以考虑10mg一日一次作为起始剂量，该剂量能控制大多数患者的血脂水平。
不良反应
常见头痛、头晕、胃肠道异常、便秘、恶心、腹痛、皮肤和皮下组织异常；
少见瘙痒、皮疹和荨麻疹，骨骼肌、关节和骨骼异常等。
注意事项
①肾脏的作用：在高剂量特别是40mg治疗的患者中，观察到蛋白尿(试纸法检测)，蛋白大多数来源于肾小管，在大多数病例，蛋白尿是短暂的或断断续续的。蛋白尿未被认为是急性或进展性肾病的前兆。
②对骨骼肌的作用：在接受本品各种剂量治疗的患者中均有对骨骼肌产生影响的报道，如肌痛、肌病，以及罕见的横纹肌溶解，特别是在使用剂量大于20mg的患者中。依泽麦布与HMG-CoA还原酶抑制剂合用时有极罕见的横纹肌溶解的报告，不排除药效的相互影响，这些药物合用时应慎重。
药物相互作用
①环孢素：本品与环孢素合并使用时，瑞舒伐他汀的AUC比在健康志愿者中所观察到的平均高7倍(与服用本品同样剂量的相比)，合用不影响环孢素的血浆浓度；
②维生素K拮抗剂：同其他HMG-CoA还原酶抑制剂一样，对同时使用维生素K拮抗剂(如：华法林)的患者，开始使用本品或逐渐增加本品剂量可能导致INR升高。停用本品或逐渐降低本品剂量可导致INR降低。在这种情况下，适当检测INR是需要的；
③吉非贝齐和其他降脂产品：本品与吉非贝齐同时使用，可使瑞舒伐汀的C_{max}和AUC增加2倍。

4. 依泽麦布

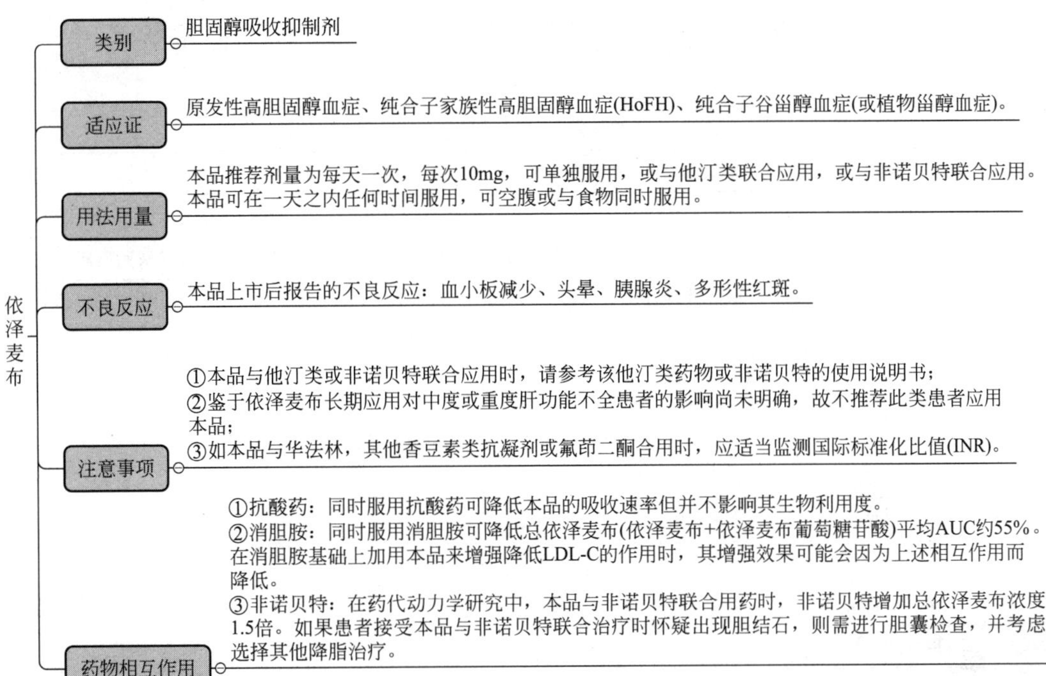
依泽麦布
类别
胆固醇吸收抑制剂
适应证
原发性高胆固醇血症、纯合子家族性高胆固醇血症(HoFH)、纯合子谷甾醇血症(或植物甾醇血症)。
用法用量
本品推荐剂量为每天一次，每次10mg，可单独服用，或与他汀类联合应用，或与非诺贝特联合应用。本品可在一天之内任何时间服用，可空腹或与食物同时服用。
不良反应
本品上市后报告的不良反应：血小板减少、头晕、胰腺炎、多形性红斑。
注意事项
①本品与他汀类或非诺贝特联合应用时，请参考该他汀类药物或非诺贝特的使用说明书；
②鉴于依泽麦布长期应用对中度或重度肝功能不全患者的影响尚未明确，故不推荐此类患者应用本品；
③如本品与华法林，其他香豆素类抗凝剂或氟茚二酮合用时，应适当监测国际标准化比值(INR)。
药物相互作用
①抗酸药：同时服用抗酸药可降低本品的吸收速率但并不影响其生物利用度。
②消胆胺：同时服用消胆胺可降低总依泽麦布(依泽麦布+依泽麦布葡萄糖苷酸)平均AUC约55%。在消胆胺基础上加用本品来增强降低LDL-C的作用时，其增强效果可能会因为上述相互作用而降低。
③非诺贝特：在药代动力学研究中，本品与非诺贝特联合用药时，非诺贝特增加总依泽麦布浓度1.5倍。如果患者接受本品与非诺贝特联合治疗时怀疑出现胆结石，则需进行胆囊检查，并考虑选择其他降脂治疗。

5. 非诺贝特

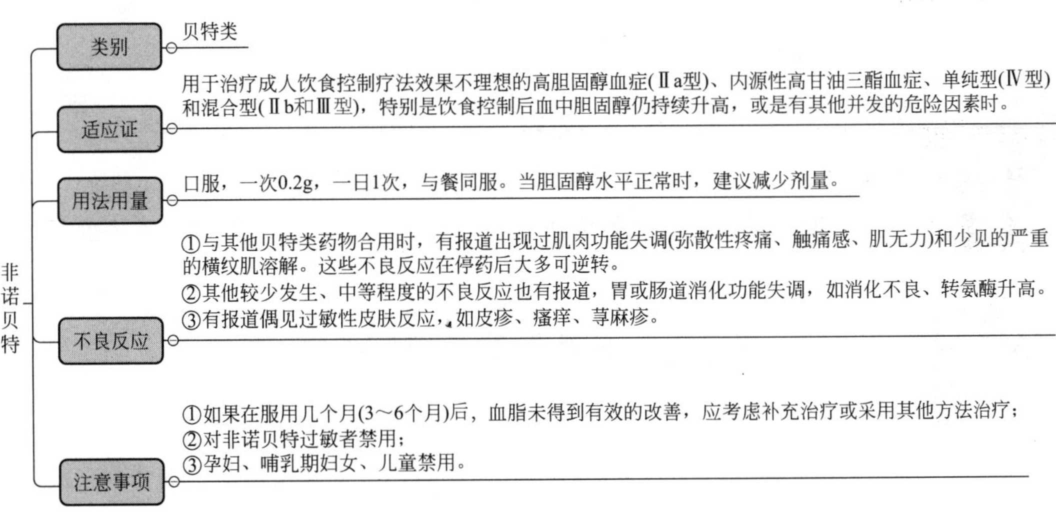
非诺贝特
类别
贝特类
适应证
用于治疗成人饮食控制疗法效果不理想的高胆固醇血症(Ⅱa型)、内源性高甘油三酯血症、单纯型(Ⅳ型)和混合型(Ⅱb和Ⅲ型)，特别是饮食控制后血中胆固醇仍持续升高，或是有其他并发的危险因素时。
用法用量
口服，一次0.2g，一日1次，与餐同服。当胆固醇水平正常时，建议减少剂量。
不良反应
①与其他贝特类药物合用时，有报道出现过肌肉功能失调(弥散性疼痛、触痛感、肌无力)和少见的严重的横纹肌溶解。这些不良反应在停药后大多可逆转。
②其他较少发生、中等程度的不良反应也有报道，胃或肠道消化功能失调，如消化不良、转氨酶升高。
③有报道偶见过敏性皮肤反应，如皮疹、瘙痒、荨麻疹。
注意事项
①如果在服用几个月(3～6个月)后，血脂未得到有效的改善，应考虑补充治疗或采用其他方法治疗；
②对非诺贝特过敏者禁用；
③孕妇、哺乳期妇女、儿童禁用。

【任务实施】

一、任务准备

环境及物品：药房或模拟药店、常用高脂血症治疗用药品、医师开具的处方。

人员：两人一组（一位药师，一位患者）。

二、实施操作

分别模拟药师和患者，详细询问疾病史、就医史、用药史、过敏史，进行病情判断，给出推荐用药方案，并描述推荐理由、用药交代和健康指导。

高脂血症问病售药示例过程表

过程		内容
询问病情	基本情况	65岁，男，体检结果显示血脂高，无烟酒嗜好，喜食红烧肉，运动量少
	询问疾病史	无高血压病史
	询问就医史	曾就医，有医师处方
	询问用药史、过敏史	近期无用药，无用药过敏史
	病情判断	高脂血症
推荐用药	用药方案	主药：瑞舒伐他汀钙片（应凭医师处方和医嘱调配）；联合用药：多烯磷脂酰胆碱胶囊
	推荐理由	瑞舒伐他汀钙是一种选择性HMG-CoA还原酶抑制剂，适用于总胆固醇偏高者，因此选用瑞舒伐他汀钙。同时他汀类具有升高转氨酶的副作用，选用多烯磷脂酰胆碱保护肝脏
用药交代	药品用法用量	瑞舒伐他汀钙每日一次，每次10mg。 多烯磷脂酰胆碱胶囊（易善复）每次2粒（456mg），每天3次
	服用时间与疗程	4周为一疗程
	药品不良反应	头痛、头晕、恶心、肌痛、肌无力等
	药品禁忌	患有肝病、肌肉疾病者禁用
	药品注意事项（包含相互作用）	定期测肌酐、转氨酶
	药品贮藏	密封，在干燥处保存
	发生特定情况处理办法	1. 服用一个月后测血脂水平，未有效果就医。 2. 发生过敏，立即停药并就医
健康指导	饮食、运动、烟酒、情绪等	1. 调整饮食结构。 2. 减轻体重，保持适当的体重指数，改变不良的生活方式。 3. 根据患者情况，增加体力活动

【任务评价】

任务完成后，学生撰写报告，教师按评分标准进行任务评价（见“考核评价工作手册”），计入考核成绩。

PPT 课件

任务七 缺铁性贫血用药指导

【任务导入】

2021年5月，刘××，女性，33岁，携带缺铁性贫血报告单来药店买药。自述乏力、易倦、头晕、头痛、眼花、耳鸣、心悸、气短、食欲缺乏，无发热，无过敏史，未怀孕和无其他基础疾病。请为患者推荐合理的用药方案，说明理由，给予用药交代及健康指导。

【必备知识】

一、临床医学知识

（一）简介

当机体对铁需求与供给失衡，导致体内贮存铁耗尽，继之细胞内铁缺乏，最终引起缺铁性贫血。缺铁性贫血是铁缺乏症的最终阶段，表现为缺铁引起的小细胞低色素性贫血及其他异常。根据病因可将其分为：

① 铁摄入不足，如婴幼儿辅食添加不足、青少年偏食等。

② 胃肠道疾病造成铁吸收不良。

③ 无转铁蛋白血症、肝病、慢性炎症等造成铁的转运障碍。

④ 妇女月经量增多、痔疮出血等各种失血造成铁丢失过多。

⑤ 铁粒幼细胞贫血、铅中毒、慢性病性贫血等利用障碍。

⑥ 孕妇等特殊人群对铁的需求量增加。

（二）临床表现

1. 缺铁原发病表现

消化性溃疡、肿瘤或痔疮导致的黑便、血便或腹部不适，肠道寄生虫感染导致的腹痛或大便性状改变，妇女月经过多；肿瘤性疾病的消瘦；血管内溶血的血红蛋白尿等。

2. 贫血表现

常见症状为乏力、易倦、头晕、头痛、眼花、耳鸣、心悸、气短、食欲缺乏、苍白、心率增快。

3. 组织缺铁表现

精神行为异常，如烦躁、易怒、注意力不集中、异食癖；体力、耐力下降；易感染；儿童生长发育迟缓、智力低下；口腔炎、舌炎、舌乳头萎缩、口角皲裂、吞咽困难；毛发干枯、脱落；皮肤干燥 、皱缩；指（趾）甲缺乏光泽、脆薄易裂，重者指（趾）甲变平，甚至凹陷呈勺状（匙状甲）。

二、用药指导

（一）药物治疗

治疗缺铁性贫血的原则是：根除病因、补足贮铁。

病因治疗 ：应尽可能地去除导致缺铁的病因。如婴幼儿、青少年和妊娠妇女营养不足引起的缺铁性贫血，应改善饮食；月经过多引起的缺铁性贫血应调理月经；寄生虫感染者应驱虫治疗；恶性肿瘤者应手术或放、化疗；消化性溃疡引起者应抑酸治疗等。

补铁治疗：治疗性铁剂有无机铁和有机铁两类。无机铁以硫酸亚铁为代表，有机铁则包括右旋糖酐铁、葡萄糖酸亚铁、山梨醇铁、富马酸亚铁、琥甜酸亚铁和多糖铁复合物等。无机铁剂的不良反应较有机铁剂明显。首选口服铁剂，如硫酸亚铁 0.3g，每日 3 次；或右旋糖酐铁 50mg，每日餐后服用胃肠道反应小且易耐受。应注意，进食谷类、乳类和茶等会抑制铁剂的吸收，鱼、肉类、维生素 C 可加强铁剂的吸收。口服铁剂有效的表现先是外周血网织红细胞增多，高峰在开始服药后 10 天，2 周后血红蛋白浓度上升，一般 2 个月左右恢复正常。铁剂治疗应在血红蛋白恢复正常后至少持续 4～6 个月，待铁蛋白正常后停药。

缺铁性贫血用铁剂治疗效果良好，但其消化道副作用较重，有的患者甚至不能坚持治疗，而注射用铁剂反应较多，所以寻求中药或中西医结合治疗很有必要。治疗方法或以西药治疗为主，用中药健脾和胃、降逆止呕以消除或减弱西药的副作用；或以皂矾、绿矾、醋煅等中药加益气养血、健脾和胃治疗为主。有些患者中西药铁剂均不能使用，则纯用中药根据辨证施治补脾肾、益气血的原则治疗亦可有效。

（二）健康指导

① 口服铁剂，应从小剂量开始，逐渐达到足量。

② 对孕妇、哺乳期妇女可补充铁剂。

③ 对月经期妇女应防治月经过多。

④ 做好肿瘤性疾病和慢性出血性疾病的人群防治。

⑤ 除补铁外，合理膳食，多吃含铁丰富的食品，如蛋类、动物肝等；对青少年应纠正偏食，定期查、治寄生虫感染。

⑥ 铁剂应放到小儿不能拿到的地方，避免小儿误服，引起意外发生。

（三）常用代表性治疗药物介绍

1. 硫酸亚铁

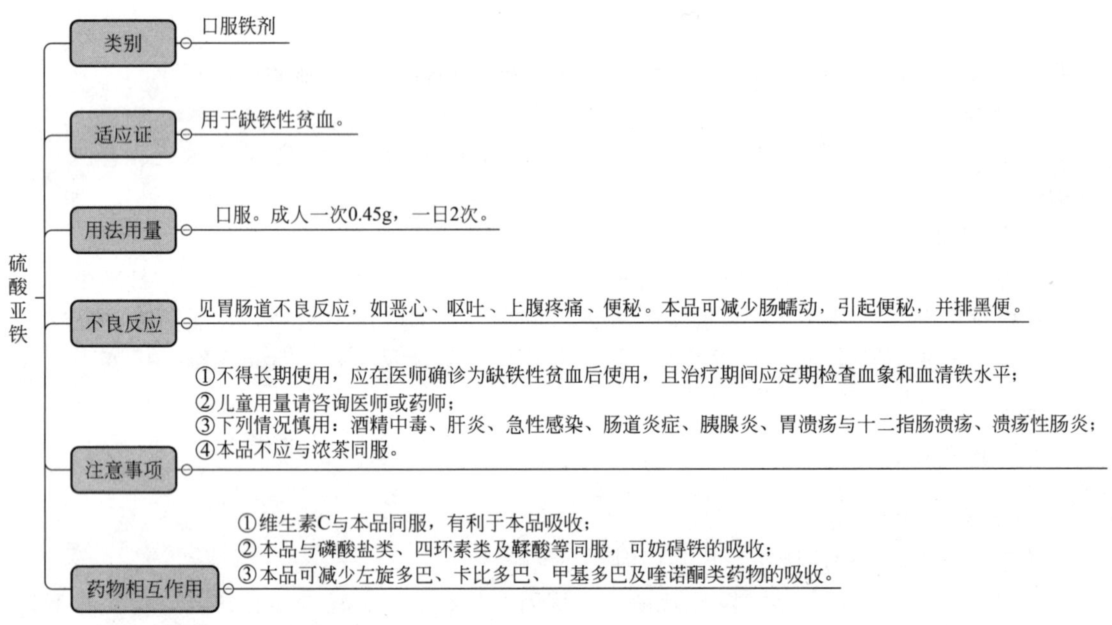
硫酸亚铁
类别
口服铁剂
适应证
用于缺铁性贫血。
用法用量
口服。成人一次0.45g，一日2次。
不良反应
见胃肠道不良反应，如恶心、呕吐、上腹疼痛、便秘。本品可减少肠蠕动，引起便秘，并排黑便。
注意事项
①不得长期使用，应在医师确诊为缺铁性贫血后使用，且治疗期间应定期检查血象和血清铁水平；
②儿童用量请咨询医师或药师；
③下列情况慎用：酒精中毒、肝炎、急性感染、肠道炎症、胰腺炎、胃溃疡与十二指肠溃疡、溃疡性肠炎；
④本品不应与浓茶同服。
药物相互作用
①维生素C与本品同服，有利于本品吸收；
②本品与磷酸盐类、四环素类及鞣酸等同服，可妨碍铁的吸收；
③本品可减少左旋多巴、卡比多巴、甲基多巴及喹诺酮类药物的吸收。

2. 右旋糖酐铁

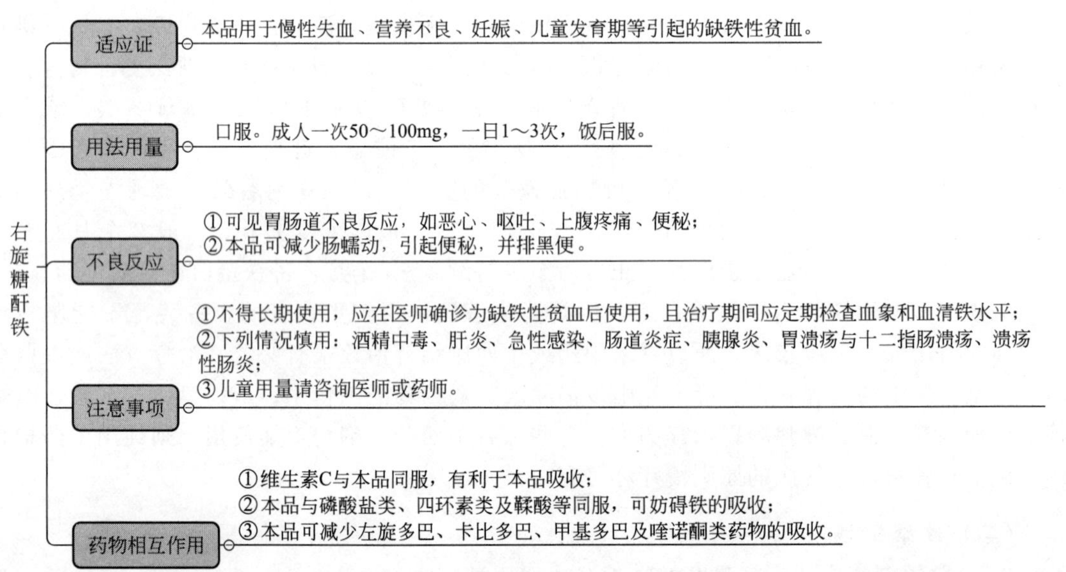
右旋糖酐铁
适应证
本品用于慢性失血、营养不良、妊娠、儿童发育期等引起的缺铁性贫血。
用法用量
口服。成人一次50～100mg，一日1～3次，饭后服。
不良反应
①可见胃肠道不良反应，如恶心、呕吐、上腹疼痛、便秘；
②本品可减少肠蠕动，引起便秘，并排黑便。
注意事项
①不得长期使用，应在医师确诊为缺铁性贫血后使用，且治疗期间应定期检查血象和血清铁水平；
②下列情况慎用：酒精中毒、肝炎、急性感染、肠道炎症、胰腺炎、胃溃疡与十二指肠溃疡、溃疡性肠炎；
③儿童用量请咨询医师或药师。
药物相互作用
①维生素C与本品同服，有利于本品吸收；
②本品与磷酸盐类、四环素类及鞣酸等同服，可妨碍铁的吸收；
③本品可减少左旋多巴、卡比多巴、甲基多巴及喹诺酮类药物的吸收。

3. 多糖铁

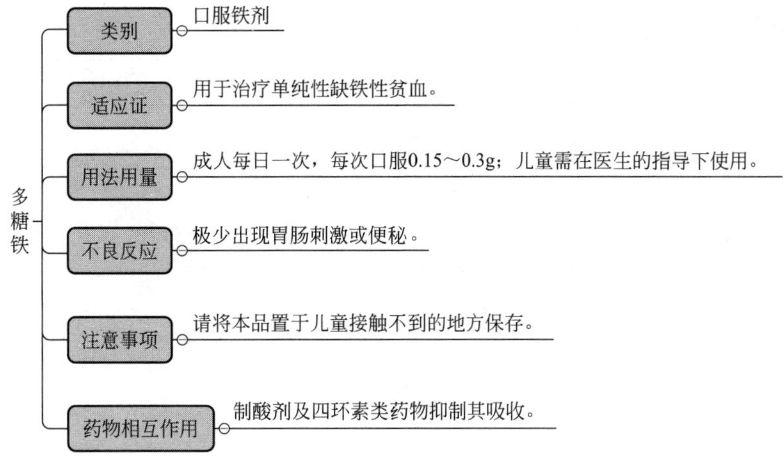
多糖铁
类别
口服铁剂
适应证
用于治疗单纯性缺铁性贫血。
用法用量
成人每日一次，每次口服0.15～0.3g；儿童需在医生的指导下使用。
不良反应
极少出现胃肠刺激或便秘。
注意事项
请将本品置于儿童接触不到的地方保存。
药物相互作用
制酸剂及四环素类药物抑制其吸收。

【任务实施】

一、任务准备

环境及物品：药房或模拟药店、常用缺铁性贫血治疗用药品、医师开具的处方。

人员：两人一组（一位药师，一位患者）。

二、实施操作

分别模拟药师和患者，详细询问疾病史、就医史、用药史、过敏史，进行病情判断，给出推荐用药方案，并描述推荐理由、用药交代和健康指导。

缺铁性贫血问病售药示例过程表

过程		内容
询问病情	基本情况	33 岁，女
	询问疾病史	头晕心悸，无怀孕等其他疾病，无发热，无新冠中高风险区域旅居史
	询问就医史	有缺铁性贫血报告单
	询问用药史、过敏史	最近无用药，无过敏史
	病情判断	缺铁性贫血
推荐用药	用药方案(非处方药)	主药：右旋糖酐铁片；联合用药：维生素 C
	推荐理由	右旋糖酐铁片能补充铁剂，且不良反应小，再配合维生素 C 片，可加强铁剂吸收
用药交代	药品用法用量	右旋糖酐铁片：一次 1 片，一日 3 次，饭后服用。 维生素 C 片，一次 1 片，一日 3 次，饭后服用
	服用时间与疗程	十四天为一疗程
	药品不良反应	右旋糖酐铁片可减少肠蠕动而引起便秘，并排黑便
	药品禁忌	肝肾功能严重受损，尤其是伴有未经治疗的尿路感染者禁用；铁负荷过高、血色病或含铁血黄素沉着症患者禁用；非缺铁性贫血(如地中海贫血)患者禁用
	药品注意事项(包含相互作用)	右旋糖酐铁不应与浓茶同服；宜在饭后或饭时服用，以减轻胃部刺激
	特殊人群、特殊剂型、特殊送服要求等	对本品过敏者禁用，过敏体质者慎用

续表

过程		内容
用药交代	药品贮藏	阴凉干燥处储存
	发生特定情况处理办法	1. 联合用药14天后症状未改善者应去医院就诊。 2. 发生过敏，立即停药并就医
健康指导	饮食、运动、烟酒、情绪等	改善饮食，多食用富含铁的食物，如蛋类、动物肝脏等

【任务评价】

任务完成后，学生撰写报告，教师按评分标准进行任务评价（见“考核评价工作手册”），计入考核成绩。

PPT 课件

任务八 甲状腺功能亢进用药指导

【任务导入】

患者张××，女，48岁，公司职员，最近出现了乏力、怕热、多汗、多食善饥、体重下降、皮肤温暖潮湿、紧张、焦虑、烦躁、易激惹、失眠不安、注意力不集中、浸润性突眼、食欲亢进、大便次数增加等现象。请为患者推荐合理的用药方案（处方药凭医师处方销售），说明理由，给予用药交代及健康指导。

【必备知识】

一、临床医学知识

（一）简介及病因

甲状腺功能亢进症简称甲亢，是内分泌疾病中的常见病，以女性多见，高发年龄为30～60岁。该病是由于甲状腺合成释放过多的甲状腺激素，造成机体代谢亢进和交感神经兴奋，以心悸、多汗、乏力、消瘦等为主要表现的临床综合征。甲亢病因包括弥漫性毒性甲状腺肿、炎性甲亢、药物致甲亢等，弥漫性毒性甲状腺肿约占甲亢所有类型的80%。

毒性弥漫性甲状腺肿是常见的自身免疫甲状腺疾病之一。典型征象是甲状腺弥漫性肿大、浸润性突眼、胫前黏液性水肿。毒性弥漫性甲状腺肿为自身免疫性疾病，在具有遗传易感的人群（特别是女性）中，环境因素如吸烟、高碘饮食、应激、感染、妊娠等可促使发病，细胞免疫及体液免疫均参与发病过程。

（二）临床表现

甲亢患者以代谢亢进和神经、循环、消化系统等兴奋性为主要临床表现。

1. 高代谢症候群

是最常见的临床表现，包括乏力、怕热、多汗、多食善饥、体重下降、皮肤温暖潮湿等。

2. 神经系统

紧张、焦虑、烦躁、易激惹、失眠不安、注意力不集中。伸舌或双手平举可见细震颤，腱反射活跃。

3. 眼征

分为非浸润性突眼和浸润性突眼两种类型。

4. 甲状腺

毒性弥漫性甲状腺肿患者甲状腺多呈弥漫性肿大，质地软或坚韧，无压痛，上、下极可触及震颤，闻及血管杂音。

5. 心血管系统

心悸气短、心率加快、心律失常、心力衰竭等。

6. 消化系统

食欲亢进，大便次数增加或腹泻，肠鸣音活跃。

二、用药指导

（一）药物治疗

主要包括抗甲状腺药物治疗（ATD）、放射性碘（^{131}I）治疗和手术治疗等。

1. 一般治疗

低碘饮食，戒烟，注意补充足够的热量和营养，包括蛋白质、B族维生素等。平时不宜喝浓茶、咖啡等刺激性饮料。如出汗多，应保证水分摄入。适当休息，避免情绪激动、感染和过度劳累。如烦躁不安或失眠较重者可给予地西泮类镇静剂。

2. 抗甲状腺药物治疗

此法是很多国家目前治疗甲亢的主要方法，ATD是通过抑制甲状腺合成甲状腺激素而达到治疗的目的。常用ATD主要包括咪唑类和硫氧嘧啶类，代表药物分别是甲巯咪唑（MMI，又称他巴唑）和丙硫氧嘧啶（PTU，又称丙嘧）。该类药物对已合成的甲状腺激素无作用，故用药后需等待循环系统中原有甲状腺激素代谢后方可见效，一般需要3～4周。不良反应有肝功能受损、外周血白细胞计数减少、过敏性皮疹等。

3. 放射性碘（^{131}I）治疗

利用^{131}I被摄入甲状腺组织后释放β射线，破坏甲状腺组织细胞，减少甲状腺中能产生抗体的淋巴细胞达到治疗效果。β射线在组织内的射程仅2mm左右，不会导致周围组织的损伤。

4. 手术治疗

手术是中、重度甲亢患者的主要有效治疗手段，其特点是治愈率高，见效快。有三种常用术式，一是双侧甲状腺次全切除术，二是一侧全切除加对侧大部分切除，三是甲状腺全切除术。

5. 其他治疗

例如碘剂、β受体拮抗剂等。甲状腺动脉栓塞是近年来应用于临床的新治疗方法，传统的针灸治疗及中药对一些甲亢也有一定的效果。

（二）健康指导

① 保持合理生活方式和戒烟。

② 控制食物中碘的摄入量在合理水平，避免碘过量。

③ 有甲亢家族史的患者，需要定期做体检。

④ 保证均衡膳食，给予充足热量、蛋白质、维生素及钙铁。

⑤ 按时作息，睡眠充足，劳逸结合，避免情绪波动。

（三）常用代表性治疗药物介绍

1. 甲巯咪唑

甲巯咪唑

- 类别：咪唑类
- 适应证：抗甲状腺药物。适用于各种类型的甲状腺功能亢进症，尤其适用于：
  ①病情较轻，甲状腺轻至中度肿大患者；
  ②青少年及儿童、老年患者；
  ③甲状腺手术后复发，又不适于用放射性^{131}Ⅰ治疗者。
- 用法用量：①成人常用量：开始剂量一般为一日30mg，可按病情轻重调节为15～40mg，一日最大量60mg，分次口服；病情控制后，逐渐减量，每日维持量按病情需要介于5～15mg，疗程一般18～24个月；
  ②小儿常用量：开始时剂量为每天按体重0.4mg/kg，分次口服。维持量约减半，按病情决定。
- 不良反应：①较多见皮疹或皮肤瘙痒及白细胞减少；
  ②较少见严重的粒细胞缺乏症；
  ③可能出现再生障碍性贫血；
  ④还可能致味觉减退、恶心、呕吐、上腹部不适、关节痛、头晕头痛、脉管炎、红斑狼疮样综合征。罕致肝炎、间质性肺炎、肾炎和累及肾脏的血管炎，少见致血小板减少、凝血酶原减少或因子Ⅶ减少。
- 注意事项：①服药期间宜定期检查血象。
  ②孕妇、肝功能异常、外周血白细胞数偏低者应慎用；甲巯咪唑可以通过胎盘屏障，如果剂量不当，可能导致胎儿甲状腺功能减退。
  ③对诊断的干扰：甲巯咪唑可使凝血酶原时间延长，并使血清碱性磷酸酶、门冬氨酸氨基转移酶(AST)和丙氨酸氨基转移酶(ALT)增高，还可能引起血胆红素及血乳酸脱氢酶升高。
- 药物相互作用：①与抗凝药合用，可增强抗凝作用；
  ②高碘食物或药物的摄入可使甲亢病情加重，使抗甲状腺药需要量增加或用药时间延长，故在服用本品前避免服用碘剂；
  ③磺胺类、对氨基水杨酸、保泰松、巴比妥类、酚妥拉明、妥拉唑林、维生素B_{12}、磺酰脲类等都有抑制甲状腺功能和甲状腺肿大的作用，故合用本品须注意。

2. 丙硫氧嘧啶

丙硫氧嘧啶

- 类别：硫氧嘧啶类
- 适应证：用于各种类型的甲状腺功能亢进症，尤其适用于：病情较轻，甲状腺轻至中度肿大患者；青少年及儿童、老年患者；甲状腺手术后复发，又不适于放射性^{131}Ⅰ治疗者；手术前准备；作为^{131}Ⅰ放疗的辅助治疗。
- 用法用量：①用于治疗成人甲状腺功能亢进症，开始剂量一般为每天300mg，视病情轻重介于150～400mg，分次口服，一日最大量600mg。病情控制后逐渐减量，维持量每天50～150mg，视病情调整；
  ②小儿开始剂量每日按体重4mg/kg，分次口服，维持量酌减。
- 不良反应：常见有头痛、眩晕，关节痛，唾液腺和淋巴结肿大以及胃肠道反应；也有皮疹、药物热等过敏反应，有的皮疹可发展为剥落性皮炎。个别患者可致黄疸和中毒性肝炎。最严重的不良反应为粒细胞缺乏症，故用药期间应定期检查血象，白细胞数低于4×10^9/L或中性粒细胞低于1.5×10^9/L时，应按医嘱停用或调整用药。
- 注意事项：①应定期检查血象及肝功能；
  ②对诊断的干扰：可使凝血酶原时间延长、AST、ALT、ALP、Bil升高；
  ③外周血白细胞偏低、肝功能异常患者慎用。
- 药物相互作用：①本品与口服抗凝药合用可致后者疗效增加。磺胺类、对氨基水杨酸、保泰松、巴比妥类、酚妥拉明、妥拉唑林、维生素B_{12}、磺酰脲类等都有抑制甲状腺功能和致甲状腺肿大的作用，故合用本品需注意。
  ②此外，高碘食物或药物的摄入可使甲亢病情加重，使抗甲状腺药需要量增加或用药时间延长，故在服用本品前应避免服用碘剂。

3. 甲亢灵胶囊

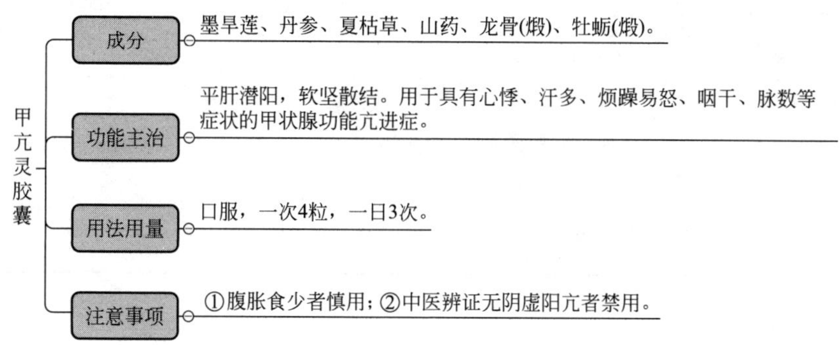
甲亢灵胶囊
成分
墨旱莲、丹参、夏枯草、山药、龙骨(煅)、牡蛎(煅)。
功能主治
平肝潜阳，软坚散结。用于具有心悸、汗多、烦躁易怒、咽干、脉数等症状的甲状腺功能亢进症。
用法用量
口服，一次4粒，一日3次。
注意事项
①腹胀食少者慎用；②中医辨证无阴虚阳亢者禁用。

【任务实施】

一、任务准备

环境及物品：药房或模拟药店、常用甲状腺功能亢进治疗用药品、医师开具的处方。

人员：两人一组（一位药师，一位患者）。

二、实施操作

分别模拟药师和患者，详细询问疾病史、就医史、用药史、过敏史，进行病情判断，给出推荐用药方案，并描述推荐理由、用药交代和健康指导。

甲状腺功能亢进问病售药示例过程表

过程		内容
询问病情	基本情况	48岁，女，公司职员
	询问疾病史	乏力、怕热、多汗、多食善饥、体重下降、皮肤温暖潮湿、紧张、焦虑、烦躁、易激惹、失眠不安、注意力不集中、浸润性突眼、食欲亢进、大便次数增加等
	询问就医史	曾就医，有医生诊断结果和处方
	询问用药史、过敏史	最近无用药，无过敏史
	病情判断	甲亢
推荐用药	用药方案	主药：甲巯咪唑(应凭医师处方和医嘱调配)；联合用药：甲亢灵胶囊（应凭医师处方和医嘱调配）
	推荐理由	甲巯咪唑抑制甲状腺内过氧化物酶，从而阻碍吸聚到甲状腺内碘化物的氧化及酪氨酸的偶联，阻碍甲状腺素(T_4)和三碘甲状腺原氨酸(T_3)的合成；甲亢灵胶囊具有滋阴潜阳、软坚散结的功效，适用于阴虚阳亢患者，改善指标，如T_3、T_4等
用药交代	药品用法用量	甲巯咪唑：一次1片，一日1次。 甲亢灵胶囊：一次4粒，一日3次
	服用时间与疗程	遵医嘱，8～10天为一疗程
	药品不良反应	甲巯咪唑的常见不良反应为关节痛。其他药物不良反应尚不明确
	药品禁忌	1. 中医辨证无阴虚阳亢证者不用甲亢灵胶囊 2. 对甲巯咪唑、其他硫脲类衍生物或本品任何辅料过敏者禁用
	药品注意事项（包含相互作用）	孕妇、肝功能异常、粒细胞减少者应慎用
	特殊用药要求	甲巯咪唑哺乳期妇女禁用，孕妇慎用

续表

过程		内容
用药交代	药品贮藏	25℃以下干燥环境保存
	发生特定情况处理办法	1. 联合用药8～14天后症状未改善者应去医院就诊。 2. 发生过敏，立即停药并就医
健康指导	饮食、运动、烟酒、情绪等	保持愉悦的心情、合理的生活方式，戒烟，控制食物中碘的摄入量在合理水平、避免碘过量，有甲亢家族病史的患者，需要定期做体检

【任务评价】

任务完成后，学生撰写报告，教师按评分标准进行任务评价（见“考核评价工作手册”），计入考核成绩。

任务九　糖尿病用药指导

PPT课件

【任务导入】

患者张某，女，52岁，农民，多饮、多尿、多食伴体重减轻2年余，其母患糖尿病20年，医生诊断为2型糖尿病，有家族史。医生处方：盐酸二甲双胍片，一次0.5g，3次/日；格列美脲一次2mg，1次/日。凭医生处方来药店买药。经问得知，患者服用上述药物已1年，三多一少症状有所缓解，空腹血糖在7～8mmol/L，餐后2h血糖为13～14mmol/L。近期有乏力、五心烦热、头晕耳鸣、多梦症状，无药物过敏史，血压正常。请为患者推荐合理的用药方案，说明理由，给予用药交代及健康指导。

【必备知识】

一、临床医学知识

（一）简介

糖尿病（diabetes mellitus，DM）是由胰岛素分泌缺陷和（或）其生物学作用障碍引起的，以高血糖为特征的代谢性疾病。慢性高血糖导致多种脏器及系统损害，尤其是眼、肾、神经及心血管会发生长期损害、功能不全甚至衰竭。糖尿病分为1型糖尿病（胰岛素依赖型糖尿病）、2型糖尿病（非胰岛素依赖型糖尿病）、其他特殊类型糖尿病和妊娠期糖尿病四型，其中2型糖尿病占比85%～90%。2型糖尿病多见于成人，常在40岁以后起病。但是随着人们生活水平的提高，饮食结构及生活方式的改变，2型糖尿病患者逐渐呈年轻化的趋势。

（二）病因和发病机制

糖尿病的病因和发病机制复杂，主要是由遗传因素和环境因素共同参与其发病过程。

1型糖尿病以胰岛β细胞永久性破坏为特征，自身免疫异常是其最主要的致病因素。

2型糖尿病又称为非胰岛素依赖型糖尿病，由于胰岛β细胞功能减弱、胰岛素相对缺乏，伴有一定程度的胰岛素抵抗引起。

（三）临床表现

由血糖升高导致的严重代谢失调，其典型症状为“三多一少”，即多尿、多饮、多食和不明原因的体重下降，伴乏力。但许多患者缺乏特异表现，仅于健康体检或因各种疾病就诊化验时发现高血糖；有的患者可表现为视物模糊、外阴瘙痒、皮肤瘙痒和易感染；如有并发症时，可出现视力下降、水肿、贫血、对称性的手指、足趾感觉减退、疼痛、麻木或异样感，亦可有足背动脉搏动减弱。

有典型糖尿病症状，任意时间血糖>11.1mmol/L；空腹血糖>7.0mmol/L；口服75g葡萄糖后2h血糖≥11.1mmol/L。

二、用药指导

（一）药物治疗

1. 胰岛素治疗

适用于1型糖尿病、2型糖尿病经生活方式及口服降糖药联合治疗3个月，血糖仍未达到控制目标的患者；糖尿病发生急性并发症和严重慢性并发症时；糖尿病患者在创伤、手术、妊娠及分娩时等。

2. 口服降糖药

常用口服降糖药主要为磺酰脲类、格列奈类、双胍类、噻唑烷二酮类、α-葡萄糖苷酶抑制剂、胰岛素增敏剂、二肽基肽酶Ⅳ（DPP-4）抑制剂等。

（1）磺酰脲类　通过刺激胰岛β细胞分泌胰岛素，增加体内的胰岛素而降低血糖。常用药物有格列本脲、格列喹酮、格列奇特、格列美脲等。

（2）格列奈类　属于非磺酰脲类的胰岛素促泌剂。常用药物有瑞格列奈、那格列奈等，具有吸收快、起效快和作用时间短的特点。

（3）双胍类　双胍类药物是治疗2型糖尿病的一线药物和联合用药中的基础用药，常用药物有二甲双胍。双胍类会引起胃肠系统的不适而减少食欲，降低体重，不宜用于慢性充血性心力衰竭的糖尿病患者，服药期间不宜饮酒。

（4）α-葡萄糖苷酶抑制药（AGI）　AGI通过抑制多种葡萄糖苷酶，延缓食物中的淀粉、糊精、蔗糖等分解为可吸收的葡萄糖、果糖的过程，从而降低餐后高血糖。常用药有阿卡波糖、伏格列波糖。

（5）胰岛素增敏剂　能增加骨骼肌、脂肪组织对葡萄糖的摄取并提高组织细胞对胰岛素的敏感性而发挥降血糖的疗效。可明显降低空腹血糖，对餐后血糖亦有降低作用。常用药有罗格列酮、吡格列酮。

（6）二肽基肽酶Ⅳ（DPP-4）抑制剂　二肽基肽酶Ⅳ（DPP-4）抑制剂促进胰岛β细胞分泌胰岛素，同时抑制胰岛α细胞分泌胰高血糖素，从而提高胰岛素水平，降低血糖，且不易诱发低血糖和增加体重。目前已上市DPP-4抑制剂有西格列汀、维格列汀、沙格列汀、阿格列汀等。

3. 中成药治疗

辨证论治，如选择具有滋阴补肾、健脾生津作用的中成药治疗气阴两虚型糖尿病。如消渴灵片、甘露消渴胶囊、降糖宁胶囊等。

（二）健康指导

① 健康教育：通过教育，使患者及家属认识到糖尿病是终身疾病。让患者了解糖尿病的基础知识和治疗控制要求，掌握便携式血糖计的使用和胰岛素注射技术，学会糖尿病饮食调配及运动锻炼的具体要求，改善某些不良的生活习惯。

② 血糖监测：监测的频率和时间要根据患者病情的实际需要来决定。监测的时间点包括餐前、餐后 2 h、睡前及夜间（一般为凌晨 2：00～3：00）等。

③ 饮食控制：合理膳食模式是以谷类食物为主，高膳食纤维、低盐、低糖、低脂肪摄入的多样化膳食，主食定量，粗细搭配，减少精制碳水化合物、酒精和含糖饮料的摄入；定时定量进餐，控制进餐速率，养成先吃蔬菜、最后吃主食的进餐顺序习惯。

④ 运动疗法：运动锻炼建议以中等强度［50%～70%最大心率（220－年龄），运动时应使心率和呼吸加快但不急促］的有氧运动（如快走、骑车、打太极拳等）为主，每周至少150min。当空腹血糖>16.7mmol/L、反复低血糖或血糖波动较大、有严重急慢性并发症等情况时，应禁止运动，病情控制稳定后可逐步恢复运动。

⑤ 若出现糖尿病并发症，应积极有效地治疗糖尿病相关并发症，如视网膜病变、微循环疾病等。

（三）常用代表性治疗药物介绍

1. 重组人胰岛素注射液

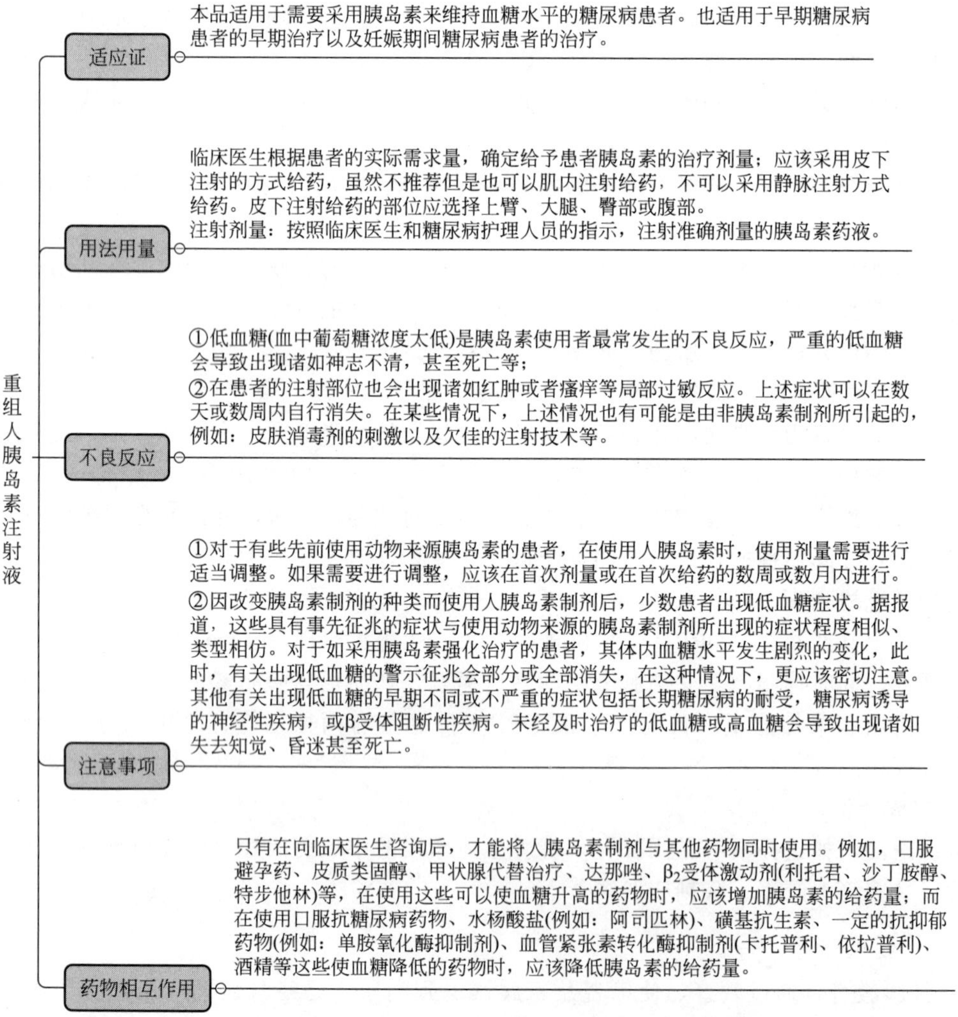

重组人胰岛素注射液

适应证

本品适用于需要采用胰岛素来维持血糖水平的糖尿病患者。也适用于早期糖尿病患者的早期治疗以及妊娠期间糖尿病患者的治疗。

用法用量

临床医生根据患者的实际需求量，确定给予患者胰岛素的治疗剂量；应该采用皮下注射的方式给药，虽然不推荐但是也可以肌内注射给药，不可以采用静脉注射方式给药。皮下注射给药的部位应选择上臂、大腿、臀部或腹部。
注射剂量：按照临床医生和糖尿病护理人员的指示，注射准确剂量的胰岛素药液。

不良反应

①低血糖(血中葡萄糖浓度太低)是胰岛素使用者最常发生的不良反应，严重的低血糖会导致出现诸如神志不清，甚至死亡等；
②在患者的注射部位也会出现诸如红肿或者瘙痒等局部过敏反应。上述症状可以在数天或数周内自行消失。在某些情况下，上述情况也有可能是由非胰岛素制剂所引起的，例如：皮肤消毒剂的刺激以及欠佳的注射技术等。

注意事项

①对于有些先前使用动物来源胰岛素的患者，在使用人胰岛素时，使用剂量需要进行适当调整。如果需要进行调整，应该在首次剂量或在首次给药的数周或数月内进行。
②因改变胰岛素制剂的种类而使用人胰岛素制剂后，少数患者出现低血糖症状。据报道，这些具有事先征兆的症状与使用动物来源的胰岛素制剂所出现的症状程度相似、类型相仿。对于如采用胰岛素强化治疗的患者，其体内血糖水平发生剧烈的变化，此时，有关出现低血糖的警示征兆会部分或全部消失，在这种情况下，更应该密切注意。其他有关出现低血糖的早期不同或不严重的症状包括长期糖尿病的耐受，糖尿病诱导的神经性疾病，或β受体阻断性疾病。未经及时治疗的低血糖或高血糖会导致出现诸如失去知觉、昏迷甚至死亡。

药物相互作用

只有在向临床医生咨询后，才能将人胰岛素制剂与其他药物同时使用。例如，口服避孕药、皮质类固醇、甲状腺代替治疗、达那唑、$β_2$受体激动剂(利托君、沙丁胺醇、特步他林)等，在使用这些可以使血糖升高的药物时，应该增加胰岛素的给药量；而在使用口服抗糖尿病药物、水杨酸盐(例如：阿司匹林)、磺基抗生素、一定的抗抑郁药物(例如：单胺氧化酶抑制剂)、血管紧张素转化酶抑制剂(卡托普利、依拉普利)、酒精等这些使血糖降低的药物时，应该降低胰岛素的给药量。

2. 盐酸二甲双胍

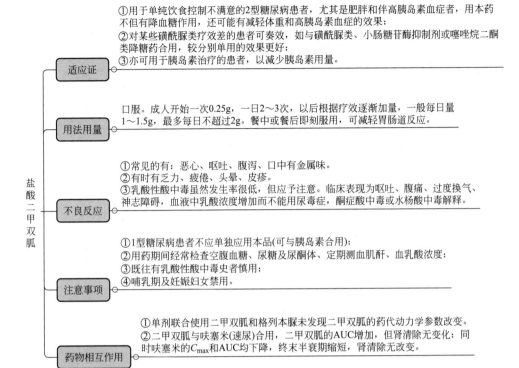

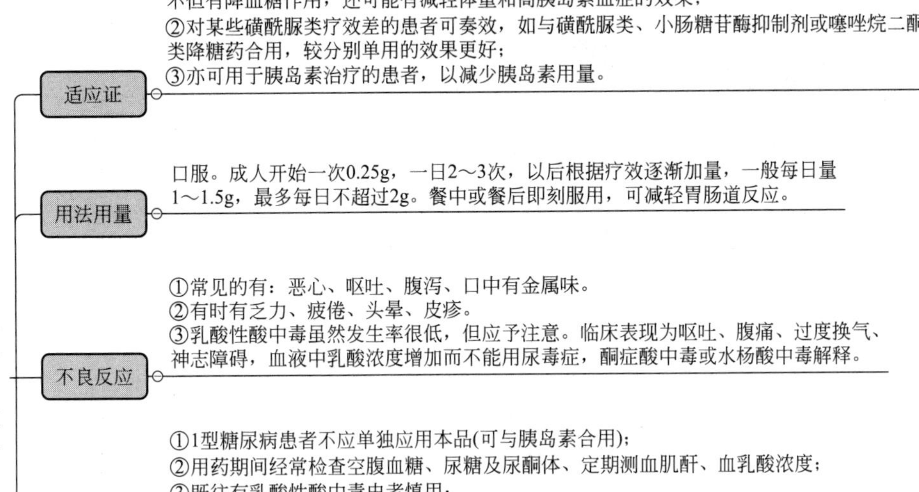

盐酸二甲双胍
适应证
①用于单纯饮食控制不满意的2型糖尿病患者，尤其是肥胖和伴高胰岛素血症者，用本药不但有降血糖作用，还可能有减轻体重和高胰岛素血症的效果；
②对某些磺酰脲类疗效差的患者可奏效，如与磺酰脲类、小肠糖苷酶抑制剂或噻唑烷二酮类降糖药合用，较分别单用的效果更好；
③亦可用于胰岛素治疗的患者，以减少胰岛素用量。
用法用量
口服。成人开始一次0.25g，一日2～3次，以后根据疗效逐渐加量，一般每日量1～1.5g，最多每日不超过2g。餐中或餐后即刻服用，可减轻胃肠道反应。
不良反应
①常见的有：恶心、呕吐、腹泻、口中有金属味。
②有时有乏力、疲倦、头晕、皮疹。
③乳酸性酸中毒虽然发生率很低，但应予注意。临床表现为呕吐、腹痛、过度换气、神志障碍，血液中乳酸浓度增加而不能用尿毒症，酮症酸中毒或水杨酸中毒解释。
注意事项
①1型糖尿病患者不应单独应用本品(可与胰岛素合用)；
②用药期间经常检查空腹血糖、尿糖及尿酮体、定期测血肌酐、血乳酸浓度；
③既往有乳酸性酸中毒史者慎用；
④哺乳期及妊娠妇女禁用。
药物相互作用
①单剂联合使用二甲双胍和格列本脲未发现二甲双胍的药代动力学参数改变。
②二甲双胍与呋塞米(速尿)合用，二甲双胍的AUC增加，但肾清除无变化；同时呋塞米的C_{max}和AUC均下降，终末半衰期缩短，肾清除无改变。

3. 阿卡波糖片

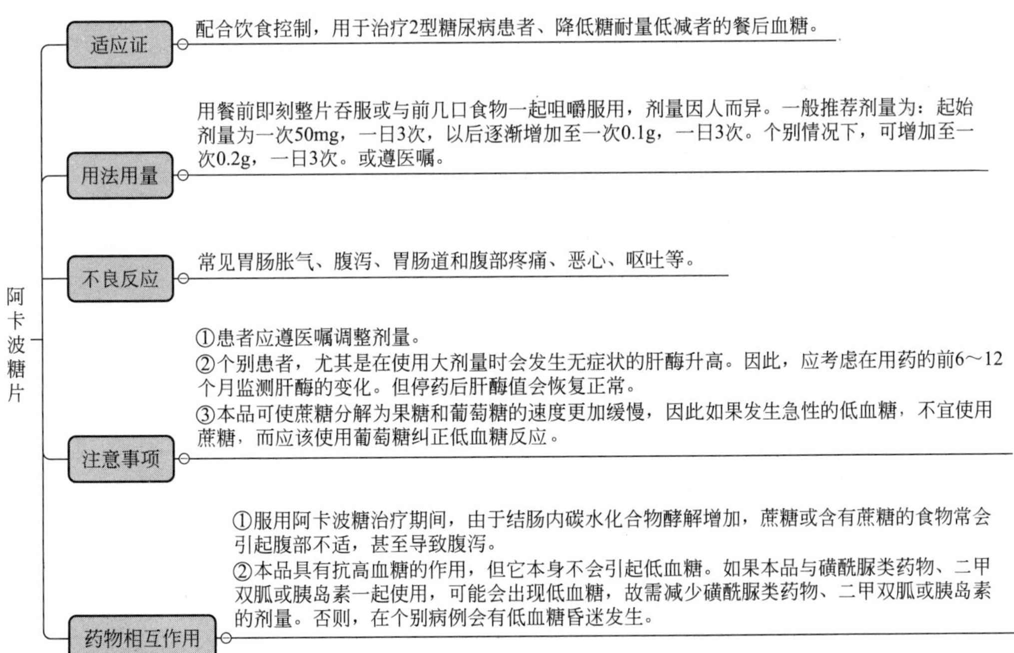

阿卡波糖片
适应证
配合饮食控制，用于治疗2型糖尿病患者、降低糖耐量低减者的餐后血糖。
用法用量
用餐前即刻整片吞服或与前几口食物一起咀嚼服用，剂量因人而异。一般推荐剂量为：起始剂量为一次50mg，一日3次，以后逐渐增加至一次0.1g，一日3次。个别情况下，可增加至一次0.2g，一日3次。或遵医嘱。
不良反应
常见胃肠胀气、腹泻、胃肠道和腹部疼痛、恶心、呕吐等。
注意事项
①患者应遵医嘱调整剂量。
②个别患者，尤其是在使用大剂量时会发生无症状的肝酶升高。因此，应考虑在用药的前6～12个月监测肝酶的变化。但停药后肝酶值会恢复正常。
③本品可使蔗糖分解为果糖和葡萄糖的速度更加缓慢，因此如果发生急性的低血糖，不宜使用蔗糖，而应该使用葡萄糖纠正低血糖反应。
药物相互作用
①服用阿卡波糖治疗期间，由于结肠内碳水化合物酵解增加，蔗糖或含有蔗糖的食物常会引起腹部不适，甚至导致腹泻。
②本品具有抗高血糖的作用，但它本身不会引起低血糖。如果本品与磺酰脲类药物、二甲双胍或胰岛素一起使用，可能会出现低血糖，故需减少磺酰脲类药物、二甲双胍或胰岛素的剂量。否则，在个别病例会有低血糖昏迷发生。

4. 格列美脲

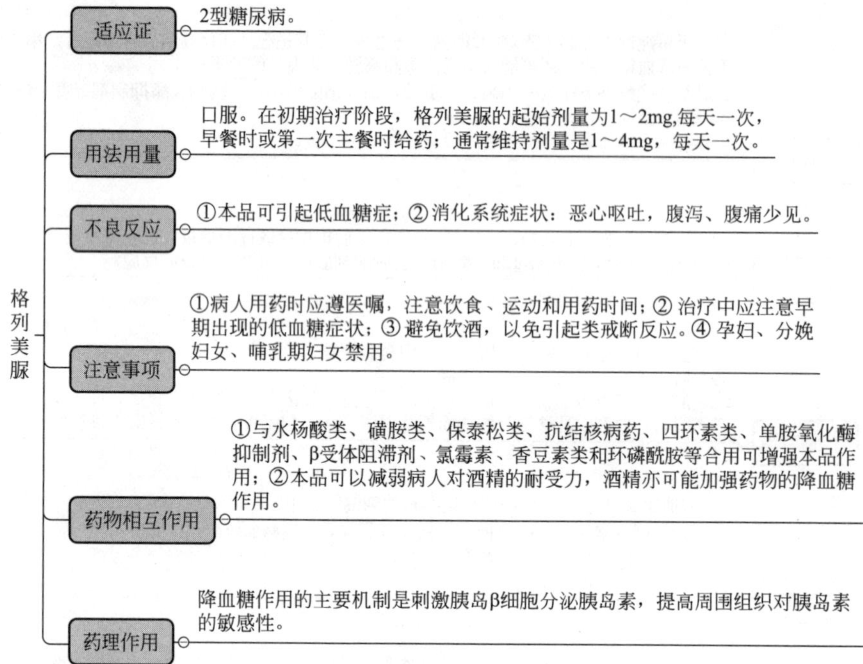
格列美脲
适应证
2型糖尿病。
用法用量
口服。在初期治疗阶段，格列美脲的起始剂量为1～2mg,每天一次，早餐时或第一次主餐时给药；通常维持剂量是1～4mg，每天一次。
不良反应
①本品可引起低血糖症；②消化系统症状：恶心呕吐，腹泻、腹痛少见。
注意事项
①病人用药时应遵医嘱，注意饮食、运动和用药时间；②治疗中应注意早期出现的低血糖症状；③避免饮酒，以免引起类戒断反应。④孕妇、分娩妇女、哺乳期妇女禁用。
药物相互作用
①与水杨酸类、磺胺类、保泰松类、抗结核病药、四环素类、单胺氧化酶抑制剂、β受体阻滞剂、氯霉素、香豆素类和环磷酰胺等合用可增强本品作用；②本品可以减弱病人对酒精的耐受力，酒精亦可能加强药物的降血糖作用。
药理作用
降血糖作用的主要机制是刺激胰岛β细胞分泌胰岛素，提高周围组织对胰岛素的敏感性。

【任务实施】

一、任务准备

环境及物品：药房或模拟药店、常用糖尿病治疗用药品、医师开具的处方。

人员：两人一组（一位药师，一位患者）。

二、实施操作

分别模拟药师和患者，详细询问疾病史、就医史、用药史、过敏史，进行病情判断，给出推荐用药方案，并描述推荐理由、用药交代和健康指导。

糖尿病问病售药示例过程表

过程		内容
询问病情	基本情况	张某，52岁，女，农民
	询问疾病史	2型糖尿病2年
	询问就医史	曾就医，有医生处方
	询问用药史、过敏史	医生开具处方：盐酸二甲双胍片，一次0.5g，3次/日；格列美脲一次2mg，1次/日。无药物过敏史
	病情判断	2型糖尿病
推荐用药	主治药	盐酸二甲双胍（应凭医师处方和医嘱调配）
	联合用药	格列美脲（应凭医师处方和医嘱调配）
	推荐理由	二甲双胍通过增加基础状态下糖的无氧酵解，抑制肠道内葡萄糖的吸收，增加葡萄糖的外周利用，减少糖原异生和肝糖输出，增加胰岛素受体的结合和增强受体后作用，改善对胰岛素的敏感性而达到降糖作用。 格列美脲为第二代磺酰脲类口服降糖药，通过刺激胰岛β细胞分泌胰岛素，提高周围组织对胰岛素的敏感性而达到降糖作用

续表

<table>
<tr><th colspan="2">过程</th><th>内容</th></tr>
<tr><td rowspan="7">用药交代</td><td>用法用量</td><td>盐酸二甲双胍片，一次 0.5g，3 次/日；
格列美脲，一次 2mg，1 次/日</td></tr>
<tr><td>服用时间与疗程</td><td>长期服药，监测并控制血糖；若 1～3 个月后控制血糖结果仍不能满意，要考虑改变治疗方法，包括本品联合胰岛素治疗或单独使用胰岛素治疗</td></tr>
<tr><td>药品不良反应</td><td>盐酸二甲双胍：①本品常见不良反应包括腹泻、恶心、呕吐、胃胀、乏力、消化不良、腹部不适及头痛。②其他少见者为大便异常、低血糖、肌痛、头昏、头晕、指甲异常、皮疹、出汗增加、味觉异常、胸部不适、寒战、流感症状、潮热、心悸、体重减轻等。③二甲双胍可减少维生素 B_{12} 的吸收，但极少引起贫血。
格列美脲：①本品可引起低血糖症，尤其是治疗初期的老年体弱患者，不规则进食、饮酒者及肝肾功能损害患者。②消化系统症状：恶心呕吐，腹泻、腹痛少见。③有个别病例报道血清肝脏转氨酶升高。④皮肤过敏反应，瘙痒、红斑、荨麻疹少见</td></tr>
<tr><td>药品禁忌</td><td>盐酸二甲双胍：①肾脏疾病或下列情况禁用盐酸二甲双胍：心力衰竭（休克）、急性心肌梗死和败血症等引起的肾功能障碍。②需要药物治疗的充血性心力衰竭和其他严重肺部疾病患者禁用。③严重感染和外伤，接受外科大手术，临床有低血压和缺氧者禁用。④已知对盐酸二甲双胍过敏者禁用。⑤急性或慢性代谢性酸中毒者禁用。⑥酗酒者禁用。⑦接受血管内注射碘化造影剂者，可以暂时停用本品。⑧维生素 B_{12}、叶酸缺乏未纠正者禁用。
格列美脲：①已知对格列美脲有过敏史者禁用。②糖尿病酮症酸中毒伴或不伴昏迷者禁用，这种情况应用胰岛素治疗</td></tr>
<tr><td>药品注意事项
（包含相互作用）</td><td>盐酸二甲双胍。①口服本品期间，定期检查肾功能尤其是老年患者，可以减少乳酸中毒的发生。接受外科手术和碘剂 X 射线摄影检查前患者暂时停止口服本品。②肝功能不良：某些乳酸性酸中毒患者合并有肝功能损害，因此有肝脏疾病者应避免使用本品。③应激状态：在发热、感染和外科手术时，服用口服降糖药患者易发生血糖暂时控制不良，此时必须暂时停用本品，改用胰岛素。待应激状态缓解后恢复使用。④对 1 型糖尿病患者，不宜单独使用本品，而应与胰岛素合用。
格列美脲。①患者用药时应遵医嘱，注意饮食、运动和用药时间。②治疗中应注意早期出现的低血糖症状，如头痛、兴奋、失眠、震颤和大量出汗，以便及时采取措施，严重者应静脉滴注葡萄糖液，对有创伤、术后感染或发热患者应给予胰岛素维持正常血糖代谢。③避免饮酒，以免引起类戒断反应</td></tr>
<tr><td>药品贮藏</td><td>密封，阴凉干燥处保存</td></tr>
<tr><td>发生特定情况
处理办法</td><td>1. 连续服用一个月，若血糖控制不理想应及时就医。
2. 出现严重不良反应应及时就医</td></tr>
<tr><td>健康指导</td><td>饮食、运动、
烟酒、情绪等</td><td>1. 学会便携式血糖计的使用，定期监测血糖。
2. 糖尿病治疗应以生活方式调整为基础，包括营养治疗、运动治疗，体重的管理，烟、酒和盐的摄入限制等生活方式干预是 2 型糖尿病的基础治疗措施，应贯穿于糖尿病治疗的始终。
3. 自我监测血糖，避免低血糖。
4. 定期评估糖尿病相关并发症，包括眼底检查、肾功能检查等项目</td></tr>
</table>

【任务评价】

任务完成后，学生撰写报告，教师按评分标准进行任务评价（见“考核评价工作手册”），计入考核成绩。

PPT 课件

任务十　痛风及高尿酸血症用药指导

【任务导入】

患者朱××，男，55 岁，自由职业，最近因和朋友聚餐，吃了大量的海鲜，喝了大量的冰镇啤酒，足第一跖趾关节出现剧烈疼痛，其他跖趾、踝也有痛感。请为患者推荐合理的治疗方案，说明理由，给予合理用药及健康指导。

【必备知识】

一、临床医学知识

（一）简介及病因

痛风是由单钠尿酸盐沉积在关节及周围组织中而引起的多因素全身性疾病，临床可以表现为风湿痛、痛风性关节炎、痛风性肾病等，主要与嘌呤代谢紊乱和（或）尿酸排泄减少引起的高尿酸血症有关。

尿酸是嘌呤代谢的终产物，体内内源性和外源性的嘌呤核苷酸在黄嘌呤氧化酶的作用下氧化生成尿酸，随尿液或粪便排出体外。当体内嘌呤代谢紊乱和（或）尿酸排泄减少时，血清尿酸水平随之增加，长期超过正常值上限即形成高尿酸血症。

（二）临床表现

痛风及高尿酸血症的临床病程经典分期常分为 4 个阶段。

1. 无症状的高尿酸血症

指血尿酸水平升高，而临床尚未出现急性痛风性关节炎或尿酸性肾结石。

2. 急性痛风性关节炎

常有诱发因素：关节局部损伤（如外伤）、穿鞋过紧、走路过多、外科手术、饱餐、饮酒、脱水、过度疲劳、受凉、感染等。其好发于下肢单关节，典型发作起病急骤，数小时内症状发展至高峰，关节及周围软组织出现明显的红肿热痛，疼痛剧烈。大关节受累时可有关节渗液，并可伴有头痛、发热、白细胞计数增高等全身症状。半数以上患者首发于足第一跖趾关节，而在整个病程中约 90％患者的该关节被累及，其他跖趾、踝、膝、指、腕、肘关节亦为好发部位，而肩、髋、脊椎等关节则较少发病。自然病程常小于 2 周，治疗及时者症状可于数小时内缓解。

3. 间歇期

两次急性痛风性关节炎发作之间的阶段。

4. 慢性痛风石及慢性痛风性关节炎

绝大多数患者因未长期坚持控制高尿酸血症，更多关节受累，痛风发作变得频繁，对药物治疗的反应变差，发作时间可能持续更长，逐渐进展为慢性、双侧受累、多发性关节炎，最终出现关节畸形。在关节附近肌腱腱鞘及皮肤结缔组织中形成痛风结节或痛风石，并出现高尿酸血症的并发症，如痛风性肾病、尿酸性肾石病、急性肾衰竭等。

二、用药指导

改善生活方式是治疗痛风及高尿酸血症的核心，特别是对于早期发现的患者。治疗的目标是促进晶体溶解和防止晶体形成，合理的综合治疗能提高其生命质量，减少并发症的发生，改善预后。

（一）药物治疗

在治疗过程中，避免滥用抗菌药物、长效糖皮质激素；规范使用降尿酸治疗药物等。

秋水仙碱：治疗急性关节炎的特效药。不良反应随剂量增加而增加，常见有恶心、呕吐、腹痛、腹泻等胃肠道反应；少数患者可出现白细胞计数减少、肝肾功能异常；长期应用可引起骨髓抑制。患者出现不良反应时应立即停药。

非甾体抗炎药：主要用于痛风急性发作。若无禁忌推荐早期使用足量非甾体抗炎药速效制剂，如布洛芬、双氯芬酸钠、美洛昔康等。

糖皮质激素：主要用于严重急性痛风发作伴有明显全身症状，肾功能不全，秋水仙碱、非甾体抗炎药治疗无效或使用受限者。

抑制尿酸合成药物：代表药物为别嘌醇、非布司他。

促尿酸排泄药物：代表药物苯溴马隆，泌尿系结石患者和肾功能不全患者相对禁忌。

碱性药物：碳酸氢钠可碱化尿液，使尿液不易积聚形成结晶，长期大量服用可致代谢性碱中毒，并且因钠负荷过高引起水肿。

（二）健康指导

① 调整饮食结构，防止超重、肥胖。

② 食物多样，吃动平衡，多吃蔬果、奶类、大豆，适量鱼、禽、蛋、瘦肉，少盐少油控糖，足量饮水，限酒。

③ 限制高嘌呤食物大量摄入，避免摄入动物内脏、甲壳类等。

④ 妥善处理诱发因素，禁用或少用影响尿酸排泄的药物，如青霉素、大剂量噻嗪类药物等。

（三）常用代表性治疗药物介绍

1. 别嘌醇片

别嘌醇片

- 适应证
  - 用于：原发性和继发性高尿酸血症，尤其是尿酸生成过多而引起的高尿酸血症；反复发作或慢性痛风者；痛风石；尿酸性肾结石和(或)尿酸性肾病；有肾功能不全的高尿酸血症。
- 用法用量
  - 口服。成人常用量：初始剂量一次50mg，一日1～2次，每周可递增50～100mg，至一日200～300mg，分2～3次服。每2周测血尿酸和尿尿酸水平，如已达正常水平，则不再增量，如仍高可再递增。但一日最大量不得大于600mg。儿童治疗继发性高尿酸血症常用量：6岁以内每次50mg，一日1～3次；6～10岁，一次100mg，一日1～3次。剂量可酌情调整。
- 不良反应
  - ①皮疹：可呈瘙痒性丘疹或荨麻疹。如皮疹广泛而持久，经对症处理无效，并有加重趋势时必须停药；
  - ②胃肠道反应：包括腹泻、恶心、呕吐和腹痛等；
  - ③白细胞减少、血小板减少、贫血、骨髓抑制，均应考虑停药。
- 注意事项
  - ①本品不能控制痛风性关节炎的急性炎症症状，不能作为抗炎药使用。因为本品促使尿酸结晶重新溶解时可再次诱发并加重关节炎急性期症状。
  - ②本品必须在痛风性关节炎的急性炎症症状消失后(一般在发作后两周左右)方开始应用。
  - ③服药期间应多饮水，并使尿液呈中性或碱性以利于尿酸排泄。
- 药物相互作用
  - ①饮酒、氯噻酮、依他尼酸、呋塞米、美托拉宗、吡嗪酰胺或噻嗪类利尿剂均可增加血清中尿酸含量。控制痛风和高尿酸血症时，应用本品要注意用量的调整。对高血压或肾功能差的患者，本品与噻嗪类利尿剂同用时，有发生肾功能衰竭及出现过敏的报道。
  - ②本品与氨苄西林同用时，皮疹的发生率增高，尤其在高尿酸血症患者中。

2. 苯溴马隆

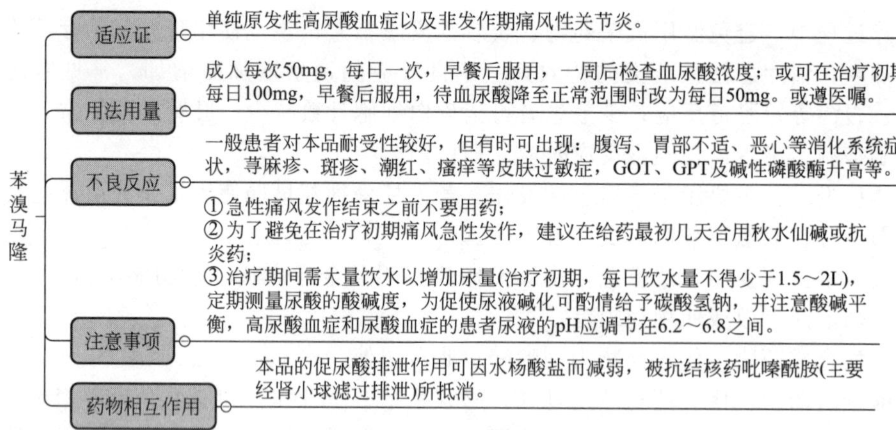
苯溴马隆
适应证
单纯原发性高尿酸血症以及非发作期痛风性关节炎。
用法用量
成人每次50mg，每日一次，早餐后服用，一周后检查血尿酸浓度；或可在治疗初期每日100mg，早餐后服用，待血尿酸降至正常范围时改为每日50mg。或遵医嘱。
不良反应
一般患者对本品耐受性较好，但有时可出现：腹泻、胃部不适、恶心等消化系统症状，荨麻疹、斑疹、潮红、瘙痒等皮肤过敏症，GOT、GPT及碱性磷酸酶升高等。
注意事项
①急性痛风发作结束之前不要用药；
②为了避免在治疗初期痛风急性发作，建议在给药最初几天合用秋水仙碱或抗炎药；
③治疗期间需大量饮水以增加尿量(治疗初期，每日饮水量不得少于1.5～2L)，定期测量尿酸的酸碱度，为促使尿液碱化可酌情给予碳酸氢钠，并注意酸碱平衡，高尿酸血症和尿酸血症的患者尿液的pH应调节在6.2～6.8之间。
药物相互作用
本品的促尿酸排泄作用可因水杨酸盐而减弱，被抗结核药吡嗪酰胺(主要经肾小球滤过排泄)所抵消。

3. 秋水仙碱

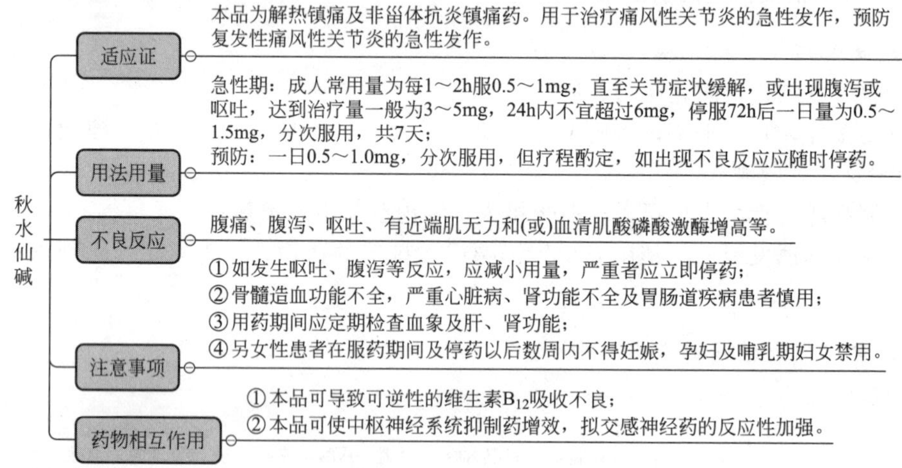
秋水仙碱
适应证
本品为解热镇痛及非甾体抗炎镇痛药。用于治疗痛风性关节炎的急性发作，预防复发性痛风性关节炎的急性发作。
用法用量
急性期：成人常用量为每1～2h服0.5～1mg，直至关节症状缓解，或出现腹泻或呕吐，达到治疗量一般为3～5mg，24h内不宜超过6mg，停服72h后一日量为0.5～1.5mg，分次服用，共7天；
预防：一日0.5～1.0mg，分次服用，但疗程酌定，如出现不良反应应随时停药。
不良反应
腹痛、腹泻、呕吐、有近端肌无力和(或)血清肌酸磷酸激酶增高等。
注意事项
①如发生呕吐、腹泻等反应，应减小用量，严重者应立即停药；
②骨髓造血功能不全，严重心脏病、肾功能不全及胃肠道疾病患者慎用；
③用药期间应定期检查血象及肝、肾功能；
④另女性患者在服药期间及停药以后数周内不得妊娠，孕妇及哺乳期妇女禁用。
药物相互作用
①本品可导致可逆性的维生素B12吸收不良；
②本品可使中枢神经系统抑制药增效，拟交感神经药的反应性加强。

4. 非布司他

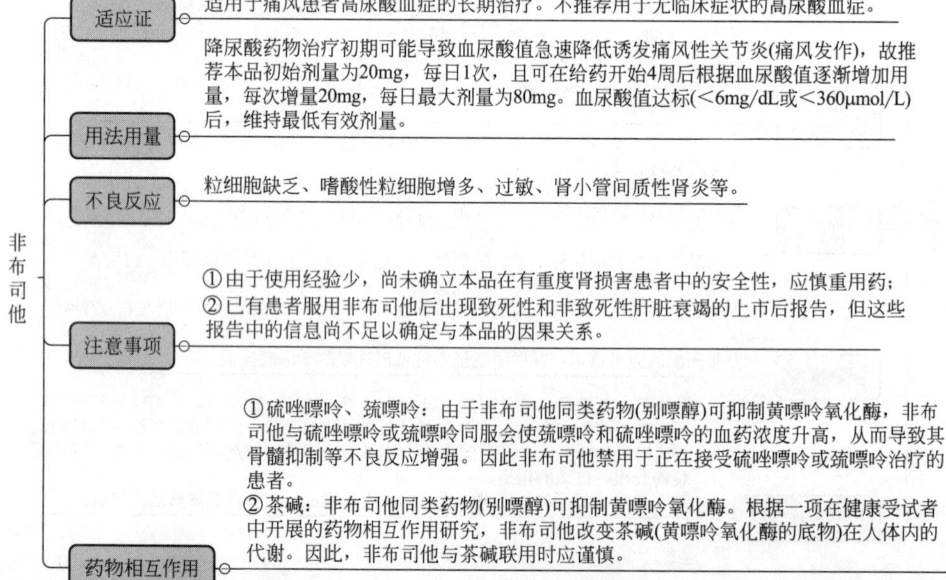
非布司他
适应证
适用于痛风患者高尿酸血症的长期治疗。不推荐用于无临床症状的高尿酸血症。
用法用量
降尿酸药物治疗初期可能导致血尿酸值急速降低诱发痛风性关节炎(痛风发作)，故推荐本品初始剂量为20mg，每日1次，且可在给药开始4周后根据血尿酸值逐渐增加用量，每次增量20mg，每日最大剂量为80mg。血尿酸值达标(<6mg/dL或<360μmol/L)后，维持最低有效剂量。
不良反应
粒细胞缺乏、嗜酸性粒细胞增多、过敏、肾小管间质性肾炎等。
注意事项
①由于使用经验少，尚未确立本品在有重度肾损害患者中的安全性，应慎重用药；
②已有患者服用非布司他后出现致死性和非致死性肝脏衰竭的上市后报告，但这些报告中的信息尚不足以确定与本品的因果关系。
药物相互作用
①硫唑嘌呤、巯嘌呤：由于非布司他同类药物(别嘌醇)可抑制黄嘌呤氧化酶，非布司他与硫唑嘌呤或巯嘌呤同服会使巯嘌呤和硫唑嘌呤的血药浓度升高，从而导致其骨髓抑制等不良反应增强。因此非布司他禁用于正在接受硫唑嘌呤或巯嘌呤治疗的患者。
②茶碱：非布司他同类药物(别嘌醇)可抑制黄嘌呤氧化酶。根据一项在健康受试者中开展的药物相互作用研究，非布司他改变茶碱(黄嘌呤氧化酶的底物)在人体内的代谢。因此，非布司他与茶碱联用时应谨慎。

【任务实施】

一、任务准备

环境及物品：药房或模拟药店、常用痛风及高尿酸血症治疗用药品、医师开具的处方。

人员：两人一组（一位药师，一位患者）。

二、实施操作

分别模拟药师和患者，详细询问疾病史、就医史、用药史、过敏史，进行病情判断，给出推荐用药方案，并描述推荐理由、用药交代和健康指导。

痛风及高尿酸血症问病售药示例过程表

过程		内容
询问病情	基本情况	55岁，男，自由职业
	询问疾病史	吃了大量的海鲜，喝了大量的冰镇啤酒，足第一跖趾关节出现剧烈疼痛，其他跖趾、踝也有痛感
	询问就医史	无就医
	询问用药史、过敏史	最近无用药，无过敏史
	病情判断	痛风
推荐用药	用药方案	主药：秋水仙碱（应凭医师处方和医嘱调配）；联合用药：布洛芬缓释胶囊
	推荐理由	秋水仙碱和中性粒细胞微管蛋白的亚单位结合而改变细胞膜功能，包括抑制中性白细胞的趋化、黏附和吞噬作用；抑制磷脂酶 A_2 减少单核细胞和中性白细胞释放前列腺素和白三烯；抑制局部细胞产生白介素6等，从而达到控制关节局部的疼痛、肿胀及炎症反应。 布洛芬缓释胶囊用于缓解轻至中度疼痛，本患者感觉疼痛剧烈，联合应用，可缓解疼痛
用药交代	药品用法用量	秋水仙碱：一次1～2片，每1～2h服一次，直至关节症状缓解，或出现腹泻或呕吐； 布洛芬缓释胶囊：一次1粒，一日2次
	服用时间与疗程	3天症状未明显改善应及时就医
	药品不良反应	腹痛、腹泻、呕吐及食欲不振为常见的秋水仙碱的早期不良反应，发生率可达80%，严重者可造成脱水及电解质紊乱等。长期服用者可出现严重的出血性胃肠炎或吸收不良综合征。 服用布洛芬缓释胶囊的少数患者可出现恶心、呕吐、腹痛、腹泻、便秘、胃烧灼感或轻度消化不良、胃肠道溃疡及出血、转氨酶升高、头痛、头晕、耳鸣、视物模糊、精神紧张、嗜睡、下肢水肿或体重骤增
	药品禁忌	1. 秋水仙碱对骨髓增生低下，及肾和肝功能不全者禁用。 2. 其他非甾体抗炎药过敏者禁用。 3. 对阿司匹林过敏的哮喘患者禁用
	药品注意事项（包含相互作用）	1. 发生呕吐、腹泻等反应，应减小用量，严重者应立即停药。 2. 骨髓造血功能不全，严重心脏病、肾功能不全及胃肠道疾患者慎用。 3. 用药期间应定期检查血象及肝、肾功能。 4. 不宜长期或大量使用，用于止痛不得超过5天
	药品贮藏	遮光，密封保存
	发生特定情况处理办法	1. 联合用药3天后症状未改善者应去医院就诊。 2. 发生过敏，立即停药并就医
健康指导	饮食、运动、烟酒、情绪等	限制嘌呤类食物的摄入，增加碱性食品摄入，足量饮水，限酒

【任务评价】

任务完成后，学生撰写报告，教师按评分标准进行任务评价（见“考核评价工作手册”），计入考核成绩。

任务十一　急性结膜炎用药指导

PPT 课件

【任务导入】

患者张××，女，8 岁，最近家长发现其双眼先后发病，小孩表现为哭闹，双眼发烫、畏光、眼红、眼睛痛，像进入沙子般刺痛难忍，早上起来眼睛很多分泌物。请为患者推荐合理的用药方案，说明理由，给予用药交代及健康指导。

【必备知识】

一、临床医学知识

（一）急性结膜炎简介及病因

急性结膜炎，是一种急性感染性结膜炎症，常见有急性细菌性结膜炎（细菌感染）、流行性结膜炎（病毒感染）及流行性出血性结膜炎（病毒感染），主要症状为眼部红、肿、热、痛。发病急，传染性强，可重复感染（如再接触患者还可得病），任何年龄段都可能发病。

急性细菌性结膜炎是一种多发于夏、秋季且传染性极强的以细菌为病原体的急性结膜炎症。它的传播途径主要是通过接触传染，往往通过接触患者的分泌物，或与患者握手，或用脏手揉眼睛而被传染，是眼科门诊的常见病和多发病。一旦发现有结膜炎的临床表现时，应及时就诊。接触传播可造成暴发流行，常见致病菌有肺炎球菌、金黄色葡萄球菌和流感嗜血杆菌。

（二）临床表现

1. 双眼先后发病，潜伏期 1～3 天，发病急，以结膜充血且明显伴有脓性分泌物为主要特征。早期感到双眼发烫、烧灼、畏光、眼红、眼睛磨痛，像进入沙子般刺痛难忍；接着眼睑红肿、眼眵多、怕光、流泪；晨起时，眼睑被分泌物粘住，不易睁开；严重时畏光、流泪、疼痛加重，视力也会出现一定程度下降。

2. 全身症状，如头痛、发热、乏力、鼻塞、咽痛等，或引起同侧耳前淋巴结肿大，有压痛。

二、用药指导

治疗结膜炎时，首先要明确病因，根据致病因素合理用药，对于迁延不愈和无法自行判断的结膜炎，当立即就医，避免滥用药物造成眼部损害。治疗的目的在于消除临床症状，切断其传染源及传播途径。

（一）药物治疗

现代医学认为，急性细菌性结膜炎由肺炎球菌科-韦氏杆菌、流行性感冒杆菌、溶血性金黄色葡萄球菌等直接侵入感染结膜所致。常见治疗方法是选用对细菌敏感的抗生素局部滴用，如氯霉素滴眼液、红霉素眼膏等。具体见表 2-11-1、表 2-11-2。

表 2-11-1 临床症状及用药

临床症状	对症用药
眼分泌物多	生理盐水或 2% 硼酸溶液冲洗结膜囊，并用消毒棉签擦净睑缘
细菌性感染	可用氨基糖苷类（如氯霉素、红霉素、庆大霉素、链霉素滴眼液）或喹诺酮类（如氧氟沙星滴眼液）等眼药水或眼膏；中成药可用复方熊胆滴眼液、鱼腥草滴眼液

表 2-11-2 用药说明

类别	功能	具体用药
主药	杀灭细菌	利福平滴眼液、氯霉素滴眼液、氧氟沙星滴眼液、环丙沙星滴眼液、熊胆滴眼液、链霉素滴眼液
辅药	对症处理	选择祛风散邪、清热解毒类中成药制剂口服，如银翘解毒丸、清开灵口服液、复方熊胆胶囊、泻肺饮
关联用药	营养支持	维生素 C、β-胡萝卜素

（二）健康指导

① 急性结膜炎虽然预后良好，但传染性很强，易造成广泛流行。所以预防工作十分重要，一旦发现患者，应严加消毒隔离，切断各种可能的传播途径。治疗必须及时、彻底，在症状基本消退后，应继续点药 1 周，以防转成慢性或复发。

② 平时注意眼部卫生，养成不用手接触眼、勤洗手的良好生活习惯，不共用毛巾、脸盆，流行期间尽量不到公共场所，尽可能避免与患者及其使用过的物品接触。

③ 治疗期间注意隔离，对个人用品或公用物品要注意消毒隔离（煮沸消毒）。

④ 点眼药或睡眠时，头偏向患侧，避免患眼分泌物流向健侧眼。点眼药瓶口不要接触眼及分泌物，以防污染瓶口造成交叉感染。

⑤ 治疗期间忌食辛辣刺激食物，避免光和热的刺激，注意眼睛的休息。

（三）常用代表性治疗药物介绍

1. 氯霉素滴眼液

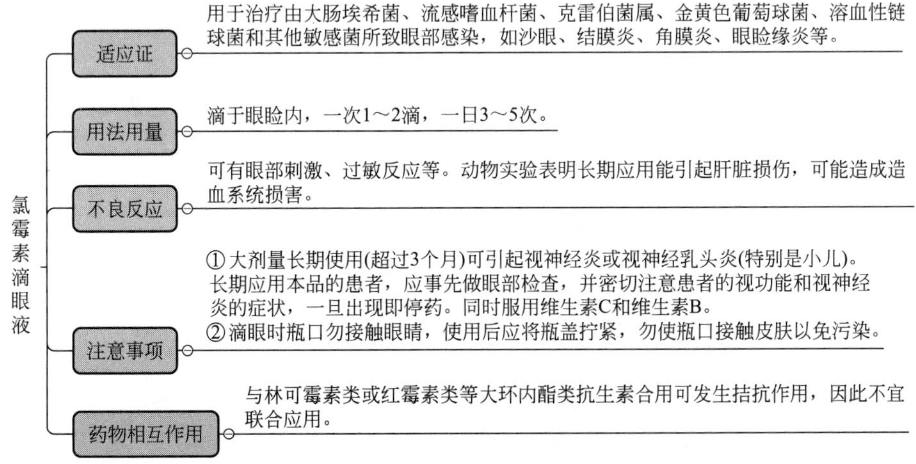
氯霉素滴眼液
适应证
用于治疗由大肠埃希菌、流感嗜血杆菌、克雷伯菌属、金黄色葡萄球菌、溶血性链球菌和其他敏感菌所致眼部感染，如沙眼、结膜炎、角膜炎、眼睑缘炎等。
用法用量
滴于眼睑内，一次1～2滴，一日3～5次。
不良反应
可有眼部刺激、过敏反应等。动物实验表明长期应用能引起肝脏损伤，可能造成造血系统损害。
注意事项
①大剂量长期使用(超过3个月)可引起视神经炎或视神经乳头炎(特别是小儿)。长期应用本品的患者，应事先做眼部检查，并密切注意患者的视功能和视神经炎的症状，一旦出现即停药。同时服用维生素C和维生素B。
②滴眼时瓶口勿接触眼睛，使用后应将瓶盖拧紧，勿使瓶口接触皮肤以免污染。
药物相互作用
与林可霉素类或红霉素类等大环内酯类抗生素合用可发生拮抗作用，因此不宜联合应用。

2. 左氧氟沙星滴眼液

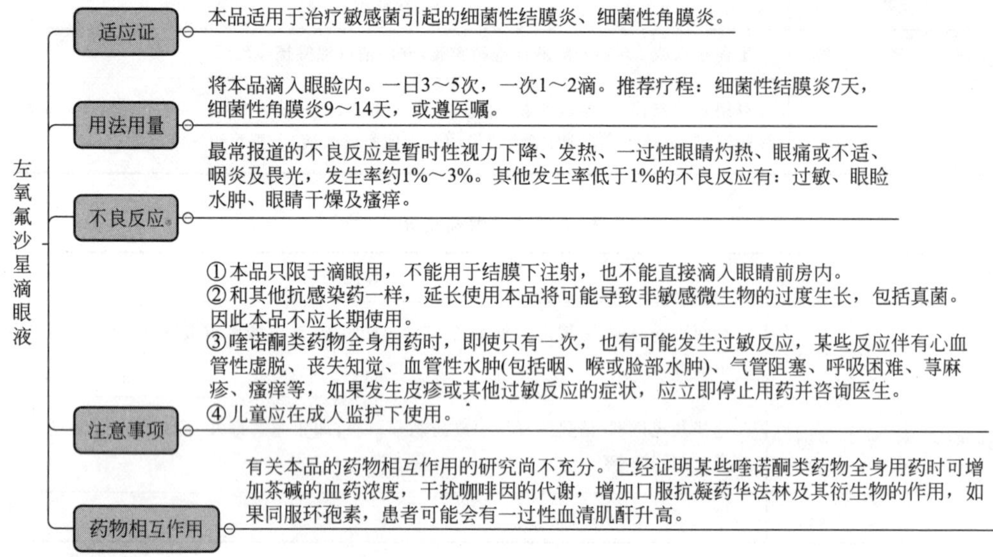
左氧氟沙星滴眼液
适应证
本品适用于治疗敏感菌引起的细菌性结膜炎、细菌性角膜炎。
用法用量
将本品滴入眼睑内。一日3～5次，一次1～2滴。推荐疗程：细菌性结膜炎7天，细菌性角膜炎9～14天，或遵医嘱。
不良反应
最常报道的不良反应是暂时性视力下降、发热、一过性眼睛灼热、眼痛或不适、咽炎及畏光，发生率约1%～3%。其他发生率低于1%的不良反应有：过敏、眼睑水肿、眼睛干燥及瘙痒。
注意事项
①本品只限于滴眼用，不能用于结膜下注射，也不能直接滴入眼睛前房内。
②和其他抗感染药一样，延长使用本品将可能导致非敏感微生物的过度生长，包括真菌。因此本品不应长期使用。
③喹诺酮类药物全身用药时，即使只有一次，也有可能发生过敏反应，某些反应伴有心血管性虚脱、丧失知觉、血管性水肿(包括咽、喉或脸部水肿)、气管阻塞、呼吸困难、荨麻疹、瘙痒等，如果发生皮疹或其他过敏反应的症状，应立即停止用药并咨询医生。
④儿童应在成人监护下使用。
药物相互作用
有关本品的药物相互作用的研究尚不充分。已经证明某些喹诺酮类药物全身用药时可增加茶碱的血药浓度，干扰咖啡因的代谢，增加口服抗凝药华法林及其衍生物的作用，如果同服环孢素，患者可能会有一过性血清肌酐升高。

3. 红霉素眼膏

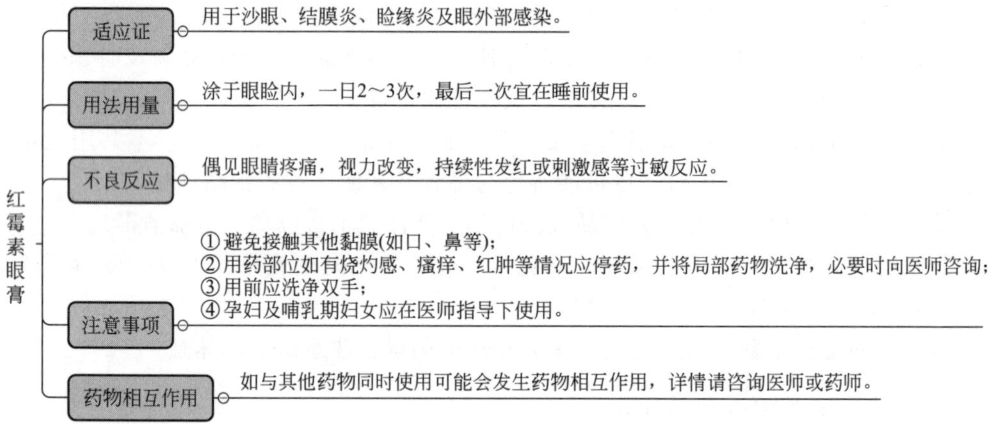
红霉素眼膏
适应证
用于沙眼、结膜炎、睑缘炎及眼外部感染。
用法用量
涂于眼睑内，一日2～3次，最后一次宜在睡前使用。
不良反应
偶见眼睛疼痛，视力改变，持续性发红或刺激感等过敏反应。
注意事项
①避免接触其他黏膜(如口、鼻等)；
②用药部位如有烧灼感、瘙痒、红肿等情况应停药，并将局部药物洗净，必要时向医师咨询；
③用前应洗净双手；
④孕妇及哺乳期妇女应在医师指导下使用。
药物相互作用
如与其他药物同时使用可能会发生药物相互作用，详情请咨询医师或药师。

4. 复方熊胆滴眼液

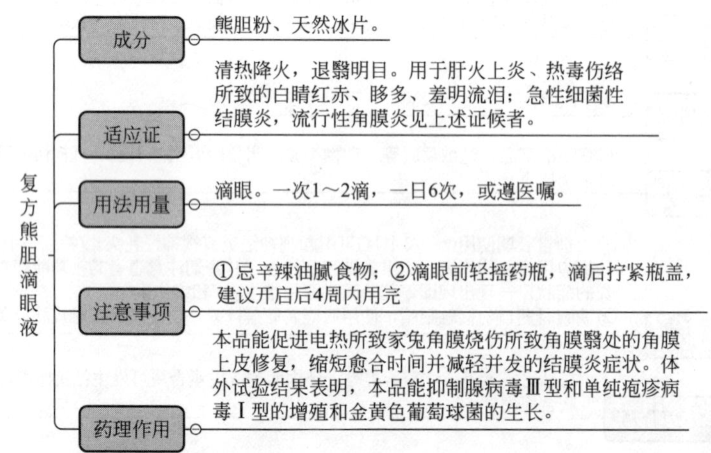
复方熊胆滴眼液
成分
熊胆粉、天然冰片。
适应证
清热降火，退翳明目。用于肝火上炎、热毒伤络所致的白睛红赤、眵多、羞明流泪；急性细菌性结膜炎，流行性角膜炎见上述证候者。
用法用量
滴眼。一次1～2滴，一日6次，或遵医嘱。
注意事项
①忌辛辣油腻食物；②滴眼前轻摇药瓶，滴后拧紧瓶盖，建议开启后4周内用完
药理作用
本品能促进电热所致家兔角膜烧伤所致角膜翳处的角膜上皮修复，缩短愈合时间并减轻并发的结膜炎症状。体外试验结果表明，本品能抑制腺病毒Ⅲ型和单纯疱疹病毒Ⅰ型的增殖和金黄色葡萄球菌的生长。

【任务实施】

一、任务准备

环境及物品：药房或模拟药店、常用急性结膜炎治疗用药品、医师开具的处方。

人员：两人一组（一位药师，一位患者）。

二、实施操作

分别模拟药师和患者，详细询问疾病史、就医史、用药史、过敏史，进行病情判断，给出推荐用药方案，并描述推荐理由、用药交代和健康指导。

急性结膜炎问病售药示例过程表

过程		内容
询问病情	基本情况	8 岁，女
	询问疾病史	小孩表现为哭闹，双眼发烫、畏光、眼红、眼睛痛，像进入沙子般刺痛难忍，早上起来眼睛很多分泌物
	询问就医史	无就医
	询问用药史、过敏史	最近无用药，无过敏史
	病情判断	结膜炎
推荐用药	用药方案（非处方药）	主药：复方熊胆滴眼液（应凭医师处方和医嘱调配）；联合用药：银翘解毒丸
	推荐理由	复方熊胆滴眼液能促进电热所致家兔角膜烧伤所致角膜翳处的角膜上皮修复，缩短愈合时间并减轻并发的结膜炎症状。体外试验结果表明，本品能抑制金黄色葡萄球菌的生长。 银翘解毒丸，具有清热解毒、辅助治疗作用
用药交代	药品用法用量	复方熊胆滴眼液：一次 1～2 滴，一日 6 次。 银翘解毒丸：口服，一次 6g，一日 2～3 次，以芦根汤或温开水送服
	服用时间与疗程	5 天为一疗程
	药品不良反应	复方熊胆滴眼液偶见刺激
	药品禁忌	对以上药品过敏者禁用
	药品注意事项（包含相互作用）	滴眼前轻摇药瓶，滴后拧紧瓶盖开封后最多保存 4 周。 点眼药或睡眠时，头偏向患侧，避免患眼分泌物流向健侧眼；眼药瓶口不要接触眼及分泌物，以防污染
	特殊人群、特殊剂型、特殊送服要求等	请将本品放在儿童不能接触的地方。 儿童必须在成人监护下使用
	药品贮藏	密封，阴凉（不超过 20℃）处保存
	发生特定情况处理办法	1. 联合用药 3 天后症状未改善者应去医院就诊。 2. 发生过敏，立即停药并就医
健康指导	饮食、运动、烟酒、情绪等	1. 平时注意眼部卫生，养成不用手接触眼、勤洗手的良好生活习惯；不共用毛巾、脸盆，尽可能避免与患者及其使用过的物品接触。 2. 治疗期间注意隔离，对个人用品或公用物品要注意消毒隔离（煮沸消毒）。 3. 忌辛辣油腻食物

【任务评价】

任务完成后，学生撰写报告，教师按评分标准进行任务评价（见“考核评价工作手册”），计入考核成绩。

任务十二　睑腺炎用药指导

PPT 课件

【任务导入】

患者王××，女，28 岁，最近眼睫毛底部周围的眼睑出现带有黄头的脓头，脓头周围的眼睑皮肤肿胀、疼痛，到药店买药，自述无药物过敏，否认怀孕，非生理期，最近饮食较为辛辣。请为患者推荐合理的治疗方案，说明理由，给予合理用药及健康指导。

【必备知识】

一、临床医学知识

（一）睑腺炎简介及病因

睑腺炎曾称麦粒肿，俗称针眼，是睫毛毛囊或其附属皮脂腺或睑板腺的急性化脓性炎症。睑腺炎分为外睑腺炎和内睑腺炎。症状包括：眼睫毛底部周围的眼睑出现带有黄头的脓头，脓头周围的眼睑皮肤肿胀、发炎、疼痛或触痛。数日后脓头破裂，脓排除后症状逐渐好转而痊愈。

大多数为细菌感染，多为葡萄球菌侵入睫毛根部皮脂腺或睑板腺而致的急性化脓性炎症，中医学称为“土疳”“土疡”，易发生于身体抵抗力降低、营养不良、屈光不正时，多发于青少年及儿童，较易反复。

（二）临床表现

① 局部红肿、充血和触痛，近睑缘部位可触到硬结。2～3 日后，可形成黄色脓点。

② 儿童、老年人或糖尿病患者由于体质差、抵抗力差，症状严重时，可出现发热、寒战、头痛等症状。

③ 内、外睑腺炎的临床表现见下表 2-12-1。

表 2-12-1　内外睑腺炎临床表现区别

外睑腺炎	内睑腺炎
红肿且明显，疼痛较轻	眼睑红肿轻，疼痛较强烈
出现在毛囊根部或附黑皮脂腺	出现在眼睑里面，为睑板腺感染

二、用药指导

（一）药物治疗

无论内睑腺炎、外睑腺炎，切忌挤压。初期局部应热敷，以促进脓液吸收，轻症可在热敷后完全消失。在入睡前可涂金霉素眼膏、红霉素眼膏等临床症状及用药和用药说明见表 2-12-2、表 2-12-3。

表 2-12-2　临床症状及用药

临床症状	对症用药
红、肿、痛	抗生素滴眼液：氯霉素滴眼液、环丙沙星滴眼液、氧氟沙星滴眼液等

续表

临床症状	对症用药
分泌物多	利福平滴眼液
伴有全身症状(如发热等)或反复发作	口服抗生素，如环丙沙星、头孢克肟分散片、左氧氟沙星胶囊、罗红霉素胶囊、阿奇霉素胶囊等，并可以同时加用维生素 B_{12} 及维生素 C

表 2-12-3 用药说明

类别	功能	具体用药
主药	抗细菌	阿奇霉素片、罗红霉素片、洛美沙星滴眼液、氯霉素滴眼液、氧氟沙星滴眼液、环丙沙星滴眼液、熊胆滴眼液、金霉素眼膏、红霉素眼膏
辅药	清热解毒	一般应用疏散风热、清热解毒用中成药，如马应龙八宝眼膏、连翘败毒丸、牛黄解毒丸、银翘解毒丸、清火片、炎可宁片、夏桑菊颗粒等

（二）健康指导

① 禁止挤压患处，以免炎症向眶内扩散导致严重后果。外睑腺炎化脓后如任其自破排脓，常因瘢痕收缩而引起眼睑变形、外翻，上下睑裂闭合不全等后遗症，应引起注意。

② 注意饮食结构调整，对于青少年应避免进食高脂、高糖及刺激性食物，如大蒜、花椒、辣椒等，多吃新鲜蔬菜、水果，保持大便通畅。

③ 保持眼部清洁，避免揉眼和粉尘污染。

④ 注意休息，不熬夜，不要使眼睛过度疲劳。

⑤ 可以局部热敷及微波治疗作为补充，热敷可使局部血管扩张，增强血液循环，促进渗出和水肿的吸收。

⑥ 微波穿透性强，使局部组织温度上升，血管扩张，循环加快，促进炎症恢复。

（三）常用代表性治疗药物介绍

1. 氧氟沙星滴眼液

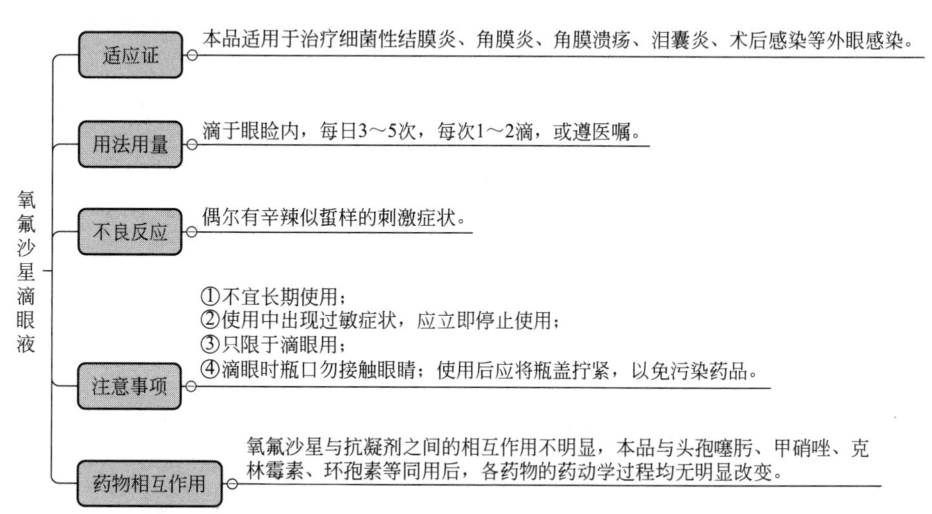
氧氟沙星滴眼液
适应证
本品适用于治疗细菌性结膜炎、角膜炎、角膜溃疡、泪囊炎、术后感染等外眼感染。
用法用量
滴于眼睑内，每日3～5次，每次1～2滴，或遵医嘱。
不良反应
偶尔有辛辣似蜇样的刺激症状。
注意事项
①不宜长期使用；
②使用中出现过敏症状，应立即停止使用；
③只限于滴眼用；
④滴眼时瓶口勿接触眼睛；使用后应将瓶盖拧紧，以免污染药品。
药物相互作用
氧氟沙星与抗凝剂之间的相互作用不明显，本品与头孢噻肟、甲硝唑、克林霉素、环孢素等同用后，各药物的药动学过程均无明显改变。

2. 环丙沙星滴眼液

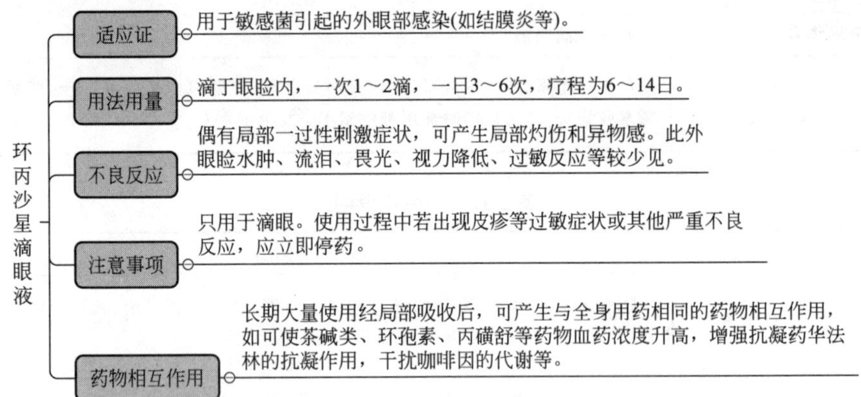
环丙沙星滴眼液
适应证
用于敏感菌引起的外眼部感染(如结膜炎等)。
用法用量
滴于眼睑内，一次1～2滴，一日3～6次，疗程为6～14日。
不良反应
偶有局部一过性刺激症状，可产生局部灼伤和异物感。此外眼睑水肿、流泪、畏光、视力降低、过敏反应等较少见。
注意事项
只用于滴眼。使用过程中若出现皮疹等过敏症状或其他严重不良反应，应立即停药。
药物相互作用
长期大量使用经局部吸收后，可产生与全身用药相同的药物相互作用，如可使茶碱类、环孢素、丙磺舒等药物血药浓度升高，增强抗凝药华法林的抗凝作用，干扰咖啡因的代谢等。

【任务实施】

一、任务准备

环境及物品：药房或模拟药店、常用睑腺炎治疗用药品、医师开具的处方。

人员：两人一组（一位药师，一位患者）。

二、实施操作

分别模拟药师和患者，详细询问疾病史、就医史、用药史、过敏史，进行病情判断，给出推荐用药方案，并描述推荐理由、用药交代和健康指导。

睑腺炎问病售药示例过程表

过程		内容
询问病情	基本情况	28岁，女
	询问疾病史	眼睫毛底部周围的眼睑出现带有黄头的脓头，脓头周围的眼睑皮肤肿胀、疼痛，无怀孕
	询问就医史	无就医
	询问用药史、过敏史	最近无用药，无过敏史
	病情判断	睑腺炎
推荐用药	用药方案	主药：氧氟沙星滴眼液(应凭医师处方和医嘱调配)；联合用药：维生素C
	推荐理由	氧氟沙星可特异性阻碍细菌的DNA合成，有较强的抗菌作用，用于治疗敏感菌引起的细菌性结膜炎。 维生素C为辅助治疗用药
用药交代	药品用法用量	氧氟沙星滴眼液：一次1～2滴，一日6次；维生素C：一次100～200mg，一日3次
	服用时间与疗程	5天为一疗程
	药品不良反应	氧氟沙星存在少量过敏情况
	药品注意事项	1. 滴眼前轻摇药瓶，滴后拧紧瓶盖，忌食辛辣油腻食物。 2. 请将本品放在儿童不能接触的地方。 3. 点眼药或睡眠时，头偏向患侧，避免患眼分泌物流向健侧眼；眼药瓶口不要接触眼及分泌物，以防污染瓶口造成交叉感染
	药品贮藏	密封，在阴凉(不超过20℃)处保存
	发生特定情况处理办法	1. 联合用药3天后症状未改善者应去医院就诊。 2. 发生过敏，立即停药并就医

续表

过程		内容
健康指导	饮食、运动、烟酒、情绪等	1. 平时注意眼部卫生，养成不揉眼、勤洗手的良好生活习惯；不共用毛巾、脸盆，流行期间尽量不到公共场所，尽可能避免与患者及其使用过的物品接触。 2. 治疗期间注意隔离，对个人用品或公用物品要注意消毒隔离（煮沸消毒）。 3. 忌辛辣油腻食物

【任务评价】

任务完成后，学生撰写报告，教师按评分标准进行任务评价（见“考核评价工作手册”），计入考核成绩。

任务十三　分泌性中耳炎用药指导

PPT 课件

【任务导入】

某患者，男，28 岁，建筑工人，最近到河沟游泳后出现轻微的耳痛、耳鸣、耳闷胀和闭塞感，摇头可听见水声，肉眼可见黄色分泌物，到药店买药，通过询问可知无药物过敏，无其他基础疾病。请为患者推荐合理的用药方案，说明理由，给予用药交代及健康指导。

【必备知识】

一、临床医学知识

（一）分泌性中耳炎简介及病因

分泌性中耳炎是以传导性耳聋及鼓室积液为主要特征的中耳非化脓性炎性疾病，冬、春季多发，是儿童和成人常见的听力下降原因之一。本病可分为慢性和急性两种。急性分泌性中耳炎迁延 6～8 周，中耳炎症未愈者就可称为慢性分泌性中耳炎；慢性分泌性中耳炎亦可缓慢起病或由急性分泌性中耳炎反复发作，迁延转化而来。

分泌性中耳炎病因复杂，与多种因素有关，对于正常鼓膜患者，咽鼓管是中耳与外界环境沟通的唯一管道。

咽鼓管阻塞是造成分泌性中耳炎的重要原因。正常情况下，中耳内、外的气压基本相等。当咽鼓管由于各种原因出现通气功能障碍时，中耳的气体被黏膜吸收，中耳出现负压从而导致中耳黏膜的静脉扩张，通透性增加，血清漏出聚积于中耳，从而形成中耳积液。

咽鼓管通气功能障碍又分为机械性功能障碍和功能性功能障碍两种。

1. 机械性功能障碍

鼻咽部各种病变导致直接压迫、堵塞咽口或影响淋巴回流，造成咽鼓管管腔黏膜肿胀等从而引起本病。

2. 功能性功能障碍

中耳负压、咽鼓管开放阻力加大、变态反应等引起咽鼓管黏膜水肿，管腔闭塞。

（二）临床表现

① 分泌性中耳炎的临床表现主要为听力下降，可随体位变化而变化。

② 轻微的耳痛、耳鸣、耳闷胀和闭塞感，摇头可听见水声，急性者可有隐隐耳痛，亦

可为抽痛；慢性者耳痛不明显。

③ 耳鸣多为低调间歇性，如“噼啪”声、“嗡嗡”声及流水声等。

二、用药指导

（一）药物治疗

① 急性期全身应用足量敏感抗生素，如头孢克肟、头孢他美酯等。

② 单纯型以局部用药为主，可用抗生素水溶液或抗生素与类固醇激素类药物混合液，如0．25％氯霉素液、氯霉素可的松液、氧氟沙星滴耳液等外用。

局部用药应注意：用药前先清洗外耳道及中耳腔内脓液。脓量多时用水剂，量少时可用硼酸酒精。

具体临床症状及用药和用药说明见表2-13-1和表2-13-2。

表2-13-1 临床症状及用药

临床症状	对症用药
耳内流脓、恶臭	3％过氧化氢或硼酸溶液清洗外耳道及中耳腔内脓液，用棉签拭净，再使用其他抗生素等用药
耳痒、耳痛、耳鸣、听力下降、中耳感染	外用滴耳剂，改善咽鼓管畅通及外用控制感染药物，如氧氟沙星滴耳液、洛美沙星滴耳液；内服阿莫西林、头孢拉定、氧氟沙星、阿奇霉素；中成药可用耳聋左慈丸、知柏地黄丸，也可使用抗菌作用的中成药，如蒲地蓝消炎片等

表2-13-2 用药说明

类别	功能	具体用药
主药	内服抗菌	阿莫西林、头孢氨苄、炎可宁片等
	外用抗菌	盐酸环丙沙星滴耳液、氧氟沙星滴耳液等
辅药	对症处理	耳聋左慈丸、知柏地黄丸、蒲地蓝消炎片
关联用药	营养支持	成人复合维生素

（二）健康指导

① 注意休息，保证睡眠，保持周围环境的安静，积极防治感冒。

② 注意室内空气流通，保持鼻腔通畅。积极治疗鼻腔疾病，擤鼻涕不能用力和同时压闭两只鼻孔，应交叉单侧擤鼻涕。

③ 中耳炎患者不宜游泳、淋浴，洗发时防止水液侵入。

④ 注意保持外耳道的洁净与干燥。

⑤ 航空中预防中耳炎，飞机起飞或下降时，可吃零食，做吞咽、软腭运动、下颌活动等动作来减少患病概率。

⑥ 积极防治感冒、鼻咽部疾病，忌食辛辣刺激食物。

（三）常用代表性治疗药物介绍

1．氧氟沙星滴耳液

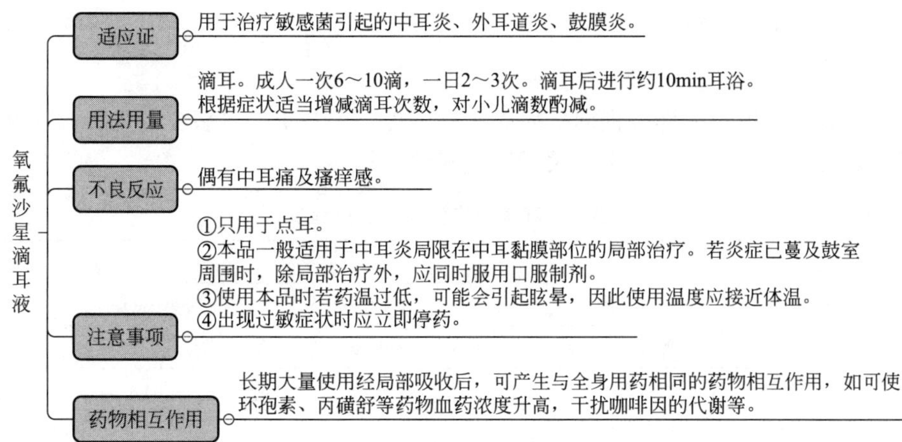
氧氟沙星滴耳液
适应证
用于治疗敏感菌引起的中耳炎、外耳道炎、鼓膜炎。
用法用量
滴耳。成人一次6～10滴，一日2～3次。滴耳后进行约10min耳浴。
根据症状适当增减滴耳次数，对小儿滴数酌减。
不良反应
偶有中耳痛及瘙痒感。
注意事项
①只用于点耳。
②本品一般适用于中耳炎局限在中耳黏膜部位的局部治疗。若炎症已蔓及鼓室周围时，除局部治疗外，应同时服用口服制剂。
③使用本品时若药温过低，可能会引起眩晕，因此使用温度应接近体温。
④出现过敏症状时应立即停药。
药物相互作用
长期大量使用经局部吸收后，可产生与全身用药相同的药物相互作用，如可使环孢素、丙磺舒等药物血药浓度升高，干扰咖啡因的代谢等。

2. 耳聋左慈丸

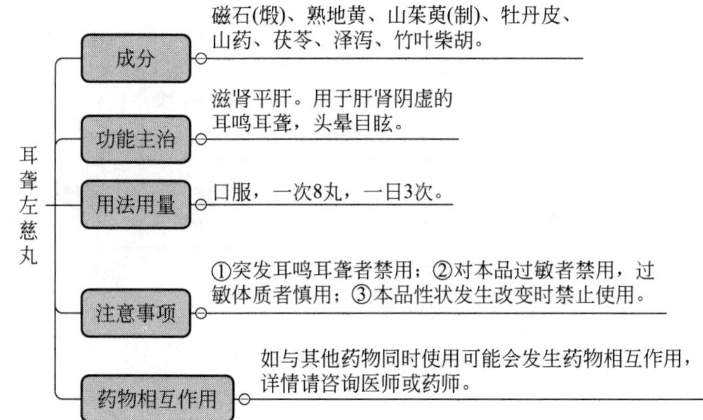
耳聋左慈丸
成分
磁石(煅)、熟地黄、山茱萸(制)、牡丹皮、山药、茯苓、泽泻、竹叶柴胡。
功能主治
滋肾平肝。用于肝肾阴虚的耳鸣耳聋，头晕目眩。
用法用量
口服，一次8丸，一日3次。
注意事项
①突发耳鸣耳聋者禁用；②对本品过敏者禁用，过敏体质者慎用；③本品性状发生改变时禁止使用。
药物相互作用
如与其他药物同时使用可能会发生药物相互作用，详情请咨询医师或药师。

3. 蒲地蓝消炎片

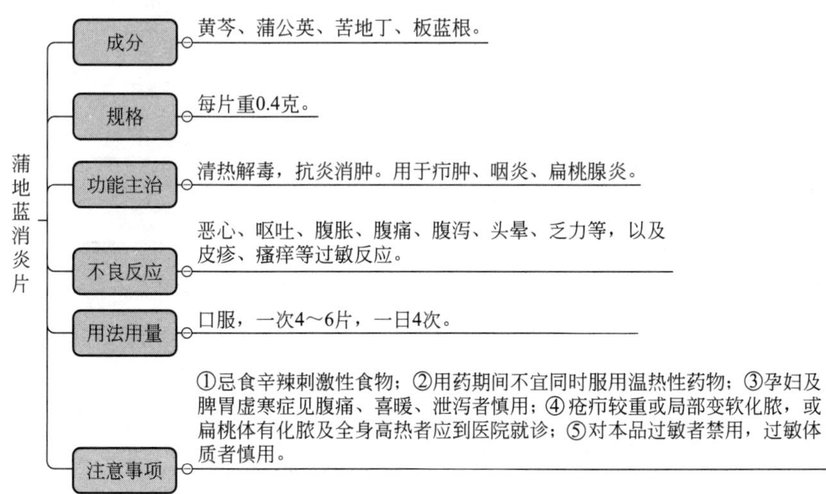
蒲地蓝消炎片
成分
黄芩、蒲公英、苦地丁、板蓝根。
规格
每片重0.4克。
功能主治
清热解毒，抗炎消肿。用于疖肿、咽炎、扁桃腺炎。
不良反应
恶心、呕吐、腹胀、腹痛、腹泻、头晕、乏力等，以及皮疹、瘙痒等过敏反应。
用法用量
口服，一次4～6片，一日4次。
注意事项
①忌食辛辣刺激性食物；②用药期间不宜同时服用温热性药物；③孕妇及脾胃虚寒症见腹痛、喜暖、泄泻者慎用；④疮疖较重或局部变软化脓，或扁桃体有化脓及全身高热者应到医院就诊；⑤对本品过敏者禁用，过敏体质者慎用。

【任务实施】

一、任务准备

环境及物品：药房或模拟药店、常用分泌性中耳炎治疗用药品、医师开具的处方。

人员：两人一组（一位药师，一位患者）。

二、实施操作

分别模拟药师和患者，详细询问疾病史、就医史、用药史、过敏史，进行病情判断，给出推荐用药方案，并描述推荐理由、用药交代和健康指导。

分泌性中耳炎问病售药示例过程表

过程		内容
询问病情	基本情况	28岁,男
	询问疾病史	现轻微的耳痛、耳鸣、耳闷胀和闭塞感,摇头可听见水声
	询问就医史	无就医
	询问用药史、过敏史	最近无用药,无过敏史
	病情判断	分泌性中耳炎
推荐用药	用药方案	主药:氧氟沙星滴耳液(应凭医师处方或医嘱调配);联合用药:蒲地蓝消炎片
	推荐理由	氧氟沙星滴耳液为广谱抗菌药,尤其对需氧革兰氏阴性杆菌的抗菌活性高,对下列细菌在体外有良好抗菌作用:肠杆菌科的大部分细菌,包括枸橼酸杆菌属,阴沟肠杆菌、产气肠杆菌等肠杆菌属,大肠埃希菌、克雷伯菌属、变形杆菌属、沙门菌属、志贺菌属、弧菌属、耶尔森菌等。蒲地蓝消炎片:清热解毒,抗炎消肿,可用于疖肿
用药交代	药品用法用量	氧氟沙星滴耳液:一次6～10滴,一日2～3次。滴耳后进行约10min耳浴。 蒲地蓝消炎片:口服,一次3～4次,一日4次
	服用时间与疗程	3～5天症状未缓解应及时就医
	药品不良反应	氧氟沙星滴耳液偶有中耳痛及瘙痒感
	药品禁忌	对本品及氟喹诺酮类药过敏的患者禁用
	药品注意事项(包含相互作用)	氧氟沙星滴耳液一般只用于点耳,适用于中耳炎局限在中耳黏膜部位的局部治疗。若炎症已蔓及鼓室周围时,除局部治疗外,应同时服用口服制剂。使用氧氟沙星滴耳液时若药温过低,可能会引起眩晕,因此使用温度应接近体温。使用本品的疗程以4周为限,着继续给药时,应慎用。耳用制剂在启用后最多可使用4周
	发生特定情况处理办法	1. 联合用药3～5天后症状未改善者应去医院就诊。 2. 发生过敏,立即停药并就医
	药品贮藏	遮光、密封保存
健康指导	饮食、运动、烟酒、情绪等	1. 平时注意耳部卫生,淋浴、洗发时防止水液侵入。注意保持外耳道的洁净与干燥。 2. 滴耳后进行约10min耳浴

【任务评价】

任务完成后，学生撰写报告，教师按评分标准进行任务评价（见“考核评价工作手册”），计入考核成绩。

PPT课件

任务十四　变应性鼻炎用药指导

【任务导入】

张某，女，23岁，公司职员。近两天由于小区里花开得很多，患者出现鼻塞、流水样鼻涕、鼻痒、阵发性打喷嚏的症状，还伴有眼痒、眼结膜充血，遂来药店买药。经询问，每到春、秋季容易复发，患者每天开车上下班，无药物过敏史。

请为患者推荐合理的用药方案，说明理由，指导患者正确用药及给予健康指导。

【必备知识】

一、临床医学知识

（一）变应性鼻炎简介及病因

变应性鼻炎又称过敏性鼻炎，是一种鼻黏膜的变态反应性疾病，以鼻痒、打喷嚏、鼻分泌亢进、鼻黏膜肿胀等症状为其主要特点，常伴有鼻窦的变态反应性炎症。

变应性鼻炎是指特应性个体接触变应原后，组胺释放，并有多种免疫活性细胞和细胞因子等参与的鼻黏膜非感染性炎性疾病。

变应性鼻炎是一种由基因与环境互相作用而诱发的多因素疾病，主要病因有家族遗传、过敏性体质、接触变应原，变应性鼻炎的危险因素可能存在于所有年龄段。变应原主要分为吸入性变应原和食物性变应原。吸入性变应原是变应性鼻炎的主要原因，如螨、花粉、动物皮屑、真菌等。食物性变应原在变应性鼻炎不伴有其他系统症状时少见，在患者多个器官受累的情况下，食物变态反应常见。

（二）临床表现

以打喷嚏、鼻痒、流清水样鼻涕和鼻塞为主要症状。

1. 打喷嚏

以清晨和睡醒最严重，鼻腔发痒时，喷嚏连连，有时一连十多个，甚至几十个，随后流大量清水样鼻涕，并伴鼻塞、头昏、头痛等症状。

2. 鼻痒

多为阵发性鼻内痒，伴有嗅觉障碍、鼻塞，甚至有眼部、软腭、耳、咽喉痒感及头痛，因鼻黏膜肿胀或息肉形成可引起嗅觉障碍，嗅觉障碍可为暂时性或持久性。

3. 流涕

清水样，不由自主地从鼻孔流出，尤其是急性发作期。

4. 鼻塞

单侧或双侧间歇性鼻塞或持续性鼻塞，并且轻重程度不一。

二、用药指导

（一）药物治疗

避免接触变应原，根据症状针对性用药，积极治疗并发症，如支气管哮喘、中耳炎（由于肿胀或水肿的鼻黏膜与咽鼓管黏膜相连续，咽鼓管黏膜也可以发生同样病变）、鼻窦炎等。具体临床症状及用药和用药说明见表 2-14-1 和表 2-14-2。

表 2-14-1 临床症状及用药

临床症状	对症用药
鼻塞、鼻痒、流涕、打喷嚏	抗组胺药物如氯雷他定、西替利嗪、左旋西替利嗪、去甲阿司咪唑等；白三烯受体拮抗药，如孟鲁司特钠片等；糖皮质激素药，丙酸氟替卡松等；缓解鼻塞症状药，盐酸羟甲唑啉等；中成药可选择具有宣通鼻窍作用的药物如鼻炎康片、辛芳鼻炎胶囊、千柏鼻炎片、鼻炎康片等

表 2-14-2 用药说明

类别	功能	具体用药
主药	抗过敏药	氯雷他定、氨苯那敏
辅药	对症处理	麻黄碱、滴通鼻炎水、盐酸羟甲唑啉滴鼻液、布地奈德鼻喷雾剂等减轻充血，缓解鼻塞症状
关联用药	改善体质	蜂胶、氨基酸胶囊、维生素 C 等

（二）健康指导

① 脱敏疗法：已知变应原者，尽量避免接触变应原，远离宠物，花开季节减少外出，尽量避免出入空气污浊的地方，并戴口罩加以防护。

② 不宜过多使用血管收缩性滴鼻剂，季节性发作时，提前 1 周服药进行预防。

③ 发作期间要注意保暖，不要骤然进出冷热悬殊的环境。

④ 经常参加体育锻炼，以增加机体抵抗力。

⑤ 滴鼻剂应严格按推荐用量使用，不能久用，久用容易造成药物性鼻炎。

⑥ 积极治疗全身性疾病和邻近器官感染病灶。

（三）常用代表性治疗药物介绍

1. 氯雷他定

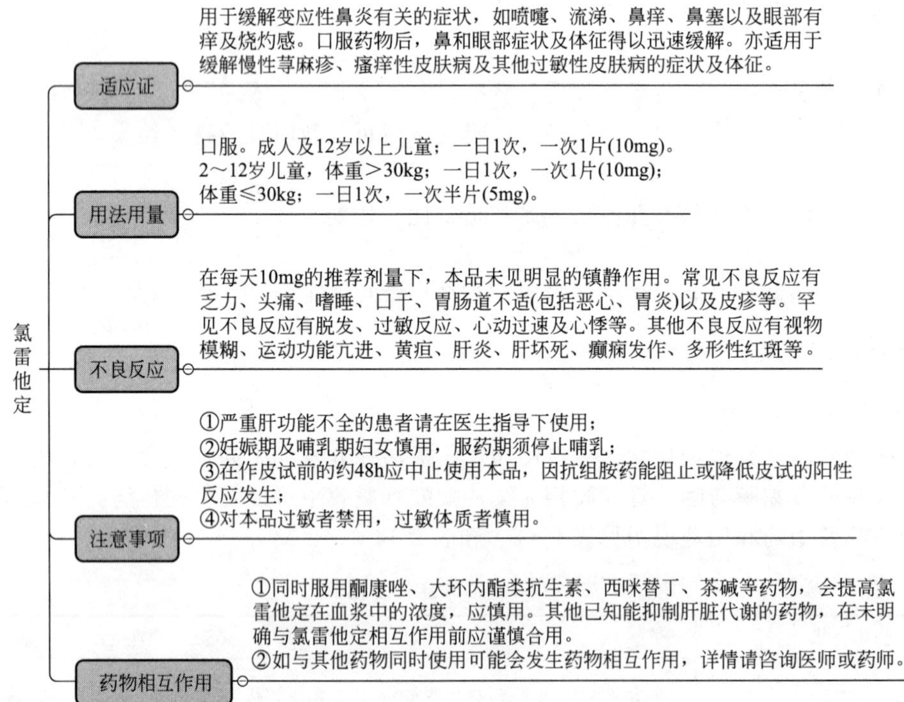
氯雷他定
适应证
用于缓解变应性鼻炎有关的症状，如喷嚏、流涕、鼻痒、鼻塞以及眼部有痒及烧灼感。口服药物后，鼻和眼部症状及体征得以迅速缓解。亦适用于缓解慢性荨麻疹、瘙痒性皮肤病及其他过敏性皮肤病的症状及体征。
用法用量
口服。成人及12岁以上儿童：一日1次，一次1片(10mg)。
2～12岁儿童，体重＞30kg：一日1次，一次1片(10mg)；
体重≤30kg：一日1次，一次半片(5mg)。
不良反应
在每天10mg的推荐剂量下，本品未见明显的镇静作用。常见不良反应有乏力、头痛、嗜睡、口干、胃肠道不适(包括恶心、胃炎)以及皮疹等。罕见不良反应有脱发、过敏反应、心动过速及心悸等。其他不良反应有视物模糊、运动功能亢进、黄疸、肝炎、肝坏死、癫痫发作、多形性红斑等。
注意事项
①严重肝功能不全的患者请在医生指导下使用；
②妊娠期及哺乳期妇女慎用，服药期须停止哺乳；
③在作皮试前的约48h应中止使用本品，因抗组胺药能阻止或降低皮试的阳性反应发生；
④对本品过敏者禁用，过敏体质者慎用。
药物相互作用
①同时服用酮康唑、大环内酯类抗生素、西咪替丁、茶碱等药物，会提高氯雷他定在血浆中的浓度，应慎用。其他已知能抑制肝脏代谢的药物，在未明确与氯雷他定相互作用前应谨慎合用。
②如与其他药物同时使用可能会发生药物相互作用，详情请咨询医师或药师。

2．马来酸氯苯那敏

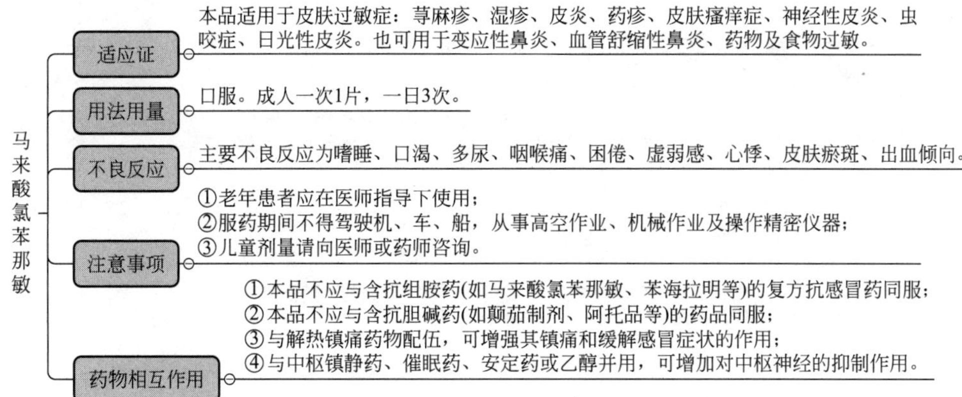
马来酸氯苯那敏
适应证
本品适用于皮肤过敏症：荨麻疹、湿疹、皮炎、药疹、皮肤瘙痒症、神经性皮炎、虫咬症、日光性皮炎。也可用于变应性鼻炎、血管舒缩性鼻炎、药物及食物过敏。
用法用量
口服。成人一次1片，一日3次。
不良反应
主要不良反应为嗜睡、口渴、多尿、咽喉痛、困倦、虚弱感、心悸、皮肤瘀斑、出血倾向。
注意事项
①老年患者应在医师指导下使用；
②服药期间不得驾驶机、车、船，从事高空作业、机械作业及操作精密仪器；
③儿童剂量请向医师或药师咨询。
药物相互作用
①本品不应与含抗组胺药(如马来酸氯苯那敏、苯海拉明等)的复方抗感冒药同服；
②本品不应与含抗胆碱药(如颠茄制剂、阿托品等)的药品同服；
③与解热镇痛药物配伍，可增强其镇痛和缓解感冒症状的作用；
④与中枢镇静药、催眠药、安定药或乙醇并用，可增加对中枢神经的抑制作用。

3．盐酸左西替利嗪

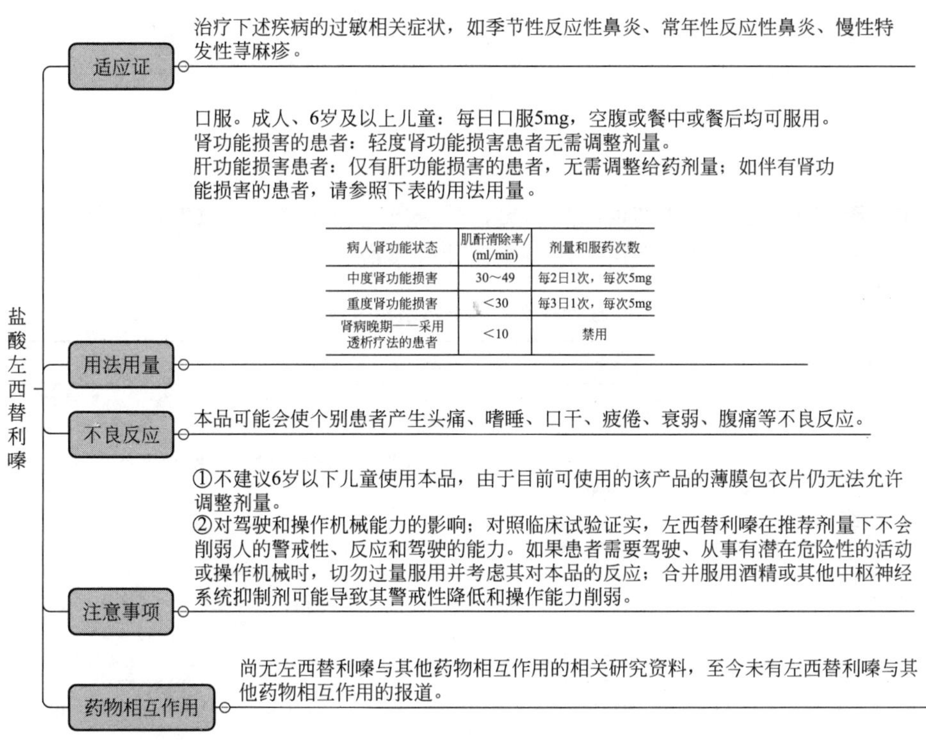
盐酸左西替利嗪
适应证
治疗下述疾病的过敏相关症状，如季节性反应性鼻炎、常年性反应性鼻炎、慢性特发性荨麻疹。
用法用量
口服。成人、6岁及以上儿童：每日口服5mg，空腹或餐中或餐后均可服用。
肾功能损害的患者：轻度肾功能损害患者无需调整剂量。
肝功能损害患者：仅有肝功能损害的患者，无需调整给药剂量；如伴有肾功能损害的患者，请参照下表的用法用量。

病人肾功能状态	肌酐清除率/(ml/min)	剂量和服药次数
中度肾功能损害	30～49	每2日1次，每次5mg
重度肾功能损害	＜30	每3日1次，每次5mg
肾病晚期——采用透析疗法的患者	＜10	禁用

不良反应
本品可能会使个别患者产生头痛、嗜睡、口干、疲倦、衰弱、腹痛等不良反应。
注意事项
①不建议6岁以下儿童使用本品，由于目前可使用的该产品的薄膜包衣片仍无法允许调整剂量。
②对驾驶和操作机械能力的影响：对照临床试验证实，左西替利嗪在推荐剂量下不会削弱人的警戒性、反应和驾驶的能力。如果患者需要驾驶、从事有潜在危险性的活动或操作机械时，切勿过量服用并考虑其对本品的反应；合并服用酒精或其他中枢神经系统抑制剂可能导致其警戒性降低和操作能力削弱。
药物相互作用
尚无左西替利嗪与其他药物相互作用的相关研究资料，至今未有左西替利嗪与其他药物相互作用的报道。

4．孟鲁司特钠

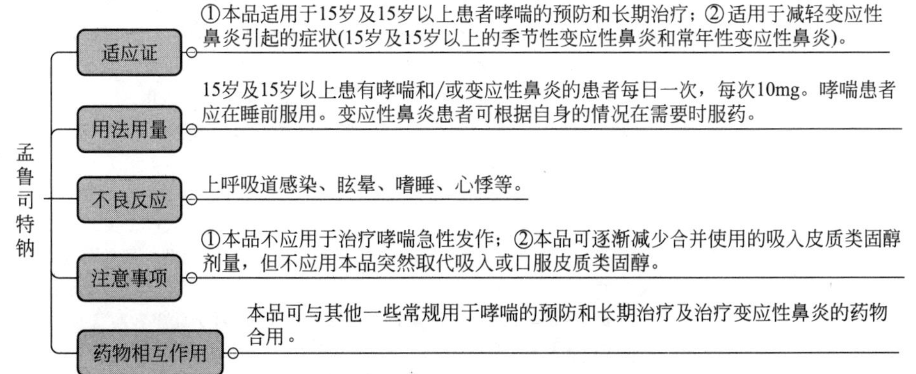
孟鲁司特钠
适应证
①本品适用于15岁及15岁以上患者哮喘的预防和长期治疗；②适用于减轻变应性鼻炎引起的症状(15岁及15岁以上的季节性变应性鼻炎和常年性变应性鼻炎)。
用法用量
15岁及15岁以上患有哮喘和/或变应性鼻炎的患者每日一次，每次10mg。哮喘患者应在睡前服用。变应性鼻炎患者可根据自身的情况在需要时服药。
不良反应
上呼吸道感染、眩晕、嗜睡、心悸等。
注意事项
①本品不应用于治疗哮喘急性发作；②本品可逐渐减少合并使用的吸入皮质类固醇剂量，但不应用本品突然取代吸入或口服皮质类固醇。
药物相互作用
本品可与其他一些常规用于哮喘的预防和长期治疗及治疗变应性鼻炎的药物合用。

5. 通窍鼻炎片

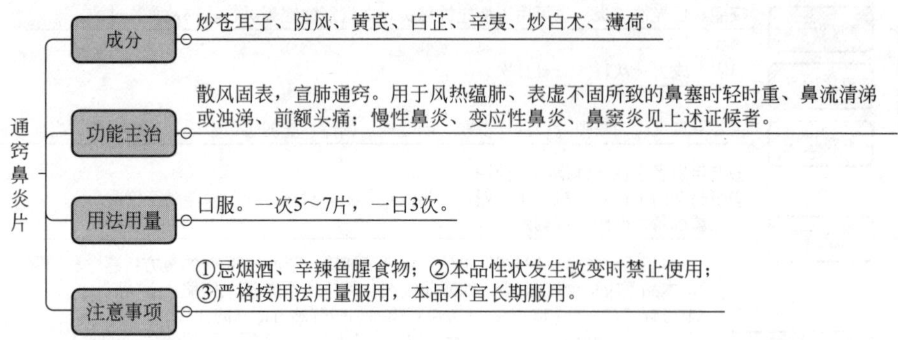
通窍鼻炎片
成分
炒苍耳子、防风、黄芪、白芷、辛夷、炒白术、薄荷。
功能主治
散风固表，宣肺通窍。用于风热蕴肺、表虚不固所致的鼻塞时轻时重、鼻流清涕或浊涕、前额头痛；慢性鼻炎、变应性鼻炎、鼻窦炎见上述证候者。
用法用量
口服。一次5～7片，一日3次。
注意事项
①忌烟酒、辛辣鱼腥食物；②本品性状发生改变时禁止使用；③严格按用法用量服用，本品不宜长期服用。

【任务实施】

一、任务准备

环境及物品：药房或模拟药店、常用变应性鼻炎治疗用药品、医师开具的处方。

人员：两人一组（一位药师，一位患者）。

二、实施操作

分别模拟药师和患者，详细询问疾病史、就医史、用药史、过敏史，进行病情判断，给出推荐用药方案，并描述推荐理由、用药交代和健康指导。

变应性鼻炎问病售药示例过程表

过程		内容
询问病情	基本情况	张某，女，23岁，公司职员
	询问疾病史	近两天由于小区里花开得很多，患者出现鼻塞、流水样鼻涕、鼻痒、打喷嚏、眼痒、眼结膜充血的症状
	询问就医史	曾就医，有医生处方
	询问用药史、过敏史	最近无用药，无药物过敏史
	病情判断	变应性鼻炎
推荐用药	用药方案	主治药：氯雷他定片、孟鲁司特钠片（应凭医生处方和医嘱调配）；联合用药：通窍鼻炎片；辅助用药：色甘酸钠滴眼液
	推荐理由	氯雷他定为 H_1 受体阻断药，可用于缓解变应性鼻炎有关的症状，如喷嚏、流涕、鼻塞、鼻痒以及眼部痒及灼烧感。用药后，患者的鼻和眼部的症状可以得到迅速缓解，亦可以用于缓解慢性荨麻疹、瘙痒性皮肤病及其他过敏性皮肤病的症状及体征。此患者用氯雷他定片正好可以缓解鼻部及眼部的症状。建议患者服用。 孟鲁司特钠为白三烯调节剂，通过阻断或抑制白三烯类炎症介质，减轻变应性鼻炎的症状，并预防变应性鼻炎的发生。建议患者服用。 通窍鼻炎片是由苍耳子、辛夷、防风、黄芩、白芷、薄荷、白术组成的复方制剂。具有散风消炎、宣通鼻窍的作用。用于鼻塞、流涕、前额头痛、鼻炎、鼻窦炎以及变应性鼻炎的症状缓解。此患者再次接触到花粉后，鼻炎的症状加重，因此加用通窍鼻炎片来缓解患者的变应性鼻炎的症状。 色甘酸钠滴眼液可以用于预防春季过敏性结膜炎，对于此患者而言，可以缓解患者眼痒、眼结膜充血的症状

续表

过程		内容
用药交代	药品用法用量	氯雷他定的给药方式为口服，一次1片，一日1次。 孟鲁司特钠治疗鼻炎每晚用药一次，一日1次，每次1粒。 通窍鼻炎片的给药方法为口服，一日3次，一次5～7片。 色甘酸钠滴眼液为外用滴液，一日4次，每次1～2滴
	服用时间与疗程	治疗疗程为一周
	药品不良反应	氯雷他定常见的不良反应有乏力、头痛、嗜睡、口干，胃肠道不适，包括恶心、胃炎，以及皮疹，罕见心动过速及心悸等。 孟鲁司特钠一般患者耐受性良好，不良反应轻微。 通窍鼻炎片不良反应尚不明确。 色甘酸钠滴眼液偶尔会导致眼部刺痛感和过敏反应发生
	药品禁忌	对氯雷他定或本品中其他成分过敏者禁用。 对孟鲁司特钠中任何成分过敏者禁用。 对色甘酸钠滴眼液过敏者禁用
	药品注意事项（包含相互作用）	在做皮试前48h左右终止使用氯雷他定。 应用色甘酸钠滴眼液后，应将瓶盖拧紧，以免瓶口被污染，用前应洗净双手，当药物性状发生改变时禁止使用。 滴眼时取坐位或仰卧位，头稍向后仰，用左手拇指和食指轻轻分开上下眼睑，眼睛向上看，右手持眼药水，将药液滴入眼睑1～2滴后，再将上眼睑轻轻提起，转动眼睛，使药液充分分布于结膜囊内即可
	特殊人群、特殊剂型、特殊送服要求等	妊娠期及哺乳期妇女使用氯雷他定前应咨询医生
	贮藏方法	储存在阴凉处
	发生特定情况处理办法	若用药3天症状无明显缓解，应及时停药并就医。 出现严重不良反应应及时就医
健康指导	饮食、运动、烟酒、情绪等	1. 尽量避免接触变应原，远离宠物，花开季节减少外出，尽量避免出入空气污浊的地方，必须出门时戴口罩加以防护。 2. 发作期间要注意保暖，不要骤然进出冷热悬殊的环境。 3. 经常参加体育锻炼，以增加机体抵抗力

【任务评价】

任务完成后，学生撰写报告，教师按评分标准进行任务评价（见“考核评价工作手册”），计入考核成绩。

任务十五　口腔溃疡用药指导

【任务导入】

PPT 课件

2021年3月，王××，女，32岁，火锅店员工。顾客自述3月前口腔经常出现圆形黏膜病损、偶尔充血，有明显的灼痛感。因症状轻微，休息后常自行缓解，故未到医院就诊。2天前又出现了上述症状，平常喜欢吃火锅，喝冷饮，无发热，否认过敏史，否认怀孕和其他基础疾病。

请为患者推荐合理的用药方案，说明理由，指导正确用药及给予正确健康指导。

【必备知识】

一、临床医学知识

（一）简介及病因

口腔溃疡俗称口疮，是一种常见的发生于口腔黏膜的溃疡性损伤病症，多见于唇内侧、舌头、舌腹、颊黏膜、前庭沟、软腭等部位，这些部位的黏膜缺乏角质化层或角化较差。舌头溃疡指发生于舌头、舌腹部位的口腔溃疡。口腔溃疡发作时疼痛剧烈，局部灼痛明显，严重者还会影响饮食、说话，对日常生活造成极大不便，可并发口臭、慢性咽炎、便秘、头痛、头晕、恶心、乏力、烦躁、发热、淋巴结肿大等全身症状。

口腔溃疡的发生是多种因素综合作用的结果，包括局部创伤、精神紧张、食物、药物、营养不良、激素水平改变及维生素或微量元素缺乏。系统性疾病、遗传、免疫及微生物在口腔溃疡的发生、发展中可能起重要作用。如缺乏微量元素锌、铁，缺乏叶酸、维生素 B_{12} 以及营养不良等，可降低免疫功能，增加口腔溃疡发病的可能性；血链球菌及幽门螺杆菌等细菌也与口腔溃疡关系密切。口腔溃疡通常预示着机体可能有潜在系统性疾病，口腔溃疡与胃溃疡、十二指肠溃疡、溃疡性结肠炎、局限性肠炎、肝炎、女性经期、维生素 B 族吸收障碍症、自主神经功能紊乱症等均有关。

（二）临床表现

口腔溃疡一般无全身症状，以孤立的椭圆形或圆形的小溃疡为临床特征，伴有口腔黏膜病损、充血和明显的灼痛感，好发于唇、颊、软腭或齿龈等部位，深浅不等。其表现为单个或多个大小不等的圆形或椭圆形溃疡，严重溃疡直径可达 1～3cm，表面覆盖灰白色或黄色假膜，中央凹陷，边缘整齐，周围有红晕，有烧灼痛。溃疡有自愈性，病程 7～10 日，具有周期性反复发作的特点。

二、用药指导

（一）药物治疗

治疗口腔溃疡的药物分为局部治疗药物、全身治疗药物、联合用药。

1. 局部治疗药物

局部治疗药物分为消炎类药物、止痛剂、中药等。

（1）消炎类药物　包含醋酸氯己定溶液、复方氯己定含漱液；金霉素药膜和复方四环素药膜；糖皮质激素制成药膜和软膏，常与抗菌剂联用，常用的有地塞米松贴片、地塞米松糊剂等。

（2）止痛剂　达克罗宁溶液、利多卡因等，醋酸地塞米松贴片贴于溃疡局部，有一定的止痛作用。

（3）中药　锡类散、冰硼散、桂林西瓜霜、蜂胶口腔贴膜等。

2. 全身治疗药物

全身治疗药物分为免疫抑制剂、免疫增强剂、维生素类药物、微量元素和中药等。

（1）免疫抑制剂　包含泼尼松、氢化可的松等糖皮质激素；硫唑嘌呤等抗代谢药。

（2）免疫增强剂　常用的药物有左旋咪唑、转移因子和胸腺素等。

（3）维生素类药物　口服维生素 B_2 和维生素 C。

（4）微量元素　部分复发性口腔溃疡是由于缺锌引起细胞免疫缺陷。

（5）中药　可选择具有清热泻火、滋阴清热等作用的药物治疗，如口炎清颗粒、黄连上清丸等。

3. 联合用药

口腔溃疡发生率高，患处疼痛，目前临床上尚无根治复发性口腔溃疡的方法，主要通过消炎镇痛、促进创面愈合、防止继发感染等多种方法联合用药，减小复发频率，最大限度地减轻患者的痛苦。

口腔溃疡常用药物及其用法用量如表 2-15-1。

表 2-15-1　口腔溃疡常用药物及其用法用量

药物	用法用量
西地碘片	规格 1.5mg，口含，成人一次 1 片，一日 3～5 次
复方氯己定含漱液	规格 150ml，一次 10～20ml，早晚刷牙后含漱，5～10 日为一个疗程
醋酸氯己定溶液	规格 0.02%，含漱。成人一次 10ml；儿童（在成人监护下使用）一次 5ml，一次含漱 2～5min 后吐弃
醋酸地塞米松贴片	规格 0.75mg，成人一次 1 片，一日总量不超过 3 片，连用不得超过 1 周
锡类散	每用少许，吹敷患处，每日 1～2 次

（二）健康指导

① 多运动锻炼，提高自身免疫力，避免长期压力过大。

② 饮食中多吃一些富含维生素 B 的食物，避免吃一些刺激性的食物。

③ 患者要注意口腔卫生，避免口腔黏膜损伤和局部刺激（如辛辣食物），平时可以淡盐水漱口等。

④ 多饮水，注意休息，戒烟酒，保持良好的心态。

（三）常用代表性治疗药物介绍

1. 西地碘含片

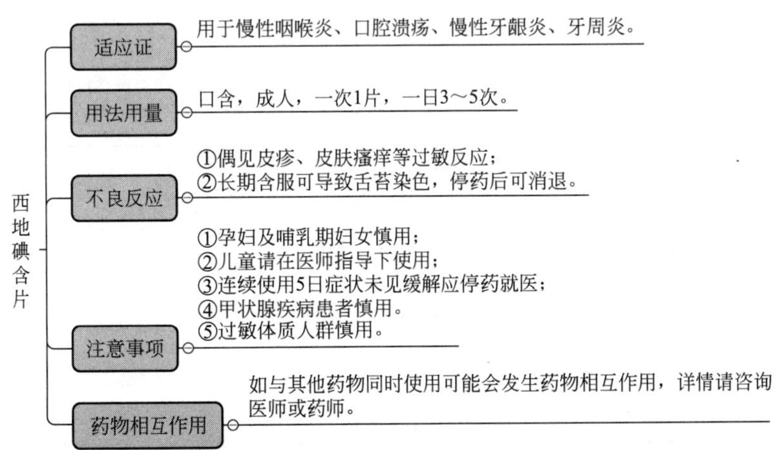
西地碘含片
适应证
用于慢性咽喉炎、口腔溃疡、慢性牙龈炎、牙周炎。
用法用量
口含，成人，一次1片，一日3～5次。
不良反应
①偶见皮疹、皮肤瘙痒等过敏反应；
②长期含服可导致舌苔染色，停药后可消退。
注意事项
①孕妇及哺乳期妇女慎用；
②儿童请在医师指导下使用；
③连续使用5日症状未见缓解应停药就医；
④甲状腺疾病患者慎用。
⑤过敏体质人群慎用。
药物相互作用
如与其他药物同时使用可能会发生药物相互作用，详情请咨询医师或药师。

2．复方氯己定含漱液

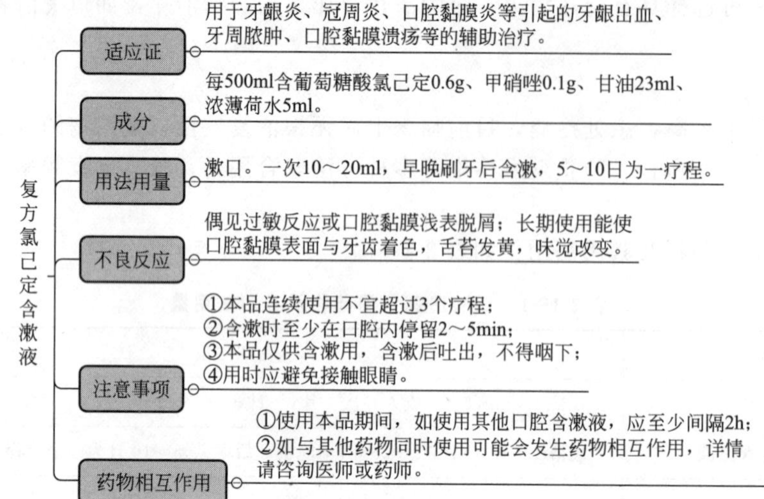
复方氯己定含漱液
适应证
用于牙龈炎、冠周炎、口腔黏膜炎等引起的牙龈出血、牙周脓肿、口腔黏膜溃疡等的辅助治疗。
成分
每500ml含葡萄糖酸氯己定0.6g、甲硝唑0.1g、甘油23ml、浓薄荷水5ml。
用法用量
漱口。一次10～20ml，早晚刷牙后含漱，5～10日为一疗程。
不良反应
偶见过敏反应或口腔黏膜浅表脱屑；长期使用能使口腔黏膜表面与牙齿着色，舌苔发黄，味觉改变。
注意事项
①本品连续使用不宜超过3个疗程；
②含漱时至少在口腔内停留2～5min；
③本品仅供含漱用，含漱后吐出，不得咽下；
④用时应避免接触眼睛。
药物相互作用
①使用本品期间，如使用其他口腔含漱液，应至少间隔2h；
②如与其他药物同时使用可能会发生药物相互作用，详情请咨询医师或药师。

3．口腔溃疡膜

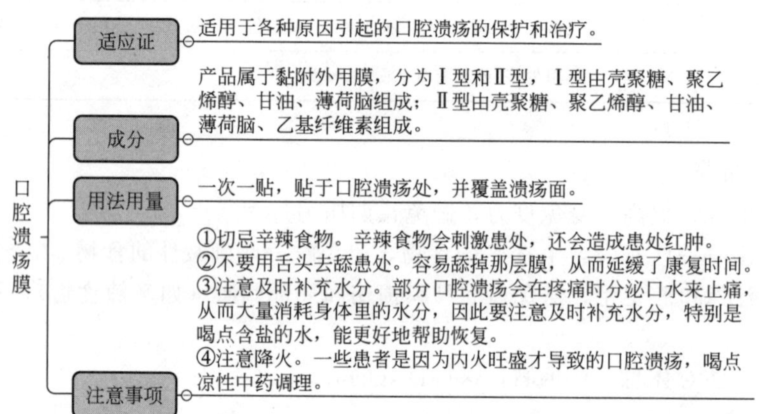
口腔溃疡膜
适应证
适用于各种原因引起的口腔溃疡的保护和治疗。
成分
产品属于黏附外用膜，分为Ⅰ型和Ⅱ型，Ⅰ型由壳聚糖、聚乙烯醇、甘油、薄荷脑组成；Ⅱ型由壳聚糖、聚乙烯醇、甘油、薄荷脑、乙基纤维素组成。
用法用量
一次一贴，贴于口腔溃疡处，并覆盖溃疡面。
注意事项
①切忌辛辣食物。辛辣食物会刺激患处，还会造成患处红肿。
②不要用舌头去舔患处。容易舔掉那层膜，从而延缓了康复时间。
③注意及时补充水分。部分口腔溃疡会在疼痛时分泌口水来止痛，从而大量消耗身体里的水分，因此要注意及时补充水分，特别是喝点含盐的水，能更好地帮助恢复。
④注意降火。一些患者是因为内火旺盛才导致的口腔溃疡，喝点凉性中药调理。

4．地塞米松贴剂

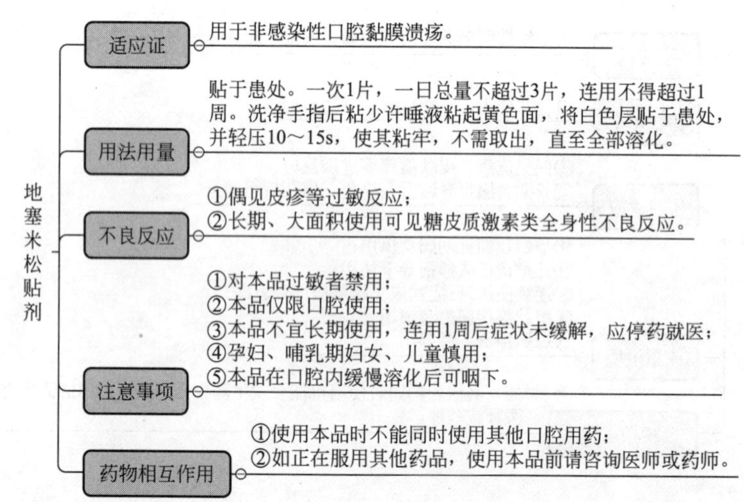
地塞米松贴剂
适应证
用于非感染性口腔黏膜溃疡。
用法用量
贴于患处。一次1片，一日总量不超过3片，连用不得超过1周。洗净手指后粘少许唾液粘起黄色面，将白色层贴于患处，并轻压10～15s，使其粘牢，不需取出，直至全部溶化。
不良反应
①偶见皮疹等过敏反应；
②长期、大面积使用可见糖皮质激素类全身性不良反应。
注意事项
①对本品过敏者禁用；
②本品仅限口腔使用；
③本品不宜长期使用，连用1周后症状未缓解，应停药就医；
④孕妇、哺乳期妇女、儿童慎用；
⑤本品在口腔内缓慢溶化后可咽下。
药物相互作用
①使用本品时不能同时使用其他口腔用药；
②如正在服用其他药品，使用本品前请咨询医师或药师。

5. 复方一枝黄花喷雾剂

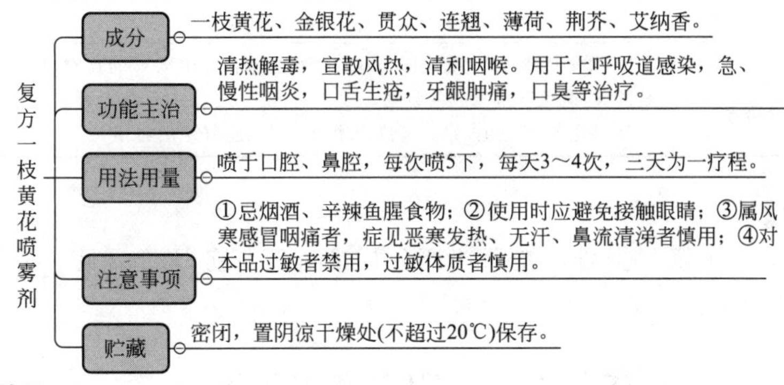
复方一枝黄花喷雾剂
成分
一枝黄花、金银花、贯众、连翘、薄荷、荆芥、艾纳香。
功能主治
清热解毒，宣散风热，清利咽喉。用于上呼吸道感染，急、慢性咽炎，口舌生疮，牙龈肿痛，口臭等治疗。
用法用量
喷于口腔、鼻腔，每次喷5下，每天3～4次，三天为一疗程。
注意事项
①忌烟酒、辛辣鱼腥食物；②使用时应避免接触眼睛；③属风寒感冒咽痛者，症见恶寒发热、无汗、鼻流清涕者慎用；④对本品过敏者禁用，过敏体质者慎用。
贮藏
密闭，置阴凉干燥处(不超过20℃)保存。

【任务实施】

一、任务准备

环境及物品：药房或模拟药店、常用口腔溃疡治疗用药品、医师开具的处方。

人员：两人一组（一位药师，一位患者）。

二、实施操作

分别模拟药师和患者，详细询问疾病史、就医史、用药史、过敏史，进行病情判断，给出推荐用药方案，并描述推荐理由、用药交代和健康指导。

口腔溃疡问病售药示例过程表

过程		内容
询问病情	基本情况	32 岁，女，火锅店员工
	询问疾病史	口腔经常出现圆形黏膜病损、偶尔充血，有明显的灼痛感
	询问就医史	曾就医，有医生处方
	询问用药史、过敏史	最近无用药，无过敏史
	病情判断	口腔溃疡
推荐用药	用药方案	主药：西地碘含片；联合用药：复方一枝黄花喷雾剂
	推荐理由	主药西地碘含片，直接卤化菌体蛋白质，杀灭各种微生物；用复方一枝黄花喷雾剂直达病兆部位，能够清热解毒，起到中西结合，标本兼治的目的
用药交代	药品用法用量	西地碘含片，一次 1 片，舌下含化，一日 3～5 次。 复方一枝黄花喷雾剂，每次喷 5 下，每天 3～4 次
	服用时间与疗程	3 天为一疗程
	药品不良反应	西地碘含片偶见皮疹、皮肤瘙痒，长期服用可致舌苔染色，停药后可消退。其他药物不良反应尚不明确
	药品禁忌	对西地碘或其他碘制剂过敏者禁用
	药品注意事项	过敏体质人群慎用，若药物发生性状改变时禁止使用
	特殊用药	甲状腺疾病患者慎用西地碘含片。 复方一枝黄花喷雾剂禁忌尚不明确
	药品贮藏	密闭，西地碘含片需遮光，复方一枝黄花喷雾剂置阴凉干燥处(不超过 20℃)保存
	发生特定情况处理办法	1. 联合用药 7 天后症状未改善者应去医院就诊。 2. 发生过敏，立即停药并就医

续表

过程		内容
健康指导	饮食、运动、烟酒、情绪等	1. 饮食宜清淡，少吃火锅，多吃易消化、富含维生素C的食物，如橙子、橘子、柚子、猕猴桃等，避免辛辣荤腥的食物。 2. 注意口腔卫生，养成坚持刷牙和漱口的良好生活习惯

【任务评价】

任务完成后，学生撰写报告，教师按评分标准进行任务评价（见“考核评价工作手册”），计入考核成绩。

任务十六　阴道炎用药指导

PPT 课件

【任务导入】

患者，女性，24岁。患者自述阴道分泌物增多持续两周，有鱼腥臭味，性交后加重。昨日于医院检查，诊断为：细菌性阴道炎。现来药房购买治疗药物。

患者无发热，无新冠中高风险区域旅居史，无过敏史，否认怀孕和其他基础疾病。请为患者推荐合理的用药方案，说明理由，给予用药交代及健康指导。

【必备知识】

一、临床医学知识

（一）阴道炎简介及病因

阴道炎即阴道组织发生的炎症，是妇科常见疾病，是导致外阴阴道症状如瘙痒、灼痛、刺激和异常流液的一组病症。正常健康妇女阴道由于解剖组织的特点对病原体的侵入有自然防御功能。如阴道口的闭合，阴道前后壁紧贴，阴道上皮细胞在雌激素的影响下的增生和表层细胞角化，阴道酸碱度保持平衡，使适应碱性的病原体的繁殖受到抑制，而颈管黏液呈碱性，当阴道的自然防御功能受到破坏时，病原体易于侵入，导致阴道炎症。

正常情况下有需氧菌及厌氧菌寄居在阴道内，形成正常的阴道菌群。任何原因将阴道与菌群之间的生态平衡打破，都可能形成条件致病菌。临床上常见有：细菌性阴道病（占有症状女性22%～50%）、外阴阴道假丝酵母菌病（17%～39%）、滴虫性阴道炎（4%～35%）、萎缩性阴道炎、幼女性阴道炎。阴道炎主要病因如下。

1. 细菌性阴道病

细菌性阴道病是阴道内正常菌群失调所致的一种混合感染，正常的阴道菌群包括需氧菌及厌氧菌，其中以乳杆菌最为常见和重要，约占95%。细菌性阴道炎是加德纳菌、厌氧菌、支原体等增多，乳杆菌减少，导致阴道内生态平衡系统改变。

2. 外阴阴道假丝酵母菌病

由假丝酵母菌引起的外阴阴道炎症，常称外阴阴道念珠菌病，病原体中80%～90%都是白色假丝酵母菌，是机会致病菌，常见的诱因有妊娠，糖尿病，长期应用广谱抗生素、糖皮质激素和雌激素，另外肥胖和穿紧身化学纤维内裤等均容易引起疾病。

3. 滴虫性阴道炎

阴道毛滴虫，适宜在温度25～40℃、pH为5.2～6.6的潮湿环境生长，易在月经前后复发，还可侵犯男女泌尿系统。

4. 萎缩性阴道炎

常见于绝经后的老年妇女，也可见于产后闭经、药物假绝经治疗的妇女，以及卵巢早衰及卵巢切除者。雌激素水平降低，上皮细胞内糖原减少，阴道 pH 升高，致病菌容易侵入生长繁殖而引起阴道炎。

5. 幼女性阴道炎

因婴幼儿外阴发育差、雌激素水平低及阴道内异物等造成激发感染所致，常见病原体有大肠埃希菌及葡萄球菌、链球菌等。

(二) 临床表现

阴道炎临床症状主要表现为阴道分泌物增多、异味、外阴瘙痒灼痛、性交痛。

1. 细菌性阴道病

(1) 症状　分泌物增多，有鱼腥臭味，性交后加重。

(2) 体征　阴道黏膜无炎症表现，有均匀的灰白色分泌物，稀薄。

2. 外阴阴道假丝酵母菌病

(1) 症状

① 主要症状是外阴奇痒，伴灼痛；

② 尿频、尿痛和性交痛；

③ 急性期白带增多，典型呈白色豆渣样或凝乳样。

(2) 体征　小阴唇内侧及阴道黏膜附有白色膜状物。

3. 滴虫性阴道炎

(1) 症状

① 白带增多，伴有外阴瘙痒或有灼痛感。典型白带呈灰黄色稀薄泡沫样，可呈脓性，有臭味。

② 尿频、尿急、尿痛或血尿。

③ 不孕。

(2) 体征　阴道黏膜充血，有散在出血点；阴道后穹有多量分泌物。

4. 萎缩性阴道炎

萎缩性阴道炎常见于自然绝经及卵巢功能衰退后妇女，亦称老年性阴道炎。

(1) 症状　分泌物增多，伴外阴瘙痒、灼热，分泌物呈黄水样或脓性、血性，有臭味。

(2) 体征　阴道呈萎缩状改变，黏膜充血，有散在出血点，有时可见浅表溃疡。

二、用药指导

(一) 药物治疗

目前治疗一般选择联合治疗方式。治疗原则在于提高阴道免疫力、改善阴道内环境、抑制细菌。

1. 细菌性阴道病

① 全身用药。甲硝唑 400mg，每日 2 次口服，共 7 天。克林霉素 300mg，每日 2 次口服，共 7 天。性伴侣不需要常规治疗。

② 局部疗法。甲硝唑栓每晚放置 1 枚于阴道内，共用 7 天。

③ 中药可选用清热祛湿、杀虫止痒类的洗剂冲洗阴道，如复方苦参洗剂、洁尔阴洗剂、复方黄松洗液等。

2. 外阴阴道假丝酵母菌病

① 消除诱因：若有糖尿病应给予积极治疗，及时停用广谱抗生素、雌激素及皮质醇。

勤换内裤，用过的内裤、盆、毛巾均应用开水烫洗。

② 局部用药：咪康唑栓剂、克霉唑栓剂、制霉菌素栓剂。

③ 全身用药（反复发作或不能阴道给药的患者）：氟康唑、伊曲康唑。氟康唑具有更低的肝毒性风险，可替代酮康唑使用。

④ 性伴侣应进行念珠菌的检查及治疗。

⑤ 妊娠合并假丝酵母菌阴道炎局部治疗为主，禁用口服唑类药物。

3. 滴虫性阴道炎

① 全身用药。甲硝唑（或替硝唑）口服。甲硝唑用药后24h之内、替硝唑用药后72h之内禁止饮酒。孕妇不宜口服，哺乳期用药后24h之内不宜哺乳。性伴侣应同时治疗。

② 局部用药。0.5%乙酸，或1%乳酸，或1∶5000高锰酸钾冲洗阴道，将甲硝唑片或替硝唑片每晚睡前放入阴道，每日一次，连用7～10天。

③ 治愈标准：治疗后每次月经后检查白带，3次检查（3个月）均为阴性方为治愈。

4. 萎缩性阴道炎

治疗原则为补充雌激素，增强阴道免疫力，抑制细菌生长。局部可用1%乳酸，或1∶5000高锰酸钾冲洗阴道，改善阴道酸碱度。症状严重者可以每晚在阴道内放入己烯雌酚片。

5. 幼女性阴道炎

治疗原则为保持外阴清洁、对症处理、针对病原体选择抗生素。

（二）健康指导

① 当性伴侣被感染时也应给予适当治疗。

② 饮食多饮水，宜营养、清淡、易消化，避免辛辣荤腥的食物。

③ 注意休息，避免过度劳累，确保休息质量和睡眠充足，适度运动。

④ 用药期间注意个人卫生，可使用84消毒液、新洁尔灭、消毒净等对皮肤、内衣内裤、坐便器、浴盆等消毒杀菌。

⑤ 服用甲硝唑或替硝唑的患者，服药期间及停药1周内不得饮酒或含有酒精成分的制品。

⑥ 提高机体免疫力，可服用维生素C、大豆异黄酮、蜂王浆、葛根粉、维生素B族等。

⑦ 冲洗阴道可使用冲洗器等。

（三）常用代表性治疗药物介绍

1. 甲硝唑

甲硝唑

- 适应证：用于治疗肠道和肠外阿米巴病(如阿米巴肝脓肿、胸膜阿米巴病等)。还可用于治疗滴虫性阴道炎、小袋虫病和皮肤利什曼病、麦地那龙线虫感染等。目前还广泛用于厌氧菌感染的治疗。
- 用法用量：
  ①成人常用量：肠道阿米巴病，一次0.4～0.6g，一日3次，疗程7日；
  肠道外阿米巴病，一次0.6～0.8g，一日3次，疗程20日；
  贾第虫病，一次0.4g，一日3次，疗程5～10日；
  麦地那龙线虫病，一次0.2g，每日3次，疗程7日。
  ②小儿常用量：阿米巴病，每日按体重35～50mg/kg，分3次口服，10日为一疗程；贾第虫病，每日按体重15～25mg/kg，分3次口服，连服10日；治疗麦地那龙线虫病、小袋虫病、滴虫病的剂量同贾第虫病。
- 不良反应：15%～30%病例出现不良反应，以消化道反应最为常见，包括恶心、呕吐、食欲不振、腹部绞痛，一般不影响治疗；神经系统症状有头痛、眩晕，偶有感觉异常、肢体麻木、共济失调、多发性神经炎等，大剂量可致抽搐。
- 注意事项：
  ①对诊断的干扰：本品的代谢产物可使尿液呈深红色。
  ②原有肝脏疾病患者剂量应减少。出现运动失调或其他中枢神经系统症状时应停药。重复一个疗程之前，应做白细胞计数。厌氧菌感染合并肾功能衰竭者，给药间隔时间应由8h延长至12h。
- 药物相互作用：本品能增强华法林等抗凝药物的作用。与土霉素合用可干扰甲硝唑清除阴道滴虫的作用。

2. 克林霉素

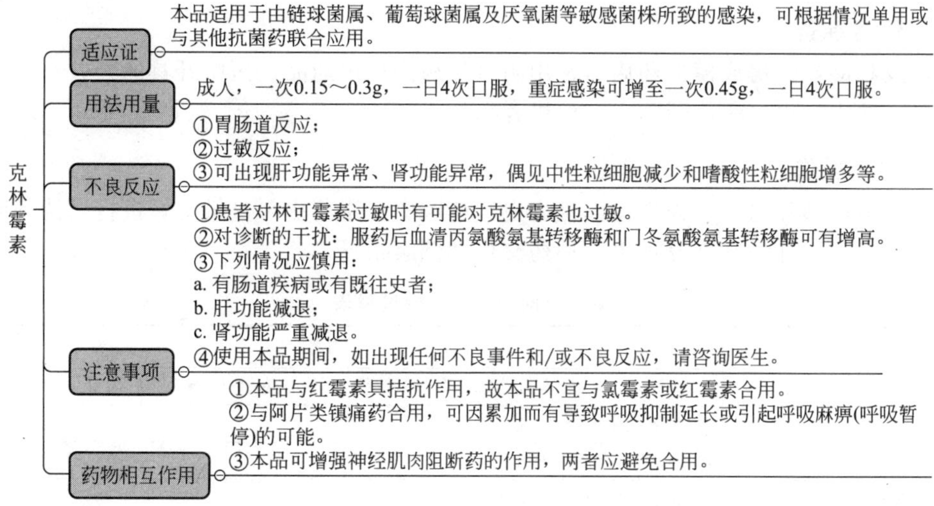
克林霉素
适应证
本品适用于由链球菌属、葡萄球菌属及厌氧菌等敏感菌株所致的感染，可根据情况单用或与其他抗菌药联合应用。
用法用量
成人，一次0.15～0.3g，一日4次口服，重症感染可增至一次0.45g，一日4次口服。
不良反应
①胃肠道反应；
②过敏反应；
③可出现肝功能异常、肾功能异常，偶见中性粒细胞减少和嗜酸性粒细胞增多等。
注意事项
①患者对林可霉素过敏时有可能对克林霉素也过敏。
②对诊断的干扰：服药后血清丙氨酸氨基转移酶和门冬氨酸氨基转移酶可有增高。
③下列情况应慎用：
a. 有肠道疾病或有既往史者；
b. 肝功能减退；
c. 肾功能严重减退。
④使用本品期间，如出现任何不良事件和/或不良反应，请咨询医生。
药物相互作用
①本品与红霉素具拮抗作用，故本品不宜与氯霉素或红霉素合用。
②与阿片类镇痛药合用，可因累加而有导致呼吸抑制延长或引起呼吸麻痹(呼吸暂停)的可能。
③本品可增强神经肌肉阻断药的作用，两者应避免合用。

3. 氟康唑

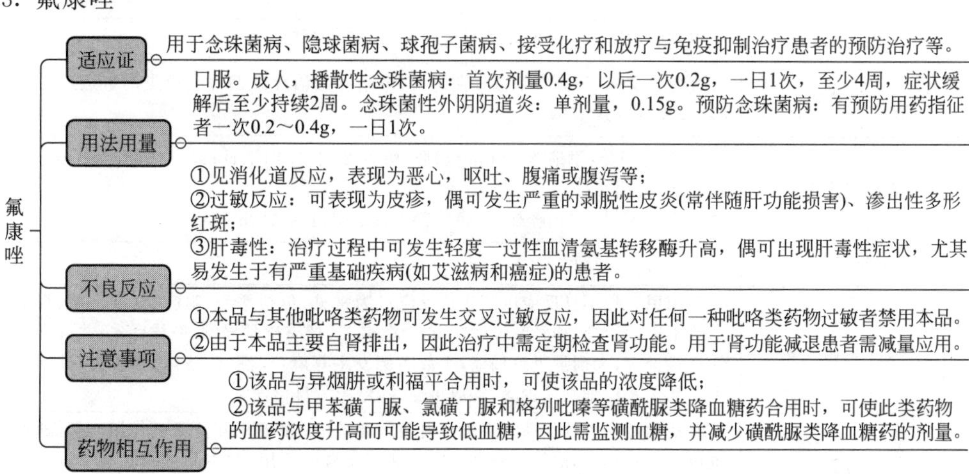
氟康唑
适应证
用于念珠菌病、隐球菌病、球孢子菌病、接受化疗和放疗与免疫抑制治疗患者的预防治疗等。
用法用量
口服。成人，播散性念珠菌病：首次剂量0.4g，以后一次0.2g，一日1次，至少4周，症状缓解后至少持续2周。念珠菌性外阴阴道炎：单剂量，0.15g。预防念珠菌病：有预防用药指征者一次0.2～0.4g，一日1次。
不良反应
①见消化道反应，表现为恶心，呕吐、腹痛或腹泻等；
②过敏反应：可表现为皮疹，偶可发生严重的剥脱性皮炎(常伴随肝功能损害)、渗出性多形红斑；
③肝毒性：治疗过程中可发生轻度一过性血清氨基转移酶升高，偶可出现肝毒性症状，尤其易发生于有严重基础疾病(如艾滋病和癌症)的患者。
注意事项
①本品与其他吡咯类药物可发生交叉过敏反应，因此对任何一种吡咯类药物过敏者禁用本品。
②由于本品主要自肾排出，因此治疗中需定期检查肾功能。用于肾功能减退患者需减量应用。
药物相互作用
①该品与异烟肼或利福平合用时，可使该品的浓度降低；
②该品与甲苯磺丁脲、氯磺丁脲和格列吡嗪等磺酰脲类降血糖药合用时，可使此类药物的血药浓度升高而可能导致低血糖，因此需监测血糖，并减少磺酰脲类降血糖药的剂量。

4. 左氧氟沙星片

左氧氟沙星片

适应证

本品适用于敏感细菌所引起的下列轻、中度感染。
①呼吸系统感染：急性支气管炎、慢性支气管炎、慢性支气管炎急性发作、弥漫性泛细支气管炎、支气管扩张合并感染、肺炎、咽喉炎、扁桃体炎(扁桃体周围脓肿)；
②泌尿系统感染：肾盂肾炎、复杂性尿路感染等。

用法用量

口服，成人一次0.1g，一日2～3次。病情较重者，最大剂量可增至一日0.6g，分3次口服。另外，可根据感染的种类及症状适当增减。

不良反应

①消化系统：有时会出现恶心、呕吐、腹部不适、腹泻、食欲不振、腹痛、腹胀、消化不良、便秘、舌炎、口腔炎等；
②过敏症：偶有浮肿、荨麻疹、发热感、光过敏症以及有时会出现皮疹、瘙痒、红斑等症状，十分罕见休克等。

注意事项

①与其他喹诺酮类药物一样，本品慎用于有中枢神经系统疾病及癫痫病史的患者。
②本品慎用于重症肌无力患者，有引起症状恶化的可能。
③喹诺酮类药物尚可引起少见的光毒性反应(发生率＜0.1%)。在接受本品治疗时应避免过度阳光曝晒和人工紫外线。如出现光敏反应或皮肤损伤时应停用本品。
④对喹诺酮类药物过敏者、孕妇及哺乳期妇女、18岁以下患者禁用。

【任务实施】

一、任务准备

环境及物品：药房或模拟药店、常用阴道疾病治疗用药品、医师开具的处方。

人员：两人一组（一位药师，一位患者）。

二、实施操作

分别模拟药师和患者，详细询问疾病史、就医史、用药史、过敏史，进行病情判断，给出推荐用药方案，并描述推荐理由、用药交代和健康指导。

阴道炎问病售药示例过程表

过程		内容
询问病情	基本情况	女性，24岁，自述阴道分泌物增多持续两周，有鱼腥臭味，性交后加重
	询问疾病史	细菌性阴道炎
	询问就医史	曾就医，有医生处方
	询问用药史、过敏史	最近无用药，无过敏史
	病情判断	细菌性阴道炎
推荐用药	用药方案	甲硝唑(片剂和栓剂)或克林霉素(凭医师处方和医嘱调配)
	推荐理由	有鱼腥臭味，检查有细菌性阴道炎，甲硝唑是治疗细菌性阴道炎的首选药，故用甲硝唑，或克林霉素
用药交代	药品用法用量	1. 全身用药：甲硝唑，400mg口服，每日2次，连用7日；或克林霉素300mg口服，每日2次，连用7日。 2. 局部疗法：甲硝唑栓，每晚放置1枚于阴道内，共用7天
	服用时间与疗程	一周为一个疗程
	药品不良反应	服用甲硝唑不良反应以消化道反应最为常见，包括恶心、呕吐、食欲不振、腹部绞痛，一般不影响治疗；神经系统症状有头痛、眩晕，偶有感觉异常、肢体麻木、共济失调、多发性神经炎等，大剂量可致抽搐；少数病例发生荨麻疹、潮红、瘙痒、膀胱炎、排尿困难、口中金属味及白细胞减少等，均属可逆性，停药后自行恢复
	药品禁忌	有活动性中枢神经系统疾患和血液病者禁用。甲硝唑虽无致畸作用，但可通过胎盘，也可经乳汁排出，故早期妊娠及哺乳期妇女最好不用；对本品过敏者禁用，用药期间忌酒及含乙醇饮料，否则可发生戒酒硫样反应，可引起腹部痉挛，面部潮红或呕吐。血液病患者或有血液病史者禁用。器质性神经疾病患者禁用
	药品注意事项(包含相互作用)	1. 对诊断有干扰，代谢产物可使尿液呈深红色。 2. 原有肝脏疾患者剂量应减少。出现运动失调或其他中枢神经系统症状时应停药。重复一个疗程之前，应做白细胞计数。厌氧菌感染合并肾功能衰竭者，给药间隔时间应由8h延长至12h。 3. 可抑制酒精代谢，用药期间应戒酒，饮酒后可能出现腹痛、呕吐、头痛等症状
	特殊人群、特殊剂型、特殊送服要求等	1. 孕妇及哺乳期妇女慎用。 2. 对本品过敏者禁用
	药品贮藏	遮光，密封，在阴凉处保存
	发生特定情况处理办法	发生过敏或不良反应，立即停药并就医
健康指导	饮食、运动、烟酒、情绪等	1. 饮食：宜营养、清淡、易消化，避免辛辣荤腥的食物。 2. 注意休息，确保休息质量和睡眠充足，适度运动。 3. 避免过度劳累，多饮水

【任务评价】

任务完成后，学生撰写报告，教师按评分标准进行任务评价（见“考核评价工作手册”），计入考核成绩。

PPT 课件

任务十七 尿路感染用药指导

【任务导入】

2021 年 6 月，张××，女，52 岁，自由职业，患者自述今上午前出现尿频、尿急、尿痛的现象，尿液颜色正常，无腰痛、发热的现象。最近由于天气热，到自己小区的游泳池游泳，当时游泳的人较多，否认过敏史，否认怀孕和其他基础疾病。

请为患者推荐合理的用药方案，说明理由，指导正确用药及给予患者正确健康指导。

【必备知识】

一、临床医学知识

（一）疾病简介及病因

尿路感染是常见的感染疾病，一般指大量病原微生物侵入尿路并生长繁殖而引起的感染性炎症，可分为上尿路感染（主要是肾盂肾炎）和下尿路感染（主要是膀胱炎和尿道炎）。尿路感染多数是由细菌感染引起的，最常见的致病菌是大肠埃希菌、粪肠球菌、变形杆菌、铜绿假单胞菌等。

1. 致病菌

以大肠埃希菌为最多，其次为变形杆菌、葡萄球菌、粪链球菌、铜绿假单胞菌等。

2. 细菌入侵途径

（1）逆行感染　致病菌（多为大肠埃希菌）经尿道口沿膀胱、输尿管上行达肾盂，为最常见的感染途径。

（2）血行感染　一般患者体内有感染病灶或败血症，细菌（多为金黄色葡萄球菌和大肠埃希菌）侵入血液，到达肾皮质引起多发性小脓肿，向下扩散，引起肾盂肾炎，较逆行感染少见。

（3）淋巴道感染及直接感染　此种情况极其少见。

3. 机体易感因素

一般情况下，人体的泌尿系统有益菌群处于平衡状态，可以将入侵的细菌杀死，但在机体的抵抗能力下降甚至失去时，细菌容易侵入，引发感染。

（二）临床表现

1. 尿液异常

尿路感染可引起尿液的异常，尿液常浑浊、有异味，可出现血尿。常见的有细菌尿、脓尿、血尿等。

2. 排尿异常

尿路感染常见的排尿异常是尿频、尿急、尿痛、排尿不畅、下腹部疼痛，部分患者有排尿不适，也可见尿失禁或尿潴留。

3. 腰痛

腰痛是临床常见症状，肾脏及肾周围疾病是腰痛的常见原因之一。

二、用药指导

（一）治疗原则

① 选用致病菌敏感的抗菌药物。无病原学结果前，一般首选对革兰氏阴性杆菌有效的

抗菌药物，尤其是初发尿路感染。治疗 3 天症状无改善则应按药敏试验结果调整用药。

② 抗菌药物在尿液和肾内的浓度要高。

③ 选用肾毒性小、不良反应少的抗菌药物。

④ 单一药物治疗失败、严重感染、混合感染、出现耐药菌株时，应联合用药。

⑤ 对不同类型的尿路感染给予不同的治疗疗程。

⑥ 要综合考虑感染部位、菌种类型、基础疾病、中毒症状程度等因素。

（二）药物治疗

纠正诱因，抗菌消炎，辅以全身支持疗法。高热不退或全身症状严重者建议去医院诊治。具体临床症状及用药和用药说明见表 2-17-1 和表 2-17-2。

表 2-17-1 临床症状及用药

临床症状	对症用药
膀胱刺激征(尿频、尿急、尿痛)、细菌感染	可选用致病菌敏感的抗生素，如左氧氟沙星、司帕沙星、阿莫西林等；中药可选用清淋颗粒、泌淋胶囊、热淋清片、大败毒胶囊等

表 2-17-2 用药说明

类别	功能	具体用药
主药	抗菌消炎	左氧氟沙星胶囊、司帕沙星片、阿莫西林胶囊
辅药	对症处理，缓解病情	清淋颗粒、三金片、八正合剂、泌淋胶囊、热淋清片、大败毒胶囊
关联用药	天然杀菌，提高免疫力	大蒜素胶囊、维生素 C、氨基酸、花旗参

注意：伴有严重的抑郁、精神焦虑、失眠、头痛、注意力不集中等精神症状患者，建议及时到医院就诊。

（三）健康指导

① 多饮水及富含维生素 C 的饮料，勤排尿，是最实用和有效的预防方法。

② 注意阴部的清洁卫生，尽量避免使用尿路器械。

③ 与性生活有关的反复发作的尿路感染，要注意局部卫生。

④ 感染反复发作者应积极寻找并去除病因和诱因。

⑤ 急性期注意休息。

⑥ 忌食辛辣刺激性食物，多吃新鲜蔬菜、水果，提高自身免疫力。

（四）常用代表性治疗药物介绍

1. 热淋清片

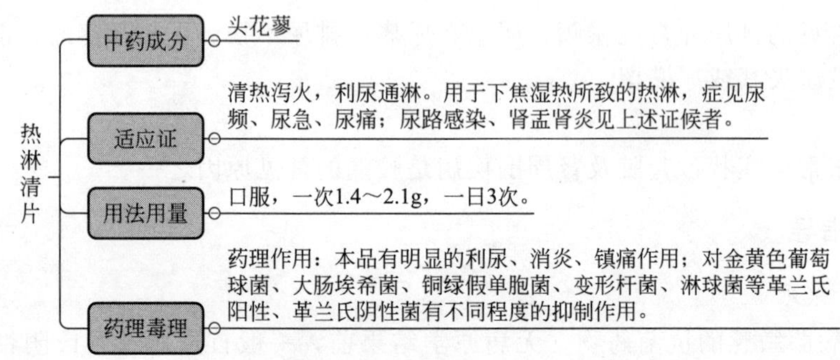
热淋清片
中药成分
头花蓼
适应证
清热泻火，利尿通淋。用于下焦湿热所致的热淋，症见尿频、尿急、尿痛；尿路感染、肾盂肾炎见上述证候者。
用法用量
口服，一次1.4～2.1g，一日3次。
药理毒理
药理作用：本品有明显的利尿、消炎、镇痛作用；对金黄色葡萄球菌、大肠埃希菌、铜绿假单胞菌、变形杆菌、淋球菌等革兰氏阳性、革兰氏阴性菌有不同程度的抑制作用。

2. 阿莫西林胶囊

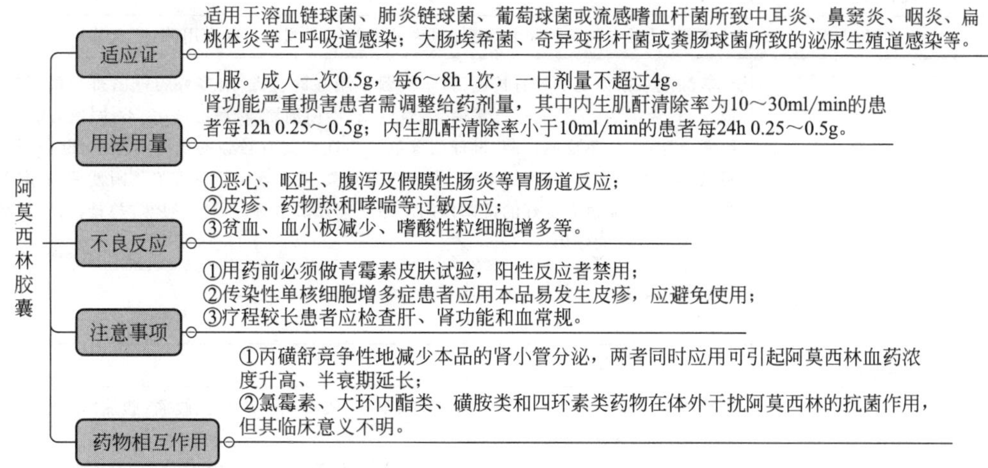
阿莫西林胶囊
适应证
适用于溶血链球菌、肺炎链球菌、葡萄球菌或流感嗜血杆菌所致中耳炎、鼻窦炎、咽炎、扁桃体炎等上呼吸道感染；大肠埃希菌、奇异变形杆菌或粪肠球菌所致的泌尿生殖道感染等。
用法用量
口服。成人一次0.5g，每6～8h 1次，一日剂量不超过4g。
肾功能严重损害患者需调整给药剂量，其中内生肌酐清除率为10～30ml/min的患者每12h 0.25～0.5g；内生肌酐清除率小于10ml/min的患者每24h 0.25～0.5g。
不良反应
①恶心、呕吐、腹泻及假膜性肠炎等胃肠道反应；
②皮疹、药物热和哮喘等过敏反应；
③贫血、血小板减少、嗜酸性粒细胞增多等。
注意事项
①用药前必须做青霉素皮肤试验，阳性反应者禁用；
②传染性单核细胞增多症患者应用本品易发生皮疹，应避免使用；
③疗程较长患者应检查肝、肾功能和血常规。
药物相互作用
①丙磺舒竞争性地减少本品的肾小管分泌，两者同时应用可引起阿莫西林血药浓度升高、半衰期延长；
②氯霉素、大环内酯类、磺胺类和四环素类药物在体外干扰阿莫西林的抗菌作用，但其临床意义不明。

3. 三金片

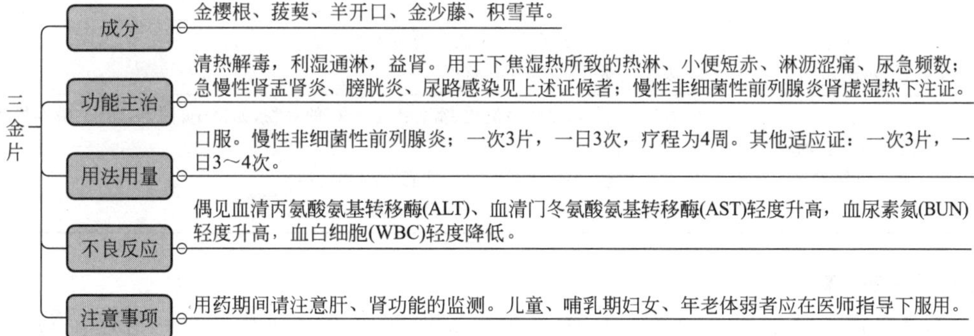
三金片
成分
金樱根、菝葜、羊开口、金沙藤、积雪草。
功能主治
清热解毒，利湿通淋，益肾。用于下焦湿热所致的热淋、小便短赤、淋沥涩痛、尿急频数；急慢性肾盂肾炎、膀胱炎、尿路感染见上述证候者；慢性非细菌性前列腺炎肾虚湿热下注证。
用法用量
口服。慢性非细菌性前列腺炎：一次3片，一日3次，疗程为4周。其他适应证：一次3片，一日3～4次。
不良反应
偶见血清丙氨酸氨基转移酶(ALT)、血清门冬氨酸氨基转移酶(AST)轻度升高，血尿素氮(BUN)轻度升高，血白细胞(WBC)轻度降低。
注意事项
用药期间请注意肝、肾功能的监测。儿童、哺乳期妇女、年老体弱者应在医师指导下服用。

【任务实施】

一、任务准备

环境及物品：药房或模拟药店、常用尿路感染治疗用药品、医师开具的处方。

人员：两人一组（一位药师，一位患者）。

二、实施操作

分别模拟药师和患者，详细询问疾病史、就医史、用药史、过敏史，进行病情判断，给出推荐用药方案，并描述推荐理由、用药交代和健康指导。

尿路感染问病售药示例过程表

过程		内容
询问病情	基本情况	52岁，女，自由职业
	询问疾病史	出现尿频、尿急、尿痛的现象，尿液颜色正常，无腰痛、发热的现象。最近由于天气热，到自己小区的游泳池游泳，当时游泳的人较多，无新冠中高风险区域旅居史
	询问就医史	曾就医，有医生处方
	询问用药史、过敏史	最近无用药，无过敏史
	病情判断	尿路感染

续表

过程		内容
推荐用药	用药方案	主药：盐酸左氧氟沙星片(应凭医生处方和医嘱调配)；联合用药：三金片
	推荐理由	盐酸左氧氟沙星片具有抗菌谱广、抗菌作用强的特点，对多数肠杆菌科细菌，如大肠埃希菌、克雷伯菌属、变形杆菌属、志贺菌属、沙门菌属、枸橼酸杆菌、不动杆菌属以及铜绿假单胞菌、流感嗜血杆菌、淋球菌等革兰阴性细菌有较强的抗菌活性；对部分甲氧西林敏感的葡萄球菌、肺炎链球菌、化脓性链球菌、溶血性链球菌等革兰阳性菌和军团菌、支原体、衣原体也有良好的抗菌作用。用三金片清热解毒，利湿通淋，益肾，对尿路感染起到辅助治疗的作用
用药交代	药品用法用量	盐酸左氧氟沙星片：一次 1 片，一日 2～3 次。 三金片：一次 3 片，一日 3～4 次
	服用时间与疗程	七天为一疗程
	药品不良反应	盐酸左氧氟沙星片有时会出现恶心、呕吐、腹泻、食欲缺乏、腹痛、腹胀、消化不良、便秘、舌炎、口腔炎等。 三金片偶见血清丙氨酸氨基转移酶(ALT)、血清门冬氨酸氨基转移酶(AST)轻度升高
	药品注意事项	过敏体质人群慎用，药物发生性状改变时禁止使用
	药品贮藏	遮光，密封保存
	发生特定情况处理办法	1. 联合用药 7 天后症状未改善者应去医院就诊。 2. 发生过敏，立即停药并就医
健康指导	饮食、运动、烟酒、情绪等	1. 饮食宜清淡，多吃易消化、富含维生素 C 的食物，如橙子、橘子、柚子、猕猴桃等，避免辛辣荤腥的食物。 2. 注意休息，多饮水，勤排尿，注意会阴部清洁。 3. 感染反复发作者应积极寻找并去除病因和诱因

【任务评价】

任务完成后，学生撰写报告，教师按评分标准进行任务评价（见“考核评价工作手册”），计入考核成绩。

任务十八　前列腺炎用药指导

PPT 课件

【任务导入】

陈××，男，41 岁，患者自述为农民，一周前无明显诱因开始出现发热，体温最高达 38．7℃，继而出现尿频、尿急、尿痛，夜尿次数多达 4～5 次，当时自认为是感冒引起，未予以重视，在家自服解热药克感敏每次 2 片，每日 3 次。第三天发热症状消失，尿频、尿急、尿痛依然存在。前一天上述症状加重，伴有尿道口红肿，小便时尿道刺痛，尿末有白色分泌物流出，会阴部潮湿，小腹胀痛不适，无过敏史，否认家族遗传性及传染性疾病史。请为顾客推荐合理的用药方案，说明理由，给予用药交代及健康指导。

【必备知识】

一、临床医学知识

（一）前列腺炎简介及病因

前列腺炎是指前列腺在病原体或（和）某些非感染因素作用下，患者出现以骨盆区域疼痛或不适、排尿异常等症状为特征的一组疾病。前列腺炎是成年男性的常见疾病，大约有

50%的男性在一生中的某个时期会受到前列腺炎的影响。按照疾病病程时间的长短，可以分为急性前列腺炎和慢性前列腺炎。前列腺炎病因通常有以下几种情况。

① 病原体感染：病原体感染为主要致病因素，病原体主要为大肠埃希菌，绝大多数为单一病原菌感染。

② 排尿功能障碍：诱发无菌的化学性前列腺炎。

③ 精神心理因素：可引起自主神经功能紊乱，造成后尿道神经肌肉的功能失调。

④ 神经内分泌因素：前列腺炎患者往往容易发生心率和血压的波动。

⑤ 免疫反应异常。

⑥ 盆腔相关疾病因素：与盆腔静脉充血、血液淤滞相关。

（二）临床表现

1. 急性前列腺炎

发病突然，为急性疼痛伴随着排尿刺激征和梗阻症状以及全身发热。典型表现为尿频、尿急、尿痛、排尿困难、排尿烧灼感。全身症状为寒战、高热、恶心、呕吐，甚至败血症。

2. 慢性前列腺炎

主要表现为骨盆区域部位疼痛，排尿异常可表现为尿频、尿急、尿痛、排尿不适感、排尿灼热感等。患者生活质量下降，可出现性功能减退、头昏、头胀、乏力、疲惫、失眠、情绪低落、焦虑等。某些患者排尿后有白色分泌物从尿道口流出。

二、用药指导

（一）药物治疗

急性前列腺炎主要是用广谱抗生素、对症治疗和支持治疗。慢性细菌性前列腺炎治疗以口服抗生素为主，选择敏感药物，疗程为4～6周，其间应对患者进行阶段性的疗效评价。慢性非细菌性前列腺炎可先口服抗生素2～4周，然后根据其疗效反馈决定是否继续抗生素治疗。具体临床症状及用药和用药说明见表2-18-1、表2-18-2。

表2-18-1 临床症状及用药

临床症状	对症用药
排尿困难、尿频、尿急、尿痛	抗菌药物，可选大环内酯类、磺胺类、多西环素类、喹诺酮类、头孢菌素类，如罗红霉素、左氧氟沙星、复方磺胺甲噁唑、环丙沙星、红霉素、甲硝唑等；解痉止痛药物，如阿托品等；α受体阻滞药，如坦索罗辛、特拉唑嗪等；中药如普乐安片、前列舒乐胶囊。其他治疗，如前列腺按摩、热疗等

表2-18-2 用药说明

类别	功能	具体用药
主药	抗菌消炎	左氧氟沙星、洛美沙星、环丙沙星
辅药	对症处理，缓解病情	坦索罗辛、特拉唑嗪、普适泰、酒石酸托特罗定
关联用药	通淋	普乐安片、前列舒乐胶囊

注意：伴有严重的抑郁、精神焦虑、失眠、头痛、注意力不集中等精神症状患者，建议及时到医院就诊。

（二）健康指导

① 慢性前列腺炎患者应注意戒酒，忌辛辣刺激食物，多饮水。

② 避免憋尿、久坐和长时间骑车、骑马等。

③ 注意保暖，加强体育锻炼。

④ 避免过频的性生活。

（三）常见代表性治疗药物

1. 坦索罗辛

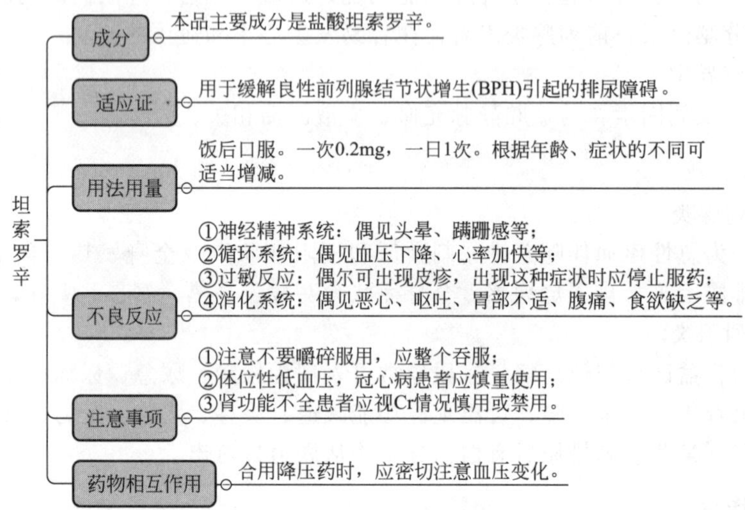
坦索罗辛
成分
本品主要成分是盐酸坦索罗辛。
适应证
用于缓解良性前列腺结节状增生(BPH)引起的排尿障碍。
用法用量
饭后口服。一次0.2mg，一日1次。根据年龄、症状的不同可适当增减。
不良反应
①神经精神系统：偶见头晕、蹒跚感等；
②循环系统：偶见血压下降、心率加快等；
③过敏反应：偶尔可出现皮疹，出现这种症状时应停止服药；
④消化系统：偶见恶心、呕吐、胃部不适、腹痛、食欲缺乏等。
注意事项
①注意不要嚼碎服用，应整个吞服；
②体位性低血压，冠心病患者应慎重使用；
③肾功能不全患者应视Cr情况慎用或禁用。
药物相互作用
合用降压药时，应密切注意血压变化。

2. 普乐安片

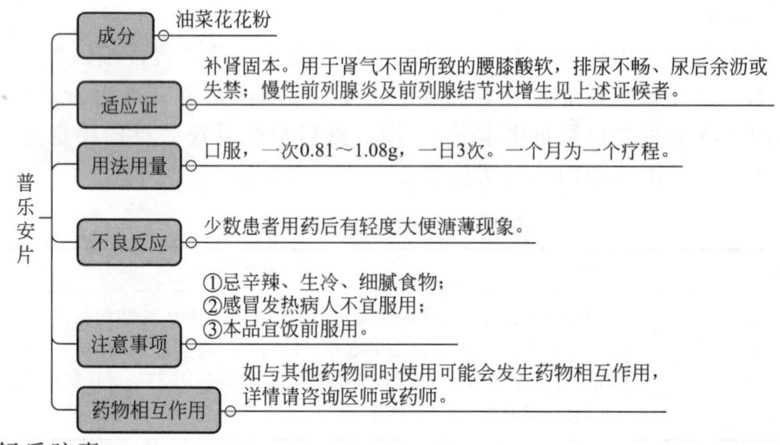
普乐安片
成分
油菜花花粉
适应证
补肾固本。用于肾气不固所致的腰膝酸软，排尿不畅、尿后余沥或失禁；慢性前列腺炎及前列腺结节状增生见上述证候者。
用法用量
口服，一次0.81～1.08g，一日3次。一个月为一个疗程。
不良反应
少数患者用药后有轻度大便溏薄现象。
注意事项
①忌辛辣、生冷、细腻食物；
②感冒发热病人不宜服用；
③本品宜饭前服用。
药物相互作用
如与其他药物同时使用可能会发生药物相互作用，详情请咨询医师或药师。

3. 前列舒乐胶囊

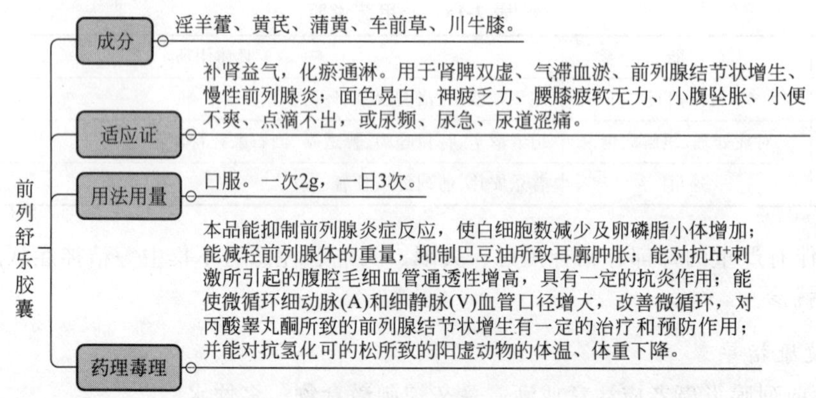
前列舒乐胶囊
成分
淫羊藿、黄芪、蒲黄、车前草、川牛膝。
适应证
补肾益气，化瘀通淋。用于肾脾双虚、气滞血淤、前列腺结节状增生、慢性前列腺炎；面色晃白、神疲乏力、腰膝疲软无力、小腹坠胀、小便不爽、点滴不出，或尿频、尿急、尿道涩痛。
用法用量
口服。一次2g，一日3次。
药理毒理
本品能抑制前列腺炎症反应，使白细胞数减少及卵磷脂小体增加；能减轻前列腺体的重量，抑制巴豆油所致耳廓肿胀；能对抗H⁺刺激所引起的腹腔毛细血管通透性增高，具有一定的抗炎作用；能使微循环细动脉(A)和细静脉(V)血管口径增大，改善微循环，对丙酸睾丸酮所致的前列腺结节状增生有一定的治疗和预防作用；并能对抗氢化可的松所致的阳虚动物的体温、体重下降。

【任务实施】

一、任务准备

环境及物品：药房或模拟药店、常用前列腺炎治疗用药品、医师开具的处方。

人员：两人一组（一位药师，一位患者）。

二、实施操作

分别模拟药师和患者，详细询问疾病史、就医史、用药史、过敏史，进行病情判断，给出推荐用药方案，并描述推荐理由、用药交代和健康指导。

前列腺炎问病售药过程表

过程		内容
询问病情	基本情况	41岁，男，农民
	询问病史	发热，体温最高达38.7℃，继而出现尿频、尿急、尿痛，夜尿次数多达4～5次，当时自认为是感冒引起，未予以重视，在家自服解热药克感敏每次2片，每日3次。第三天发热症状消失，尿频、尿急、尿痛依然存在。前1天上述症状加重，伴有尿道口红肿，小便时尿道刺痛，尿末有白色分泌物流出，会阴部潮湿，小腹胀痛不适。无新冠中高风险区域旅居史，无过敏史，否认家族遗传性及传染性疾病史
	询问就医史	曾就医，有医生处方
	询问用药史、过敏史	在家自服解热药克感敏每次2片，每日3次；无过敏史
	病情判断	急性前列腺炎
推荐用药	用药方案（处方药）	主药：左氧氟沙星片（应凭医生处方和医嘱调配）；辅药：盐酸坦索罗辛缓释胶囊（应凭医生处方和医嘱调配）
	推荐理由	左氧氟沙星片适用于敏感细菌所引起的泌尿系统感染，有抗菌消炎的效果；盐酸坦索罗辛缓释胶囊适用于前列腺结节状增生引起的排尿障碍，可对症处理，缓解病情
用药交代	药品用法用量	左氧氟沙星片：一次1片，一日2～3次。 盐酸坦索罗辛缓释胶囊：一次1片，一日1次
	服用时间与疗程	半个月为一疗程
	药品不良反应	左氧氟沙星片：有时会出现恶心、呕吐、腹部不适、腹泻、食欲缺乏、腹痛、消化不良等；偶有震颤、麻木感、视觉异常、耳鸣、幻觉、嗜睡，有时会出现失眠、头晕、头痛等症状。 盐酸坦索罗辛缓释胶囊：神经精神系统偶见头晕、蹒跚感等； 循环系统偶见血压下降、心率加快等；过敏反应偶尔可出现皮疹，出现这种症状时应停止服药；消化系统偶见恶心、呕吐、胃部不适、腹痛、食欲缺乏等
	药品禁忌	对喹诺酮类药物过敏者禁用。对盐酸坦索罗辛缓释胶囊过敏者禁用
	药品注意事项（包含相互作用）	左氧氟沙星片：服药期间宜多饮水，保持24h排尿量在1200ml以上，应避免过度暴露于阳光，如发生光敏反应或其他过敏症状需停药。 盐酸坦索罗辛缓释胶囊：合用降压药时应密切注意血压变化；不要嚼碎胶囊内的颗粒
	特殊人群、特殊剂型、特殊送服要求等	盐酸坦索罗辛缓释胶囊：直立性低血压患者和肾功能不全患者慎重使用。由于有可能出现眩晕等症状，因此从事高空作业、汽车驾驶等伴有危险性工作时请慎用
	药品贮藏	遮光、密封保存
健康指导	饮食、运动、烟酒、情绪等	1. 给顾客科普疾病知识。有慢性前列腺炎要控制感染，如有慢性前列腺炎、尿道炎、膀胱炎，应尽早彻底治愈。 2. 帮助患者树立正确心态面对疾病，科学规范服药。 3. 避免久坐和过度疲劳，切勿憋尿。注意行为指导，戒烟忌酒，禁食辛辣寒冷食物。 4. 与抗高血压药合用时，做好血压监测，预防直立性低血压。当从卧位或坐位突然转变为立位时，可能会出现头晕、头痛甚至晕厥，出现上述症状时立即平卧，站立前稍坐片刻以防症状再次发生

【任务评价】

任务完成后，学生撰写报告，教师按评分标准进行任务评价（见“考核评价工作手册”），计入考核成绩。

任务十九　单纯疱疹用药指导

PPT 课件

【任务导入】

李××，女，45岁，自由职业，已婚。2天前嘴角处、胸部、背部均出现了皮疹，起初为红斑，继而在红斑基础上出现成群的针头大小的水疱，有的为一群，亦有两三群者，破后露出糜烂面，逐步干燥结痂，自觉局部有烧灼和痒感。饮食偏于辛辣，偶有便秘，小便颜色偏黄，晚睡，月经推迟2天左右，量正常，颜色正常，无药物过敏，无就医，无用药。

请为患者推荐合理的用药方案，说明理由，给予用药交代及健康指导。

【必备知识】

一、临床医学知识

（一）单纯疱疹简介及病因

单纯疱疹是一种由单纯疱疹病毒感染所致的疱疹性皮肤病，中医称为热疮，好发于局部如皮肤、口腔黏膜、眼角膜等处，也可引起全身性感染。本病一般可自愈，亦可复发。单纯疱疹病毒有以下3个特点。

① 病毒经过口腔、呼吸道、生殖器以及皮肤破损处侵入体内，潜居于人体正常黏膜、血液、唾液、神经组织及多数器官内。

② 人是单纯疱疹病毒唯一的自然宿主，70%～90%的成人皆曾感染过HSV-Ⅰ。

③ 单纯疱疹病毒在人体内不产生永久免疫力，抵抗力减弱，如发热、受凉、日晒、情绪激动、胃肠功能紊乱、药物过敏、过度疲劳、机械性刺激以及月经、妊娠等均促使本病发生。

（二）临床表现

① 皮疹起初为红斑，继而在红斑基础上出现成群的针头大小的水疱，常为一群，亦有两三群者，破后露出糜烂面，逐步干燥结痂。

② 皮疹好发于皮肤黏膜交界处，以颜面及生殖器部位多见。复发者多倾向同一部位。

③ 自觉局部烧灼和痒感。皮疹发展时局部淋巴结肿大。

④ 病程一般1～2周，可自愈。但易于复发，愈后无疤痕。

二、用药指导

（一）药物治疗

本病约2周可自愈。治疗原则为缩短病程，防止继发细菌感染和全身播散，减少复发和传播机会。外用药以局部干燥、收敛和预防感染为主。发热、寒战、局部疼痛难忍者，建议到医院诊治。具体临床症状及用药和用药说明见表2-19-1和表2-19-2。

表 2-19-1 临床症状及用药

临床症状	对症用药
水疱、破皮、结痂	利巴韦林、阿昔洛韦、喷昔洛韦等
渗出脓液	过氧化氢溶液等
反复发作	转移因子等内服

表 2-19-2 用药说明

类型	功能	具体用药
主药	抗病毒	阿昔洛韦软膏、喷昔洛韦软膏、伐昔洛韦片、阿昔洛韦片、板蓝根颗粒、抗病毒口服液
辅药	辅助治疗,缓解症状	疼痛严重者可适当用止痛剂,如布洛芬缓释胶囊等;营养神经类药物,如甲钴胺等
关联用药	提高抵抗力	维生素 C、复合维生素 B、转移因子口服液、大蒜素

（二）健康指导

① 保持口腔、面部等皮肤黏膜清洁。

② 周围有疱疹患者时，注意避免交叉感染。

③ 勤洗手，注意公共卫生。

④ 清淡饮食，多饮水，忌食辛辣刺激性食物。

⑤ 注意休息，防止过度疲劳。

⑥ 彻底治疗原发性疾病。

⑦ 忌用糖皮质激素类软膏，以防病情加重。

⑧ 有继发感染时可用抗生素，但不宜久用。

（三）常见代表性治疗药物介绍

1. 阿昔洛韦软膏

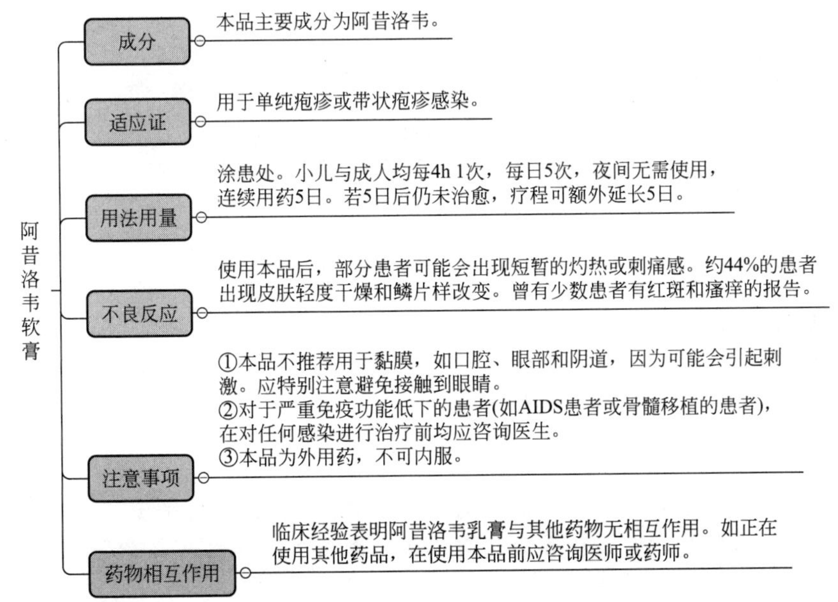
阿昔洛韦软膏
成分
本品主要成分为阿昔洛韦。
适应证
用于单纯疱疹或带状疱疹感染。
用法用量
涂患处。小儿与成人均每4h 1次，每日5次，夜间无需使用，连续用药5日。若5日后仍未治愈，疗程可额外延长5日。
不良反应
使用本品后，部分患者可能会出现短暂的灼热或刺痛感。约44%的患者出现皮肤轻度干燥和鳞片样改变。曾有少数患者有红斑和瘙痒的报告。
注意事项
①本品不推荐用于黏膜，如口腔、眼部和阴道，因为可能会引起刺激。应特别注意避免接触到眼睛。
②对于严重免疫功能低下的患者(如AIDS患者或骨髓移植的患者)，在对任何感染进行治疗前均应咨询医生。
③本品为外用药，不可内服。
药物相互作用
临床经验表明阿昔洛韦乳膏与其他药物无相互作用。如正在使用其他药品，在使用本品前应咨询医师或药师。

2. 伐昔洛韦

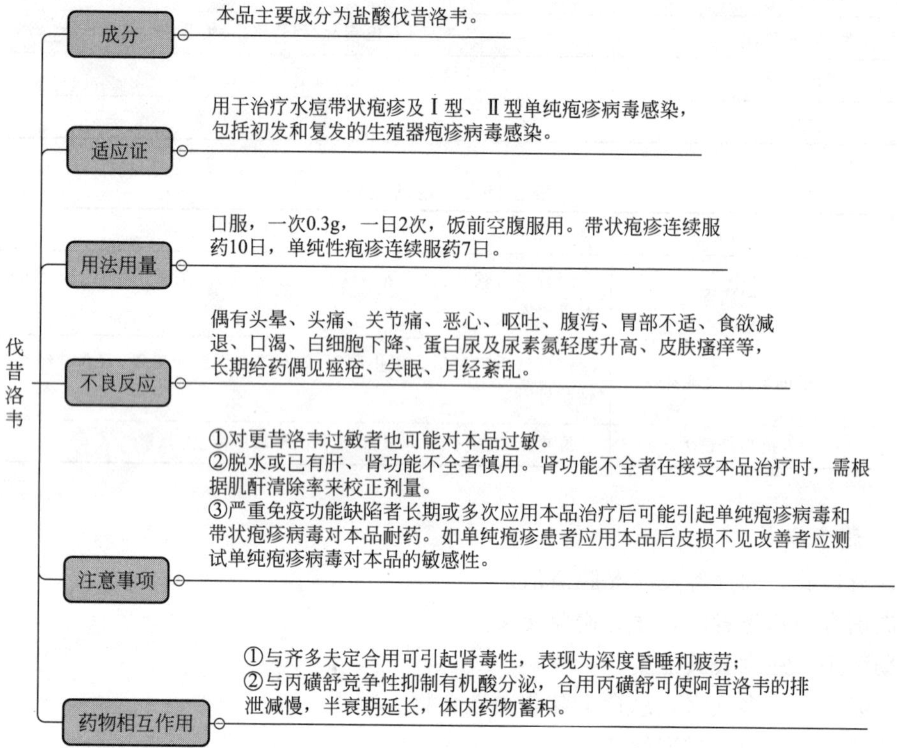
伐昔洛韦
成分
本品主要成分为盐酸伐昔洛韦。
适应证
用于治疗水痘带状疱疹及Ⅰ型、Ⅱ型单纯疱疹病毒感染，包括初发和复发的生殖器疱疹病毒感染。
用法用量
口服，一次0.3g，一日2次，饭前空腹服用。带状疱疹连续服药10日，单纯性疱疹连续服药7日。
不良反应
偶有头晕、头痛、关节痛、恶心、呕吐、腹泻、胃部不适、食欲减退、口渴、白细胞下降、蛋白尿及尿素氮轻度升高、皮肤瘙痒等，长期给药偶见痤疮、失眠、月经紊乱。
注意事项
①对更昔洛韦过敏者也可能对本品过敏。
②脱水或已有肝、肾功能不全者慎用。肾功能不全者在接受本品治疗时，需根据肌酐清除率来校正剂量。
③严重免疫功能缺陷者长期或多次应用本品治疗后可能引起单纯疱疹病毒和带状疱疹病毒对本品耐药。如单纯疱疹患者应用本品后皮损不见改善者应测试单纯疱疹病毒对本品的敏感性。
药物相互作用
①与齐多夫定合用可引起肾毒性，表现为深度昏睡和疲劳；
②与丙磺舒竞争性抑制有机酸分泌，合用丙磺舒可使阿昔洛韦的排泄减慢，半衰期延长，体内药物蓄积。

3. 喷昔洛韦软膏

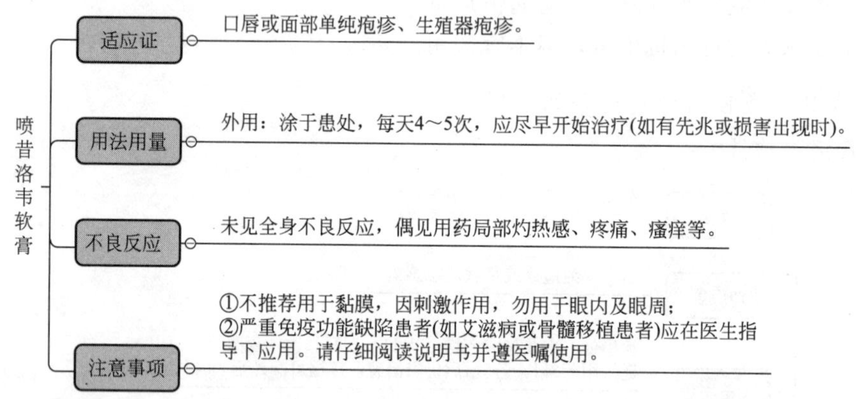
喷昔洛韦软膏
适应证
口唇或面部单纯疱疹、生殖器疱疹。
用法用量
外用：涂于患处，每天4～5次，应尽早开始治疗(如有先兆或损害出现时)。
不良反应
未见全身不良反应，偶见用药局部灼热感、疼痛、瘙痒等。
注意事项
①不推荐用于黏膜，因刺激作用，勿用于眼内及眼周；
②严重免疫功能缺陷患者(如艾滋病或骨髓移植患者)应在医生指导下应用。请仔细阅读说明书并遵医嘱使用。

【任务实施】

一、任务准备

环境及物品：药房或模拟药店、常用单纯疱疹治疗用药品、医师开具的处方。

人员：两人一组（一位药师，一位患者）。

二、实施操作

分别模拟药师和患者，详细询问疾病史、就医史、用药史、过敏史，进行病情判断，给出推荐用药方案，并描述推荐理由和用药交代和健康指导。

单纯疱疹问病售药过程表

过程		内容
询问病情	基本情况	女，年龄 45，已婚，自由职业
	询问疾病史	嘴角处、胸部、背部均出现了皮疹，起初为红斑，继而在红斑基础上出现成群的针头大小的水疱，有的为一群，亦有两三群者，破后露出糜烂面，逐步干燥结痂，自觉局部有烧灼和痒感，无其他基础性疾病
	询问就医史	曾就医，有医生处方
	询问用药史、过敏史	最近无用药，无用药过敏史
	病情判断	单纯疱疹
推荐用药	用药方案	主药：盐酸伐昔洛韦片(应凭医师处方和医嘱调配)；联合用药：阿昔洛韦软膏
	推荐理由	盐酸伐昔洛韦口服后吸收迅速并在体内很快转化为阿昔洛韦，其抗病毒作用为阿昔洛韦所发挥，阿昔洛韦进入疱疹感染细胞之后，与脱氧核苷竞争病毒胸腺嘧啶激酶或细胞激酶，药物被磷酸化成活化型阿昔洛韦三磷酸酯，作为病毒复制的底物与脱氧鸟嘌呤三磷酸酯竞争病毒 DNA 多聚酶，从而抑制了病毒 DNA 合成，显示抗病毒作用
用药交代	药品用法用量	盐酸伐昔洛韦片，一次 1 片，一日 2 次。 阿昔洛韦软膏适量，涂于患处，白天每 2h 1 次，一日 6 次，共 7 日
	服用时间与疗程	7 天为一疗程
	药品不良反应	盐酸伐昔洛韦偶有头晕、头痛、关节痛、恶心、呕吐、腹泻、胃部不适、食欲减退、口渴、白细胞下降、蛋白尿及尿素氮轻度升高、皮肤瘙痒等。 阿昔洛韦软膏可见轻度疼痛、灼痛、刺痛、瘙痒以及皮疹等
	药品禁忌	对本品过敏者禁用。连续使用 7 日，如症状未缓解，请咨询医师
	药品注意事项(包含相互作用)	盐酸伐昔洛韦与齐多夫定合用可引起肾毒性，表现为深度昏睡和疲劳。 盐酸伐昔洛韦与丙磺舒竞争性抑制有机酸分泌，合用丙磺舒可使阿昔洛韦的排泄减慢，半衰期延长，体内药物蓄积。 阿昔洛韦软膏仅用于皮肤黏膜，不能用于眼部。 涂药时应戴指套或手套。涂敷部位如有灼烧感、瘙痒、红肿等，应停止用药，并洗净。必要时向医师咨询
	特殊人群、特殊剂型、特殊送服要求等	对本品过敏者禁用，过敏体质者、哺乳期妇女慎用
	药品贮藏	阿昔洛韦软膏密封，在凉暗(避光并不超过 20℃干燥处保存)
	发生特定情况处理办法	1. 联合用药 7 天后症状未改善者应去医院就诊。 2. 发生过敏，立即停药并就医
健康指导	饮食、运动、烟酒、情绪等	1. 保持良好的个人卫生习惯。 2. 饮食宜清淡，多吃易消化、富含维生素 C 的食物，如橙子、橘子、柚子、猕猴桃等，避免辛辣荤腥的食物，保持大便通畅。 3. 注意合理作息，不晚睡。 4. 合理运动，提高身体抵抗力

【任务评价】

任务完成后，学生撰写报告，教师按评分标准进行任务评价（见“考核评价工作手册”），计入考核成绩。

PPT 课件

任务二十　手足癣用药指导

【任务导入】

患者，男，21 岁，大学学生。随天气转热，喜欢在公共浴室洗浴。两天前发现自己足底出现群集或散在的小疱，边界清楚，皮肤不红，针尖或米粒大小，瘙痒，小疱搔抓后有水样物质流出，有的地方呈现出掉皮脱屑的现象，遂前来药店咨询购药。无其他基础疾病、无过敏史，也未用过其他药物。

请为患者推荐合理的用药方案，说明理由，指导正确用药及给予患者正确健康指导。

【必备知识】

一、临床医学知识

（一）手足癣简介及病因

手足癣是皮肤癣菌侵犯手、足皮肤而引起的浅部真菌感染。手癣俗称鹅掌风，足癣俗称香港脚或脚气。足癣的发生率远高于手癣，一般夏季重，冬季轻，常反复发作。

手足癣主要是通过接触传染，如使用患者的鞋、袜、手套，不良的卫生习惯，长期处于潮湿的环境等，都会传染或加重症状。中医认为本病由湿热因素引起。

（二）临床表现

1. 鳞屑水疱型

最常见，以水疱脱屑瘙痒为主，常于趾间、足跖及其侧缘反复出现针头大小丘疱疹及疱疹。疱壁厚而发亮，红肿瘙痒，不易破裂；撕去疱壁露出蜂窝状基底及鲜红的糜烂面，疱干后脱屑，反复发生。病情稳定时，以瘙痒脱屑为主。

2. 浸渍糜烂型

以糜烂、渗液、瘙痒为主，常见于第四、第五趾间。皮肤角质层浸渍、发白、松软、易剥脱，露出红色糜烂面，或有渗液，感觉瘙痒，多汗。本型易继发感染，并发急性淋巴管炎、淋巴结炎和丹毒等。

3. 角化过度型

以角化干裂为主，常见于足跟、足跖及其侧缘。角质层增厚、粗糙、脱屑、干燥。冬季易发生皲裂。本型常发生于病期较长、年龄较长患者。

4. 儿童手足癣

多为鳞屑水疱型，易化脓并发感染。

二、用药指导

（一）药物治疗

保持皮肤干爽通气，及时彻底治疗，预防复发。有继发感染者可口服或外用抗生素治疗。儿童不宜使用刺激性过大的药物，并避免口服抗真菌药。

1. 局部用药

外用抗真菌乳膏剂、软膏、喷剂等，如硝酸咪康唑乳膏、特比萘芬乳膏、复方酮康唑软膏等。若出现角化过度型可用软化角质层乳膏，如尿素维 E 乳膏。

2. 口服用药

口服抗真菌药物适用于外用药治疗效果不佳者，如伊曲康唑、氟康唑等。具体用药说明见表 2-20-1。

表 2-20-1 用药说明

类别	功能	具体用药
主药	抗真菌	盐酸特比萘芬、曲安奈德益康唑乳膏、酮康他索乳膏、曲咪新乳膏、消炎癣湿软膏、联苯苄唑、硝酸咪康唑
辅药	辅助治疗，缓解症状，清热除湿	足光粉、复方水杨酸溶液、清热利湿颗粒、湿毒清片
关联用药	增强体质，提高抵抗力	维生素 C 咀嚼片、B 族维生素片、大蒜素

（二）健康指导

① 保持手足部皮肤干燥与清洁，避免交叉感染，勿搔抓患处，以免鳞屑飞扬，传染他人或自身手部。

② 减少化学性、物理性、生物性物质对手足皮肤的不良刺激，少饮刺激性饮料，如浓茶、咖啡、酒类等。

③ 手足癣都比较顽固，传染性比较强，必须彻底治疗。症状消失后，要继续间歇性治疗 1～2 个月，以防复发。

④ 家庭成员中有患手足癣者要同时治疗，以消除感染源。

⑤ 养成良好的卫生习惯，经常清洗手脚，洗完注意及时擦干，避免用手搔抓患部，忌用碱性香皂等洗手。

⑥ 避免进食辛辣刺激性食物和发物，戒烟酒，饮食以清淡为宜。

⑦ 口服抗真菌药时，注意监测肝功能。

（三）常见代表性治疗药物介绍

1. 曲安奈德益康唑乳膏

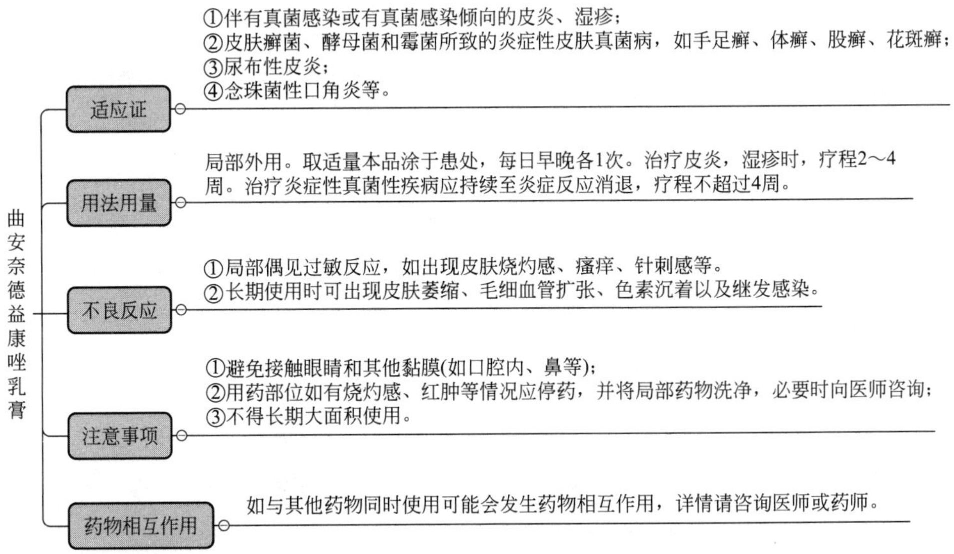

曲安奈德益康唑乳膏
适应证
①伴有真菌感染或有真菌感染倾向的皮炎、湿疹；
②皮肤癣菌、酵母菌和霉菌所致的炎症性皮肤真菌病，如手足癣、体癣、股癣、花斑癣；
③尿布性皮炎；
④念珠菌性口角炎等。
用法用量
局部外用。取适量本品涂于患处，每日早晚各1次。治疗皮炎，湿疹时，疗程2～4周。治疗炎症性真菌性疾病应持续至炎症反应消退，疗程不超过4周。
不良反应
①局部偶见过敏反应，如出现皮肤烧灼感、瘙痒、针刺感等。
②长期使用时可出现皮肤萎缩、毛细血管扩张、色素沉着以及继发感染。
注意事项
①避免接触眼睛和其他黏膜(如口腔内、鼻等)；
②用药部位如有烧灼感、红肿等情况应停药，并将局部药物洗净，必要时向医师咨询；
③不得长期大面积使用。
药物相互作用
如与其他药物同时使用可能会发生药物相互作用，详情请咨询医师或药师。

2. 盐酸特比萘芬乳膏

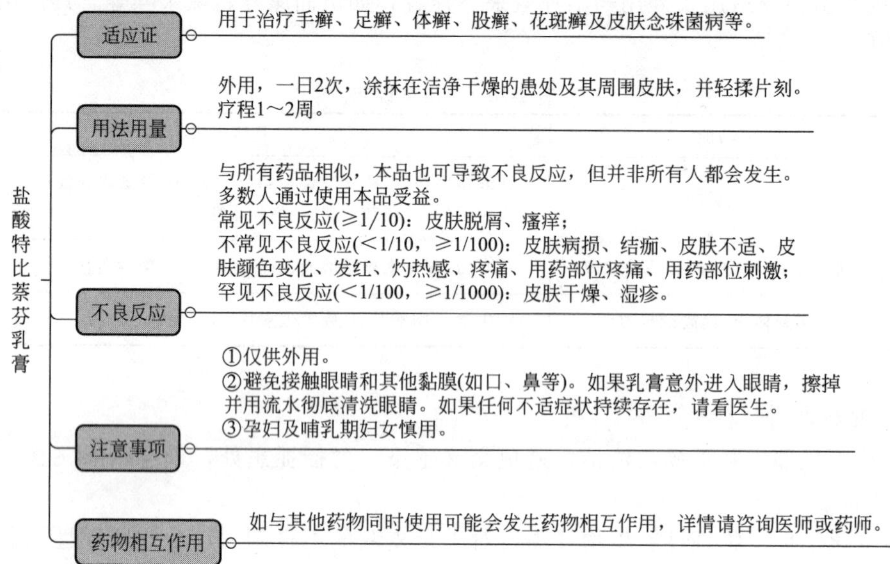
盐酸特比萘芬乳膏
适应证
用于治疗手癣、足癣、体癣、股癣、花斑癣及皮肤念珠菌病等。
用法用量
外用，一日2次，涂抹在洁净干燥的患处及其周围皮肤，并轻揉片刻。疗程1～2周。
不良反应
与所有药品相似，本品也可导致不良反应，但并非所有人都会发生。多数人通过使用本品受益。
常见不良反应(≥1/10)：皮肤脱屑、瘙痒；
不常见不良反应(<1/10，≥1/100)：皮肤病损、结痂、皮肤不适、皮肤颜色变化、发红、灼热感、疼痛、用药部位疼痛、用药部位刺激；
罕见不良反应(<1/100，≥1/1000)：皮肤干燥、湿疹。
注意事项
①仅供外用。
②避免接触眼睛和其他黏膜(如口、鼻等)。如果乳膏意外进入眼睛，擦掉并用流水彻底清洗眼睛。如果任何不适症状持续存在，请看医生。
③孕妇及哺乳期妇女慎用。
药物相互作用
如与其他药物同时使用可能会发生药物相互作用，详情请咨询医师或药师。

【任务实施】

一、任务准备

环境及物品：药房或模拟药店、常用手足癣治疗用药品、医师开具的处方。

人员：两人一组（一位药师，一位患者）。

二、实施操作

分别模拟药师和患者，详细询问疾病史、就医史、用药史、过敏史，进行病情判断，给出推荐用药方案，并描述推荐理由、用药交代和健康指导。

手足癣问病售药示例过程表

过程		内容
询问病情	基本情况	男，21岁，学生
	询问疾病史	两天前发现自己足底出现群集或散在的小疱，针尖或米粒大小，瘙痒，小疱搔抓后有水样物质流出，有的地方呈现出掉皮脱屑的现象
	询问就医史	无
	询问用药史、过敏史	最近无用药，无药物过敏史
	病情判断	足癣
推荐用药	用药方案（非处方药）	盐酸特比萘芬乳膏
	推荐理由	本品为广谱抗真菌药，能高度选择性地抑制麦角鲨烯环氧化酶，阻断真菌细胞膜形成过程中的麦角鲨烯环氧化反应，从而干扰真菌固醇早期生物合成，发挥抑制和杀灭真菌的作用。用于治疗手癣、足癣、体癣、股癣、花斑癣及皮肤念珠菌病等
用药交代	用法用量	外用，一日2次，涂抹在洁净干燥患处及其周围皮肤，并轻揉片刻
	服用时间与疗程	疗程为2周
	药品不良反应	偶见皮肤刺激如烧灼感，或过敏反应如皮疹、瘙痒等

续表

过程		内容
用药交代	药品禁忌	对本品任何成分过敏者禁用
	药品注意事项（包含相互作用）	1. 避免接触眼睛和其他黏膜（如口、鼻等），不得用于皮肤破溃处； 2. 使用本品时，不得在治疗区域使用其他药品； 3. 接触患处后要洗手，不与他人合用毛巾或衣物，以避免感染扩散； 4. 保持患处清洁并避免摩擦，经常清洗毛巾和衣物可以帮助治疗； 5. 避免搔抓患处，会导致进一步皮肤损伤，使愈合时间延长或感染扩散； 6. 即使症状迅速消失，也要坚持完成治疗疗程
	药品贮藏	30℃以下保存
	发生特定情况处理办法	1. 用药部位如有烧灼感、红肿等情况应停药，并将局部药物洗净，必要时向医师咨询； 2. 如果用药2周后，症状没有改善，请咨询医师或药师
健康指导	饮食、运动、烟酒、情绪等	1. 注意个人卫生：洗浴后及时擦干趾间，穿透气性良好的鞋袜，足部多汗可局部使用抑汗剂或抗真菌散，保持鞋袜、足部清洁干燥。 2. 注意公共卫生：不与他人共用生活物品，如指甲刀、鞋袜、浴盆和毛巾等

【任务评价】

任务完成后，学生撰写报告，教师按评分标准进行任务评价（见“考核评价工作手册”），计入考核成绩。

任务二十一　湿疹用药指导

PPT课件

【任务导入】

患者，女，13岁，留守儿童，最近用洗衣粉洗澡后小腿、手、足、肘窝、外阴、肛门等处出现瘙痒，并伴有红斑、丘疹、水疱、脓疱、糜烂、结痂等各型皮疹，否认药物过敏，无其他基础疾病。请为患者推荐合理的用药方案，说明理由，给予用药交代及健康指导。

【必备知识】

一、临床医学知识

（一）湿疹简介及病因

湿疹是一种常见于表皮及真皮浅层的炎症性皮肤病，皮疹以对称性、渗出性、瘙痒性、多样性和复发性为特征。湿疹持久不愈，则会出现皮损、粗糙、增厚、苔藓化、渗出、皲裂等，常在冬季复发或加剧。

湿疹的发病，目前多认为是由于复杂的内外因素激发而引起的一种迟发性变态反应。外因如环境、气候、微生物、动物皮毛、植物、理化因素等引起刺激或变态反应；内因如食物过敏、皮肤干燥、肠道寄生虫、胃肠功能紊乱、精神情绪变化等都可诱发或加重其症状。婴儿湿疹常与牛奶过敏或过敏性体质有关。

（二）临床表现

① 皮损、对称性分布、多样性。有红斑、丘疹、水疱、脓疱、糜烂、结痂等各型皮疹或循序出现，或数种并存。常因剧烈瘙痒而搔抓、结痂，反复搔抓可出现糜烂、增厚、色素沉着等。

② 常发于小腿、手、足、肘窝、外阴、肛门等处。

二、用药指导

（一）药物治疗

去除可疑致病因素，避免刺激，忌食易致敏及刺激性食物，对症治疗。婴幼儿要脱敏止痒，防治继发感染，小儿疾病建议去医院诊断后，根据医生处方用药。具体临床症状及用药说明见表 2-21-1 和表 2-21-2。

表 2-21-1 临床症状及用药

临床症状	对症下药
红斑、丘疹、瘙痒	选择具有收敛、保护作用的炉甘石洗剂、宝宝湿疹膏、葡萄糖酸氯己定软膏等
糜烂、渗出、脓疱	选择激素类外用制剂涂于患病部位，如糖皮质激素软膏、氧化锌软膏、他克莫司软膏等
反复发作或经久不愈	可内服用药如抗组胺药、抗生素（严格根据医生处方调配）；中成药可选择疏风祛湿、清热解毒、养血润燥作用的药物，如防参止痒颗粒、湿毒清片等

表 2-21-2 用药说明

类别	功能	具体用药
主药	缓解症状	糖皮质激素软膏、葡萄糖酸氯己定软膏、炉甘石洗剂
辅药	增加抵抗力	复合维生素滴剂、维 C 泡腾片、钙剂
关联用药	健脾化湿，营养支持	婴儿健脾散，健脾颗粒，牛初乳，营养蛋白粉

（二）健康指导

① 注意皮肤卫生，加强皮肤护理，避免过度烫洗，避免接触变应原，避免交叉感染，有继发感染者可根据医生建议配合使用抗生素。

② 应穿松软宽大的棉织品或细软布料衣服，不要穿化学纤维、羊毛面料衣服。

③ 避免使用刺激性止痒药物。

④ 禁食酒类、辛辣刺激性食物，避免容易致过敏和不易消化食物。

（三）常见代表性治疗药物介绍

1. 葡萄糖酸氯己定软膏

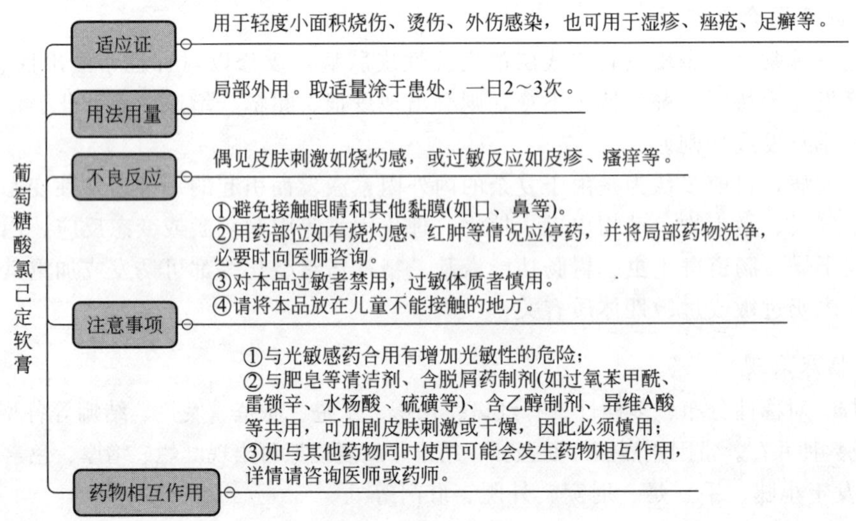
葡萄糖酸氯己定软膏
适应证
用于轻度小面积烧伤、烫伤、外伤感染，也可用于湿疹、痤疮、足癣等。
用法用量
局部外用。取适量涂于患处，一日2～3次。
不良反应
偶见皮肤刺激如烧灼感，或过敏反应如皮疹、瘙痒等。
注意事项
①避免接触眼睛和其他黏膜(如口、鼻等)。
②用药部位如有烧灼感、红肿等情况应停药，并将局部药物洗净，必要时向医师咨询。
③对本品过敏者禁用，过敏体质者慎用。
④请将本品放在儿童不能接触的地方。
药物相互作用
①与光敏感药合用有增加光敏性的危险；
②与肥皂等清洁剂、含脱屑药制剂(如过氧苯甲酰、雷锁辛、水杨酸、硫磺等)、含乙醇制剂、异维A酸等共用，可加剧皮肤刺激或干燥，因此必须慎用；
③如与其他药物同时使用可能会发生药物相互作用，详情请咨询医师或药师。

2. 氢化可的松乳膏

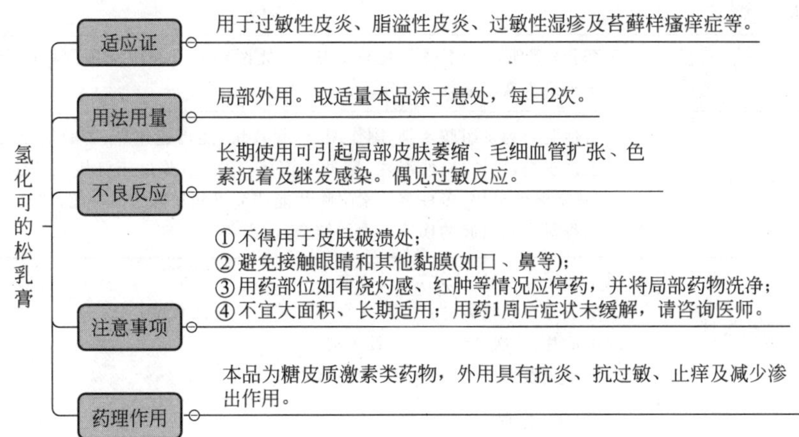
氢化可的松乳膏
适应证
用于过敏性皮炎、脂溢性皮炎、过敏性湿疹及苔藓样瘙痒症等。
用法用量
局部外用。取适量本品涂于患处，每日2次。
不良反应
长期使用可引起局部皮肤萎缩、毛细血管扩张、色素沉着及继发感染。偶见过敏反应。
注意事项
①不得用于皮肤破溃处；
②避免接触眼睛和其他黏膜(如口、鼻等)；
③用药部位如有烧灼感、红肿等情况应停药，并将局部药物洗净；
④不宜大面积、长期适用；用药1周后症状未缓解，请咨询医师。
药理作用
本品为糖皮质激素类药物，外用具有抗炎、抗过敏、止痒及减少渗出作用。

3. 湿毒清片

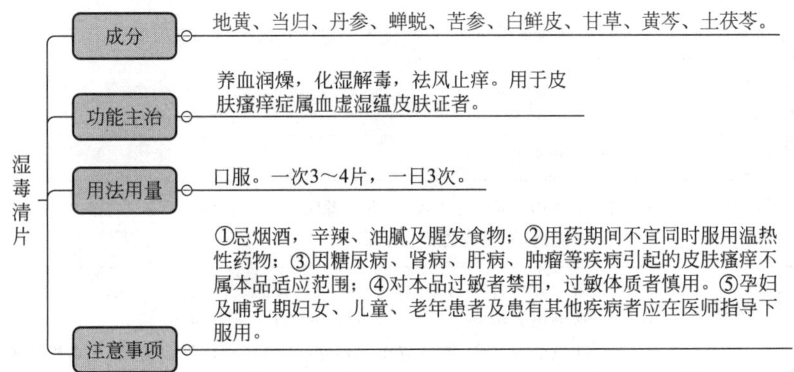
湿毒清片
成分
地黄、当归、丹参、蝉蜕、苦参、白鲜皮、甘草、黄芩、土茯苓。
功能主治
养血润燥，化湿解毒，祛风止痒。用于皮肤瘙痒症属血虚湿蕴皮肤证者。
用法用量
口服。一次3～4片，一日3次。
注意事项
①忌烟酒，辛辣、油腻及腥发食物；②用药期间不宜同时服用温热性药物；③因糖尿病、肾病、肝病、肿瘤等疾病引起的皮肤瘙痒不属本品适应范围；④对本品过敏者禁用，过敏体质者慎用。⑤孕妇及哺乳期妇女、儿童、老年患者及患有其他疾病者应在医师指导下服用。

【任务实施】

一、任务准备

环境及物品：药房或模拟药店、常用湿疹治疗用药品、医师开具的处方。

人员：两人一组（一位药师，一位患者）。

二、实施操作

分别模拟药师和患者，详细询问疾病史、就医史、用药史、过敏史，进行病情判断，给出推荐用药方案，并描述推荐理由、用药交代和健康指导。

湿疹问病售药示例过程表

过程		内容
询问病情	基本情况	女，13岁
	询问疾病史	小腿、手、足、肘窝、外阴、肛门等处出现瘙痒，并伴有红斑、丘疹、水疱、脓疱、糜烂、结痂等各型皮疹
	询问就医史	曾就医，有医生处方
	询问用药史、过敏史	最近无用药，无用药过敏史
	病情判断	湿疹

续表

过程		内容
推荐用药	用药方案(非处方药)	主药:氯雷他定+丁酸氢化可的松(应凭医师处方和医嘱调配);联合用药:湿毒清片+多种维生素咀嚼片
	推荐理由	氯雷他定片为抗组胺药物,副作用小,起效快,能迅速止痒;丁酸氢化可的松乳膏,用于过敏性皮炎,急性、慢性湿疹,婴幼儿湿疹;湿毒清片属于经典老药、中成药,无副作用,清热除湿效果快;多种维生素咀嚼片能调节皮肤新陈代谢功能,减轻皮肤过敏反应,减少病程对皮肤引起的伤害。中西结合,标本兼治
用药交代	药品用法用量	氯雷他定片:一次1片,一日1次。 丁酸氢化可的松乳膏:外用,一日1~2次,均匀涂敷患处。 湿毒清片:一次3~4片,一日3次。 多种维生素咀嚼片:一次1片,一日1次
	服用时间与疗程	15天为一疗程
	药品不良反应	氯雷他定片常见不良反应有乏力、头痛、嗜睡、口干和胃肠道反应
	药品禁忌	过敏者禁用
	药品注意事项	过敏体质人群慎用,肝功能不全患者在医生指导下使用
	特殊人群、特殊剂型、特殊送服要求等	儿童患者及患有其他疾病者应在医师指导下服用
	药品贮藏	遮光、密封保存
	发生特定情况处理办法	1. 联合用药7天后症状未改善者应去医院就诊。 2. 发生过敏,立即停药并就医
健康指导	饮食、运动、烟酒、情绪等	1. 给顾客科普疾病知识,应避免再次接触刺激物或变应原。 2. 帮助患者树立正确心态面对疾病,科学规范用药。 3. 注意清淡饮食,调节好个人情绪,适当运动以增强体质,提高机体免疫力

【任务评价】

任务完成后,学生撰写报告,教师按评分标准进行任务评价(见“考核评价工作手册”),计入考核成绩。

PPT 课件

任务二十二　烧烫伤用药指导

【任务导入】

赵××,男,3岁,患者家属自述半小时前家中三岁儿子不小心打翻开水杯,手部皮肤迅速发红、肿大,一直哭喊着说疼,不过未起水疱,当时立即用凉水冲洗受伤的手,直至无痛感,现在依然发红、肿胀,无过敏史,否认家族遗传性及传染性疾病史。请为患者推荐合理的用药方案,说明理由,给予合理用药及健康指导。

【必备知识】

一、临床医学知识

(一)烧烫伤简介及病因

烧烫伤是生活中常见的意外伤害,沸水、滚粥、热油、热蒸气等都会引起烧烫伤。一般烧烫伤如果处理及时不会导致严重的后果。

烧烫伤是由热水、蒸气、火焰、电流等高温所造成的。在火灾中，吸入烟或热空气，也可能造成呼吸道灼伤。

（二）临床表现

根据发病原因、烧烫伤部位及身体外观，分辨烧烫伤程度。

① 受伤的皮肤发红、肿胀，火辣灼痛，但无水疱出现，此为一度烧烫伤，只伤及表皮层。

② 如局部红肿、发热、疼痛难忍，有明显水疱，水疱皮如剥脱，创面红色、潮湿，重者红白相间，痛觉迟钝，此为二度烧烫伤，已伤及真皮层。

③ 创面无水疱，皮肤焦黑或蜡白，触之如皮革，甚至碳化，皮温低，感觉反而消失，此为三度烧烫伤，伤及全层皮肤，甚至包括皮下脂肪、骨和肌肉，需要紧急就诊。

二、用药指导

（一）药物治疗

迅速脱离热源。根据烧烫伤的程度不同，采取不同的救护措施。具体临床症状及用药和用药说明见表 2-22-1 和表 2-22-2。

表 2-22-1 临床症状及用药

临床症状	对症用药
弥漫性红肿、水疱	炉甘石洗剂、解毒烧伤膏、万花油、葡萄糖酸氯己定软膏等
水疱破溃感染	莫匹罗星软膏、氧氟沙星软膏、洛美沙星软膏、美宝湿润烧伤膏等

表 2-22-2 用药说明

类别	功能	具体用药
主药	紧急处理	硼酸溶液、炉甘石洗剂、生理盐水
	凉血、解毒、止痛	解毒烧伤膏、湿润烧伤膏
辅药	消炎、预防感染	阿奇霉素片、罗红霉素胶囊、莫匹罗星软膏、洛美沙星软膏
	消除组织肿胀、水肿	迈之灵片
	止痛	对乙酰氨基酚、布洛芬
关联用药	补充营养素、抗氧化、防治色素沉着	小麦胚芽油、葡萄籽、维生素 C、蜂胶、维生素 E

轻度烧烫伤，立即用自来水连续冲洗烧烫伤部位，或用冷水浸泡，直至受伤部位不再感到疼痛为止，随后用万花油或烫伤膏涂于受伤部位。

中重度烧烫伤患者应立即送医院治疗。

（二）健康指导

① 轻度烧烫伤时，受伤部位有衣物、鞋袜等，切勿急忙脱去，等到伤处疼痛缓解时再除去，以免加重伤势，导致肿胀等。如果是手脚受伤，需抬高伤处以减轻肿胀。

② 忌揉搓、挤压烧烫伤的皮肤，忌用毛巾擦拭，以免表皮剥脱。

③ 重度烧烫伤时，尽快让伤者躺下，将受伤部位垫高，必要时可将衣物剪开。切勿用水冲洗或冷水处理，可能加重全身反应，增加感染机会。要用消毒纱布或干净布料盖在伤

处，保护伤口，并尽快送医院进行治疗。

④ 防止发生休克，可给伤者饮适量淡盐水。禁在短时间内给伤者喝大量的白开水、矿泉水、饮料或糖水，否则可能会因饮水过多引发脑水肿或肺水肿等并发症，甚至危及生命。

（三）常用代表性治疗药物介绍

1. 莫匹罗星软膏

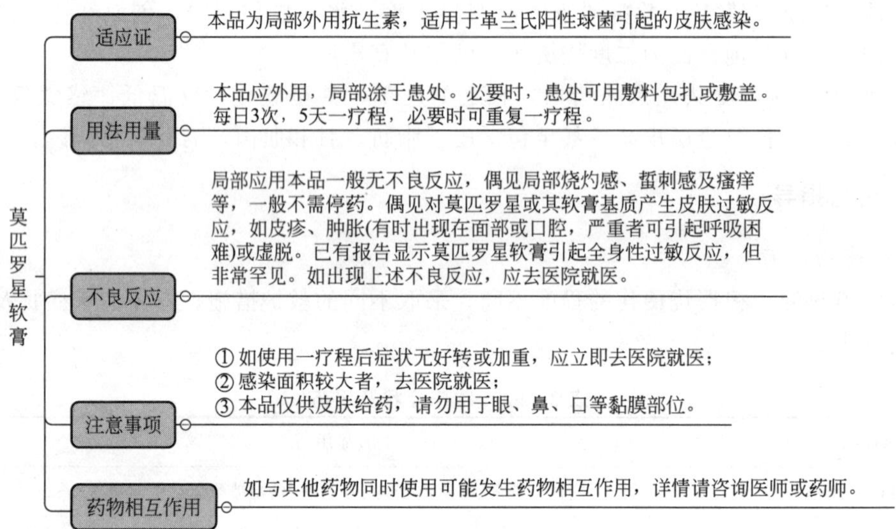
莫匹罗星软膏
适应证
本品为局部外用抗生素，适用于革兰氏阳性球菌引起的皮肤感染。
用法用量
本品应外用，局部涂于患处。必要时，患处可用敷料包扎或敷盖。每日3次，5天一疗程，必要时可重复一疗程。
不良反应
局部应用本品一般无不良反应，偶见局部烧灼感、蜇刺感及瘙痒等，一般不需停药。偶见对莫匹罗星或其软膏基质产生皮肤过敏反应，如皮疹、肿胀(有时出现在面部或口腔，严重者可引起呼吸困难)或虚脱。已有报告显示莫匹罗星软膏引起全身性过敏反应，但非常罕见。如出现上述不良反应，应去医院就医。
注意事项
① 如使用一疗程后症状无好转或加重，应立即去医院就医；
② 感染面积较大者，去医院就医；
③ 本品仅供皮肤给药，请勿用于眼、鼻、口等黏膜部位。
药物相互作用
如与其他药物同时使用可能发生药物相互作用，详情请咨询医师或药师。

2. 湿润烧伤膏

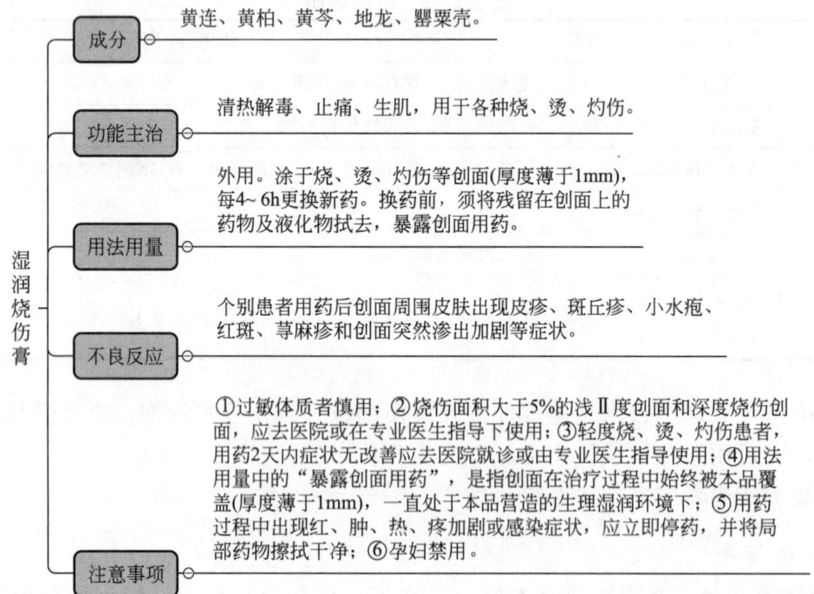
湿润烧伤膏
成分
黄连、黄柏、黄芩、地龙、罂粟壳。
功能主治
清热解毒、止痛、生肌，用于各种烧、烫、灼伤。
用法用量
外用。涂于烧、烫、灼伤等创面(厚度薄于1mm)，每4~6h更换新药。换药前，须将残留在创面上的药物及液化物拭去，暴露创面用药。
不良反应
个别患者用药后创面周围皮肤出现皮疹、斑丘疹、小水疱、红斑、荨麻疹和创面突然渗出加剧等症状。
注意事项
①过敏体质者慎用；②烧伤面积大于5%的浅Ⅱ度创面和深度烧伤创面，应去医院或在专业医生指导下使用；③轻度烧、烫、灼伤患者，用药2天内症状无改善应去医院就诊或由专业医生指导使用；④用法用量中的“暴露创面用药”，是指创面在治疗过程中始终被本品覆盖(厚度薄于1mm)，一直处于本品营造的生理湿润环境下；⑤用药过程中出现红、肿、热、疼加剧或感染症状，应立即停药，并将局部药物擦拭干净；⑥孕妇禁用。

【任务实施】

一、任务准备

环境及物品准备：药房或模拟药店、常用烧烫伤治疗用药品、医师开具的处方。

人员：两人一组（一位药师，一位患者）。

二、实施操作

分别模拟药师和患者，详细询问疾病史、就医史、用药史、过敏史，进行病情判断，给出推荐用药方案，并描述推荐理由、用药交代和健康指导。

烧烫伤问病售药示例过程表

<table>
<tr><th colspan="2">过程</th><th>内容</th></tr>
<tr><td rowspan="5">询问病情</td><td>基本情况</td><td>3 岁，男</td></tr>
<tr><td>询问疾病史</td><td>不小心打翻开水杯，手部皮肤迅速发红、肿大，一直哭喊着说疼，不过未起水疱，当时立即用凉水冲洗受伤的手，直至无痛感，现在依然发红、肿胀，无过敏史，否认家族遗传性及传染性疾病史</td></tr>
<tr><td>询问就医史</td><td>无就医</td></tr>
<tr><td>询问用药史、过敏史</td><td>最近无用药，无药物过敏史</td></tr>
<tr><td>病情判断</td><td>轻度烫伤</td></tr>
<tr><td rowspan="2">推荐用药</td><td>用药方案（非处方药）</td><td>湿润烧伤膏（应凭医师处方和医嘱调配）</td></tr>
<tr><td>推荐理由</td><td>湿润烧伤膏具有清热解毒、止痛、生肌的功效，可用于各种烧烫伤</td></tr>
<tr><td rowspan="6">用药交代</td><td>药品用法用量</td><td>外用，擦敷患处</td></tr>
<tr><td>服用时间与疗程</td><td>用药 3 天症状无缓解，应去医院就诊</td></tr>
<tr><td>药品不良反应</td><td>常出现过敏性皮炎</td></tr>
<tr><td>药品注意事项（包含相互作用）</td><td>本品为外用药，禁止内服；切勿接触眼睛、口腔等黏膜处，皮肤破溃或感染处禁用；本品性状发生改变时禁止使用；请将本品放在儿童不能接触的地方</td></tr>
<tr><td>特殊人群、特殊剂型、特殊送服要求等</td><td>过敏体质者慎用</td></tr>
<tr><td>药品贮藏</td><td>密封，置阴凉（不超过 20℃）处</td></tr>
<tr><td>健康指导</td><td>饮食、运动、烟酒、情绪等</td><td>1. 给顾客科普疾病知识。如果出现水疱不要戳破，应尽量让其自然吸收。
2. 忌食生冷、油腻食物。
3. 预防感染，科学规范用药</td></tr>
</table>

【任务评价】

任务完成后，学生撰写报告，教师按评分标准进行任务评价（见“考核评价工作手册”），计入考核成绩。

任务二十三　痤疮用药指导

PPT 课件

【任务导入】

李××，女，25 岁，自由职业，已婚。1 周前脸上、胸部、背部均出现了圆锥形丘疹，偶有少量白头粉刺和炎性丘疹，挤压时有波动感，不痛不痒。最近半年均服用避孕药，饮食偏于辛辣，偶有便秘，小便颜色偏黄，晚睡，月经推迟 2 天左右，量正常，颜色正常，无药物过敏。

给出推荐用药方案，并给出合理的用药交代和健康指导。

【必备知识】

一、临床医学知识

（一）痤疮简介及病因

痤疮是一种累及毛囊皮脂腺的慢性炎症性疾病。青春期，由于体内雄性激素增高，促使皮脂分泌旺盛，毛囊皮脂腺管闭塞，加上细菌侵袭，引发皮肤红肿的反应，从而导致痤疮的发生。由于这种症状常见于青年男女，所以又称它为青春痘，俗名粉刺、暗疮。影响痤疮的因素主要有以下三点。

① 激素与皮脂分泌：青春期雄性激素分泌增多或相对较高，刺激皮脂腺增生肥大，皮脂分泌旺盛，老化的角质很快脱落，混合皮脂粘在一起，阻塞毛囊，形成粉刺。

② 痤疮杆菌：当皮脂阻塞毛囊时痤疮杆菌会快速繁殖，所产生的化学物质，会使毛囊及其周围发炎，加重症状。

③ 其他：生活不规律、熬夜、睡眠不足、情绪不佳、压力过大、饮食习惯不良，都会降低皮肤自我修复能力，使痤疮恶化。

（二）临床表现

① 多发于 15～30 岁的青年男女。

② 肩部、胸部、背部多发。多为对称性分布，常伴有皮脂溢出。

③ 初发皮损为圆锥形丘疹（如白头粉刺、黑头粉刺），继而可发展为炎性丘疹、脓疮、结节、皮脂腺囊肿、囊肿，形成色素沉着、毛孔粗大、甚至疮痕等皮肤损害。

二、用药指导

（一）药物治疗

内服的药物主要是抗生素，以抗菌消炎为主；中医主张清热、解毒、通便。禁止挤压或针刺，保持患处清洁。痤疮较重者，应到医院皮肤科诊治。具体临床症状及用药和用药说明见表 2-23-1 和表 2-23-2。

表 2-23-1 临床症状及用药

临床症状	对症用药
皮肤油腻	炔雌醇环丙孕酮片(仅限女性)、维胺酯胶囊
炎性丘疹、脓疮	米诺环素、多西环素
口苦、口臭	藿香清胃片、养阴口香合剂、清胃黄连片
便秘	三黄片、通便灵、开塞露

表 2-23-2 用药说明

类别	功能	具体用药
主药	对症处理	维 A 酸乳膏、维胺酯乳膏、维生素 B 软膏、克林霉素甲硝唑搽剂
	调节皮脂分泌	盐酸米诺环素胶囊、维胺酯胶囊
辅药	清热解毒	解毒痤疮丸、复方珍珠暗疮胶囊、清火片、一清胶囊、三黄片、牛黄解毒片

（二）健康指导

① 保持心情愉快，保证睡眠充足，不要酗酒、抽烟、喝浓茶等，以免造成激素失调。

② 勤洗头、防晒，每日洗脸 2～3 次，避免使用油质化妆品等。每周 1 次去角质，使用清洁面膜进行毛孔清洁。

③ 饮食清淡，多喝水，多吃蔬菜、水果，多食海带，少吃油、腻、刺激性大及太甜的食物。

④ 调节胃肠功能，养成每日早起排便的习惯，保持大便通畅。

⑤ 忌按摩面部，以免刺激油脂分泌。

⑥ 忌挤压，以免引起感染，引起炎症扩散。

（三）常见代表性治疗药物介绍

1. 盐酸米诺环素胶囊

盐酸米诺环素胶囊

适应证：本品适用于因葡萄球菌、链球菌、肺炎球菌、淋病奈瑟菌、志贺菌属、大肠埃希菌、克雷伯菌、变形杆菌、铜绿假单胞菌、梅毒螺旋体及衣原体等对本品敏感的病原体引起的下列感染：尿道炎、男性非淋菌性尿道炎(NGU)、前列腺炎、淋病、膀胱炎、急慢性支气管炎、喘息型支气管炎、痢疾、肠炎、感染性食物中毒、胆管炎、胆囊炎、腹膜炎、败血症、菌血症等。

用法用量：口服。成人首次剂量为0.2g，以后每12h服用本品0.1g，或每6h服用50mg。

不良反应：
①菌群失调：本品引起菌群失调较为多见，轻者引起维生素缺乏，也常可见到由于白色念珠菌和其他耐药菌所引起的二重感染，亦可发生难辨梭菌性假膜性肠炎。
②消化道反应：食欲不振、恶心、呕吐、腹痛、腹泻、口腔炎、舌炎、肛门周围炎等，偶可发生食管溃疡。
③肝损害：偶见恶心、呕吐、黄疸、脂肪肝、血清氨基转移酶升高、呕血和便血等，严重者可昏迷而死亡。

注意事项：
①肝肾功能不全患者、食道通过障碍者、老年人、口服吸收不良或不能进食者及全身状态恶化患者(因易引发维生素K缺乏症)慎用；
②由于具有前庭毒性，本品已不作为脑膜炎奈瑟菌带菌者和脑膜炎奈瑟菌感染的治疗药物；
③对本品过敏者有可能对其他四环素类也过敏。

药物相互作用：
① 本品能降低凝血酶原的活性，故与抗凝血药合用应降低抗凝血药的剂量。
② 制酸药(如碳酸氢钠)可使本品的吸收减少、活性降低。
③ 本品与含铝、钙、镁、铁离子的药物合用时，可形成不溶性络合物。

2. 维 A 酸乳膏

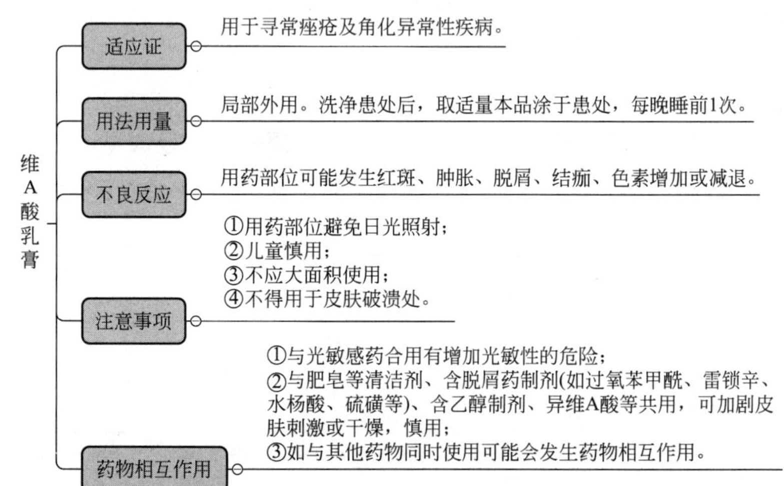
维A酸乳膏
适应证
用于寻常痤疮及角化异常性疾病。
用法用量
局部外用。洗净患处后，取适量本品涂于患处，每晚睡前1次。
不良反应
用药部位可能发生红斑、肿胀、脱屑、结痂、色素增加或减退。
注意事项
①用药部位避免日光照射；
②儿童慎用；
③不应大面积使用；
④不得用于皮肤破溃处。
药物相互作用
①与光敏感药合用有增加光敏性的危险；
②与肥皂等清洁剂、含脱屑药制剂(如过氧苯甲酰、雷锁辛、水杨酸、硫磺等)、含乙醇制剂、异维A酸等共用，可加剧皮肤刺激或干燥，慎用；
③如与其他药物同时使用可能会发生药物相互作用。

3. 维胺酯乳膏

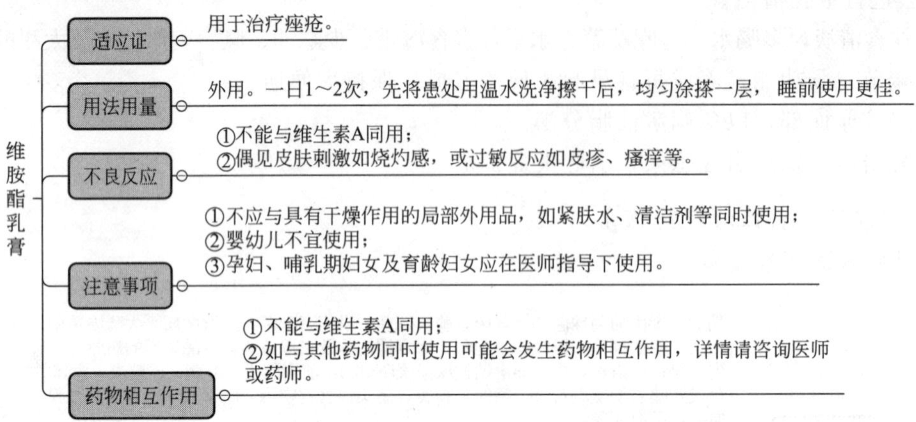
维胺酯乳膏
适应证
用于治疗痤疮。
用法用量
外用。一日1～2次，先将患处用温水洗净擦干后，均匀涂搽一层，睡前使用更佳。
不良反应
①不能与维生素A同用；
②偶见皮肤刺激如烧灼感，或过敏反应如皮疹、瘙痒等。
注意事项
①不应与具有干燥作用的局部外用品，如紧肤水、清洁剂等同时使用；
②婴幼儿不宜使用；
③孕妇、哺乳期妇女及育龄妇女应在医师指导下使用。
药物相互作用
①不能与维生素A同用；
②如与其他药物同时使用可能会发生药物相互作用，详情请咨询医师或药师。

4. 过氧苯甲酰凝胶

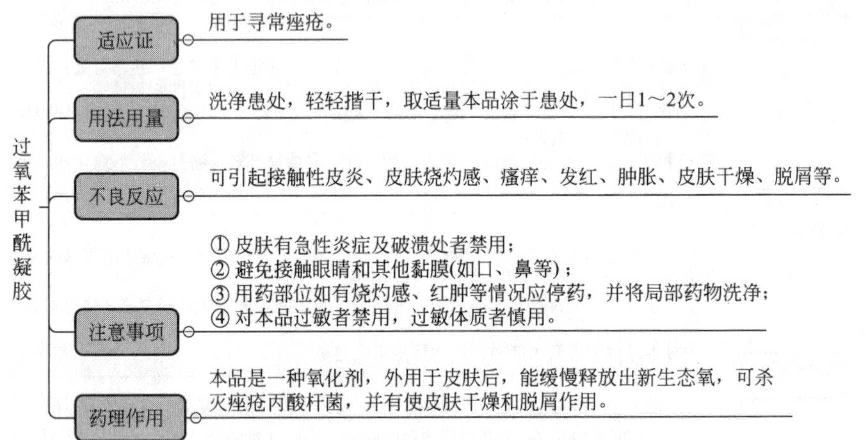
过氧苯甲酰凝胶
适应证
用于寻常痤疮。
用法用量
洗净患处，轻轻揩干，取适量本品涂于患处，一日1～2次。
不良反应
可引起接触性皮炎、皮肤烧灼感、瘙痒、发红、肿胀、皮肤干燥、脱屑等。
注意事项
① 皮肤有急性炎症及破溃处者禁用；
② 避免接触眼睛和其他黏膜(如口、鼻等)；
③ 用药部位如有烧灼感、红肿等情况应停药，并将局部药物洗净；
④ 对本品过敏者禁用，过敏体质者慎用。
药理作用
本品是一种氧化剂，外用于皮肤后，能缓慢释放出新生态氧，可杀灭痤疮丙酸杆菌，并有使皮肤干燥和脱屑作用。

【任务实施】

一、任务准备

环境及物品：药房或模拟药店、常用痤疮治疗用药品、医师开具的处方。

人员：两人一组（一位药师，一位患者）。

二、实施操作

分别模拟药师和患者，详细询问疾病史、就医史、用药史、过敏史，进行病情判断，给出推荐用药方案，并描述推荐理由、用药交代和健康指导。

痤疮问病售药示例过程表

过程		内容
询问病情	基本情况	女，25岁，自由职业，偏胖
	询问疾病史	痤疮，无其他基础性疾病
	询问就医史	无就医
	询问用药史、过敏史	最近半年均服用了去氧孕烯炔雌醇片作为常规避孕药，无用药过敏史
	病情判断	痤疮

续表

过程		内容
推荐用药	用药方案	主药：过氧苯甲酰凝胶；联合用药：红霉素软膏； 辅助用药：清热暗疮片
	推荐理由	过氧苯甲酰凝胶是一种氧化剂，外用于皮肤后，能缓慢释放出新生态氧，可杀灭痤疮丙酸杆菌。 红霉素软膏对大多数革兰氏阳性菌、部分革兰氏阴性菌及一些非典型致病菌如衣原体、支原体均有抗菌活性。 清热暗疮片具有清热解毒、凉血散瘀的作用
用药交代	药品用法用量	过氧苯甲酰凝胶用前洗净患处，轻轻揩干，取适量本品涂于患处，一日1～2次。红霉素软膏适量，涂于患处，一日2次。清热暗疮片一次2～4片，一日3次
	服用时间与疗程	14天为一疗程
	药品不良反应	过氧苯甲酰凝胶可引起接触性皮炎、皮肤烧灼感、瘙痒、发红、肿胀、皮肤干燥、脱屑等。红霉素软膏偶见刺激症状和过敏反应。清热暗疮片有腹泻、腹痛、恶心、呕吐、胃不适、皮疹、瘙痒、头晕等
	药品禁忌	皮肤有急性炎症及破溃者禁用过氧苯甲酰凝胶。 红霉素软膏禁忌尚不明确。 脾胃虚寒症见腹痛、喜暖、泄泻和对清热暗疮片及所含成分过敏者禁用
	药品注意事项（包含相互作用）	过氧苯甲酰凝胶与肥皂、清洁剂、痤疮制剂如含有过氧苯甲酰、雷锁辛、硫黄、维A酸等，或含有酒精的制剂药用化妆品等同用，会增加刺激或干燥作用
	特殊用药	对本品过敏者禁用，过敏体质者慎用
	药品贮藏	过氧苯甲酰凝胶和红霉素软膏均需在阴凉处（不超过20℃）保存。清热暗疮片需密闭，防潮
	发生特定情况处理办法	1. 联合用药14天后症状未改善者应去医院就诊。 2. 发生过敏，立即停药并就医
健康指导	饮食、运动、烟酒、情绪等	1. 将去氧孕烯炔雌醇片停掉，改为其他的避孕方式。 2. 饮食宜清淡，多吃易消化、富含维生素C的食物，如橙子、橘子、柚子、猕猴桃等，避免辛辣荤腥的食物，保持大便通畅。 3. 注意合理作息，不晚睡。 4. 忌用手挤压、搔抓粉刺，特别是脸上的危险三角区

【任务评价】

任务完成后，学生撰写报告，教师按评分标准进行任务评价（见“考核评价工作手册”），计入考核成绩。

任务二十四　儿童常见疾病用药指导

PPT课件

子任务一　小儿急性上呼吸道感染用药指导

【任务导入】

患儿，女，6岁，昨天天气突然变凉，今早起床后突然发热，家长测量其体温为38.2℃，来药店买药，见小儿有精神不振、流涕、打喷嚏、咳嗽、鼻塞等症状。

问其症状，小儿自述咽痛、头痛。

请为患者推荐合理的治疗方案，说明理由，给予合理用药及健康指导。

【必备知识】

一、临床医学知识

急性上呼吸道感染简称上感，主要指病原体侵犯包括鼻、咽、喉等部位时出现的急性炎症反应，常诊断为普通感冒、急性咽炎、急性扁桃体炎等。

（一）病因

① 病原体：急性上呼吸道感染90%左右是由病毒引起，常见的有呼吸道合胞病毒、副流感病毒、腺病毒及柯萨奇病毒等，少数由细菌感染所致。

② 体质因素：免疫力低下、营养不良的儿童，容易引起上呼吸道感染。

③ 环境因素：护理不周、气候骤变或不良环境因素等，易引起鼻部黏膜舒缩功能紊乱，致上呼吸道感染的发生。

（二）临床表现

① 局部症状：轻症可仅有局部症状，如鼻塞、喷嚏、干咳，年长儿可诉咽部不适或咽痛等。鼻腔黏膜及咽部充血，或见扁桃体肿大、充血，甚至化脓。有时咽部、扁桃体表面可见灰白色疱疹及浅表溃疡。

② 全身症状：重症多见于婴幼儿，起病急，局部症状较轻，全身症状重，如高热、烦躁不安、乏力、厌食等。部分患者有食欲不振、呕吐、腹泻、腹痛等消化道症状。

二、用药指导

本病的治疗原则主要是对症支持治疗，预防出现并发症。早期以抗病毒为主，并对症处理、增强免疫，如细菌感染则配合使用抗菌消炎药。

1. 对症治疗常用药物（见表2-24-1）

表2-24-1　儿童急性上呼吸道感染对症用药情况表

临床症状	对症用药
流鼻涕、打喷嚏	氯雷他定等(2岁以下儿童不推荐使用)
鼻塞	小儿萘甲唑啉滴鼻液、盐酸伪麻黄碱等
发热、头痛	对乙酰氨基酚、布洛芬等
咳嗽	右美沙芬、盐酸氨溴索等
病毒感染	可选用板蓝根颗粒、银翘散、羚羊感冒片等，也可选择奥司他韦、利巴韦林等
细菌感染	首选青霉素，对青霉素过敏者改用红霉素，如阿莫西林(3个月以下儿童慎用)、罗红霉素等

大多数感冒咳嗽药都含有的15种成分包括：使鼻腔黏膜血管收缩的伪麻黄碱、麻黄素、去氧肾上腺素、羟甲唑啉、赛洛唑啉，抗组胺剂苯海拉明、氯苯那敏、异丙嗪、曲普利啶、抗敏安，抑制咳嗽的右美沙芬、福尔可定以及用于除痰的愈创甘油醚、吐根剂等。含有这15种成分的药品2岁以下婴儿禁用，6岁以下小儿要慎用。

2. 联合用药（见表2-24-2）

表 2-24-2 急性上呼吸道感染联合用药情况表

类别	功能	具体用药
主药	抗病毒感染	板蓝根颗粒、奥司他韦、利巴韦林颗粒
	抗细菌感染	阿莫西林颗粒、头孢克洛颗粒、罗红霉素颗粒
	对症处理，缓解症状	氨酚黄那敏颗粒、小儿咽扁颗粒、小儿咳喘灵颗粒、小儿止咳糖浆、小儿清咽颗粒
关联用药	增强免疫力	复合维生素滴剂、维C泡腾片、牛初乳、玉屏风颗粒

在治疗上，急则治其标，首先对症用药解除发热、头痛、头晕、流清涕等症状；合并感染时服用抗生素消炎杀菌，标本兼治，疗效更好。儿童胃肠道功能较弱，用药易引起胃肠道副作用，强调疗程用药，预防药源性疾病。

【任务实施】

一、任务准备

环境及物品：药房或模拟药店、小儿常用急性上呼吸道感染治疗药品、医师开具的处方。

人员：两人一组（一位药师，一位患者）。

二、实施操作

分别模拟药师和患者，详细询问疾病史、就医史、用药史、过敏史，进行病情判断，给出推荐用药方案，并描述推荐理由、用药交代和健康指导。

小儿上呼吸道感染问病售药示例过程表

过程		内容
询问病情	基本情况	6岁，女
	询问疾病史	季节变换受凉发热，突然发热、精神不振、流涕、打喷嚏、咳嗽、鼻塞，小儿自述咽痛、头痛
	询问就医史	无就医
	询问用药史、过敏史	最近无用药，无用药过敏史
	病情判断	季节变换，受凉发热，观察其咽部，轻微红肿，体温为38℃，无其他症状，听肺音正常，诊断为急性上呼吸道感染
推荐用药	用药方案	主药：抗病毒口服液；联合用药：对乙酰氨基酚
	推荐理由	针对近期病毒性感冒较多，且无其他症状，内服抗病毒口服液；由于确诊为急性上呼吸道感染，伴发低热，服用对乙酰氨基酚口服液
用药交代	药品用法用量	抗病毒口服液：一次10ml，一日3次。 对乙酰氨基酚口服液，继续发热时服用，每次6～8ml，间隔4h以上
	服用时间与疗程	若3天未有好转，及时就医
	药品不良反应	对乙酰氨基酚服用量过大出现恶心、呕吐、腹痛、多汗等症状。其他药物不良反应尚不明确
	药品禁忌	肝功能不全患者禁用
	药品注意事项	对乙酰氨基酚用量不宜过大
	特殊人用药	肝功能不全、胃出血、胃溃疡患者慎用
	药品贮藏	遮光，密封，在阴凉处保存

续表

过程		内容
用药交代	发生特定情况处理办法	1. 联合用药 3 天后症状未改善者应去医院就诊。 2. 发生过敏，立即停药并就医
健康指导		1. 清淡饮食，多饮水，多吃水果。 2. 注意休息。 3. 低热可采用物理降温，用冰毛巾擦拭额头和腋下等处，饮用淡盐水。若超过 38℃ 服用对乙酰氨基酚口服液

【任务评价】

任务完成后，学生撰写报告，教师按评分标准进行任务评价（见“考核评价工作手册”），计入考核成绩。

子任务二　小儿急性支气管炎用药指导

PPT 课件

【任务导入】

患儿，女，5 岁，患轻微感冒已 10 天，排除感染新冠可能，开始出现咳嗽已有 3 天，但前天开始常因咳嗽出现呕吐，同时影响睡眠，咳嗽有黄色浓痰，测量体温为 37.8℃，来药店买药，问其症状，小儿自述胸闷，查其咽部，咽部充血。

请为患者推荐合理的治疗方案，说明理由，给予合理用药及健康指导。

【必备知识】

一、临床医学知识

急性支气管炎是指由于各种病原引起的支气管黏膜炎症，由于气管常同时受累，故也称为急性气管支气管炎。常并发或继发于上呼吸道感染，或为麻疹、百日咳、伤寒等急性传染病的一种表现。是儿童时期常见的呼吸道疾病，婴幼儿时期发病较多、较重。

（一）病因

① 主要为感染，病原为病毒、肺炎支原体或细菌，或为其混合感染，能引起上呼吸道感染的病原体都可引起支气管炎。病毒感染中以流感病毒、副流感病毒、腺病毒以及呼吸道合胞病毒等占多数，肺炎支原体亦不少见，在病毒感染的基础上，致病性细菌可引起继发感染，较常见的细菌有肺炎球菌、β 溶血性链球菌 A 组、葡萄球菌及流感嗜血杆菌，有时为百日咳鲍特菌、沙门菌属或白喉杆菌。

② 免疫功能低下、特异性体质、营养障碍、佝偻病和支气管局部结构异常等。

③ 环境污染、空气污浊或经常接触有毒气体亦可刺激支气管黏膜引发炎症。

（二）临床表现

① 多数先有上呼吸道感染症状，以咳嗽为主，开始为干咳，后有痰；但婴幼儿往往不会吐痰而咽下，且易伴有发热、呕吐、腹泻等症状。

② 3 岁以下小儿伴有喘息的支气管炎，如果还有湿疹或过敏史，少数会发展成支气管哮喘。

③ 婴幼儿症状较重，常有发热、呕吐、腹痛、腹泻等，一般无全身症状。双肺呼吸音粗糙，可有不固定的，散在的干啰音和粗、中湿啰音。年长儿可诉头痛及胸痛。咳嗽一般延续 7～10 天，有时可达 2～3 周，或反复发作。

④ 小儿上呼吸道感染、支气管肺炎、支气管哮喘之间的区别具体有以下 3 点。

a. 上呼吸道感染：以发热、鼻塞、流涕、喷嚏、乏力、食欲不振、呕吐、腹泻等全身症状为主；有时扁桃体充血、肿大，但肺部听诊多正常。

b. 支气管肺炎：急性支气管炎症状较重时，应与支气管肺炎作鉴别。支气管肺炎以肺组织充血、水肿、炎性浸润为主，肺部听诊有湿啰音或捻发音。咳嗽后啰音无明显减少时，应考虑肺炎，做胸部X线检查以确诊。

c. 支气管哮喘：症状典型，表现为反复发作性咳嗽、喘鸣和呼吸困难，多夜间发作，伴有面色苍白、大汗淋漓。但发作间歇时与常人无异，通常与接触过敏原、气候异常、情绪刺激、遗传等因素有关。

二、用药指导

1. 一般治疗

① 注意休息，保持良好的周围环境，经常变换体位，多饮水和补充大量维生素C等。

② 保持呼吸道通畅，多饮水，使呼吸道分泌物易于咳出。

2. 控制感染

由于病原体多为病毒，一般不采用抗生素。怀疑有细菌感染者则根据可能感染细菌选择合适的抗菌药物，如系支原体感染，则应予以大环内酯类抗生素。

3. 对症治疗

应使痰易于咳出，不用镇咳剂。

① 化痰止咳：如急支糖浆或氨溴索等，痰液黏稠者可用10%氯化铵、高渗盐水雾化吸入，有助于排痰。

② 止喘：对喘憋严重者，可雾化吸入全乐宁等β受体激动剂或用氨茶碱口服或静脉给药。喘息严重者可短期使用糖皮质激素，如口服泼尼松3～5天。

③ 抗过敏：使用抗过敏药物如富马酸酮替芬、马来酸氯苯那敏（扑尔敏）、盐酸西替利嗪和地氯雷他定等可缓解支气管炎症性分泌和支气管痉挛。

④ 应避免给予咳必清（喷托维林）或含有阿片、可待因等成分的镇咳药物，以免抑制分泌物的排出。

4. 对症治疗用药（见表2-24-3）

表2-24-3 儿童急性支气管炎对症用药情况表

临床症状	对症用药
病毒感染	抗病毒口服液、利巴韦林、奥司他韦等
细菌感染	头孢克洛、阿奇霉素、罗红霉素等
发热	对乙酰氨基酚等
咳嗽	川贝清肺、右美沙芬等
哮喘	丙酸倍氯米松、沙丁胺醇等
抵抗力低	维生素C、牛初乳压片糖、蛋白粉等

5. 联合用药（见表2-24-4）

表2-24-4 儿童急性支气管炎联合用药情况表

类别	功能	具体用药
主药	抗病毒感染	奥司他韦、利巴韦林颗粒
	抗细菌感染	阿莫西林颗粒、头孢克洛颗粒、罗红霉素颗粒

续表

类别	功能	具体用药
辅药	对症处理	小儿咽扁颗粒、清咽颗粒、川贝清肺糖浆
	缓解症状	丙酸倍氯米松、沙丁胺醇
关联用药	增强免疫力	复合维生素滴剂、维C泡腾片、牛初乳粉、蛋白粉

本病一般需精心护理，应使痰易于咳出；若病情有变化，建议及时就医，以免延误病情。

【任务实施】

一、任务准备

环境及物品：药房或模拟药店、小儿常用急性支气管炎治疗药品、医师开具的处方。

人员：两人一组（一位药师，一位患者）。

二、实施操作

分别模拟药师和患者，详细询问疾病史、就医史、用药史、过敏史，进行病情判断，给出推荐用药方案，并描述推荐理由、用药交代和健康指导。

小儿急性支气管炎问病售药示例过程表

过程		内容
询问病情	基本情况	患儿，女，5岁
	询问疾病史	上感有10余天，排除新冠，开始出现咳嗽已有3天时间，前天开始常因咳嗽出现呕吐，同时影响睡眠，咳嗽有黄色浓痰，体温为37.8℃，小儿自述胸闷，咽部充血
	询问就医史	无就医
	询问用药史、过敏史	最近服用抗病毒颗粒，无用药过敏史
	病情判断	小儿急性支气管炎
推荐用药	用药方案	主药：小儿川贝清肺糖浆（应凭医师处方和医嘱调配）；联合用药：蒲地蓝口服液（应凭医师处方和医嘱调配）
	推荐理由	针对咳嗽症状选用小儿川贝清肺糖浆，针对近期病毒性感冒较多，且小儿咽部充血，联合应用蒲地蓝口服液
用药交代	药品用法用量	小儿川贝清肺糖浆：一次5ml，一日3次。 蒲地蓝口服液，一次5ml，一日3次
	服用时间与疗程	若3天未有好转及时就医
	药品不良反应	尚不明确
	药品禁忌	脾胃功能低下患者慎用
	药品注意事项	蒲地蓝口服液属寒凉之品，易伤脾胃，应注意观察小儿脾胃功能
	特殊人群用药	无
	药品贮藏	遮光，密封，在阴凉处保存
	发生特定情况处理办法	1. 联合用药3天后症状未改善者应去医院就诊。 2. 发生过敏，立即停药并就医
健康指导		1. 清淡饮食，多饮水，多吃水果或补充维生素C。 2. 注意休息

【任务评价】

任务完成后，学生撰写报告，教师按评分标准进行任务评价（见“考核评价工作手册”），计入考核成绩。

子任务三　小儿功能性消化不良用药指导

PPT 课件

【任务导入】

患儿，男，6 岁，患儿消瘦，饭量少，主诉不思饮食，易烦躁，易惊，小便短赤。一吃饭就出现腹胀、腹痛、恶心、呕吐等症状，身体消瘦，未有经常吃零食的现象，不爱运动，爱看电视。

请为患者推荐合理的治疗方案，说明理由，给予合理用药及健康指导。

【必备知识】

一、临床医学知识

小儿功能性消化不良是指患儿有持续存在或反复发作的上腹痛、腹胀、早饱、嗳气、厌食、胃灼热、反酸、恶心、呕吐等消化功能障碍症状，但经各项检查未发现器质性疾病，是小儿消化内科最常见的临床综合征。对患该病的患儿，在排除消化道器质性疾病的基础上，才能做出诊断。

（一）病因

功能性消化不良的病因不明，是多种因素综合作用的结果。包括饮食和环境、胃酸分泌、消化道运动功能异常、心理因素以及一些其他胃肠功能紊乱性疾病等。

（二）临床表现

临床症状主要包括上腹痛、腹胀、早饱、嗳气、厌食、胃灼热、反酸、恶心和呕吐，病程多在 2 年左右，症状可反复发作，也可在相当一段时间内无症状，或发病时以某一症状为主，也可有多个症状的叠加。引起或加重病情的诱因不明。功能性消化不良分为 4 型：运动障碍型、反流型、溃疡型、非特异型等。

1. 运动障碍型消化不良

此型以腹胀、早饱、嗳气为主，症状多在进食后加重。过饱时会出现腹痛、恶心甚至呕吐。胃动力学检查 50%～60%患儿存在胃近端和远端收缩和舒张障碍。

2. 反流型消化不良

突出的表现是胸骨后痛，烧心，反流。内镜检查未发现食管炎。但 24h 酸碱度监测可发现部分患儿有胃食管酸反流。对于无酸反流者出现此类症状，认为与食管对酸敏感性增加有关。

3. 溃疡型消化不良

其表现与十二指肠溃疡特点相同，夜间痛、饥饿痛，进食或服抗酸药能缓解，可伴有反酸，少数患儿伴烧心，症状呈慢性周期性。内镜检查未发现溃疡和糜烂性炎症。

4. 非特异型消化不良

临床表现不能归入上述类型者，常合并肠易激综合征。

二、用药指导

1. 一般治疗

掌握正确教育方法，帮助患儿的家长认识、理解病情，指导其改善患儿生活方式，调整饮食结构养成良好的饮食习惯。

2. 药物治疗

常用对症治疗的药物，去除与症状相关的可能发病因素，提高缓解症状的能力。小儿功能性消化不良用药情况见表 2-24-5。

表 2-24-5　小儿功能性消化不良用药情况表

类别	功能	具体用药
主药	促进胃动力	多潘立酮、莫沙必利
	中和胃酸	复方氢氧化铝、铝碳酸镁
	抑制胃酸	雷尼替丁、奥美拉唑
	保护胃黏膜	硫糖铝、胶体果胶铋
辅药	调理肠道菌群	地衣芽孢杆菌、双歧杆菌嗜酸乳杆菌肠球菌三联活菌
	助消化药	乳酶生、酵母片
关联用药	消食化积	小儿七星茶、健儿消食口服液、保儿宁颗粒、山麦健脾口服液、健儿清解液

【任务实施】

一、任务准备

环境及物品：药房或模拟药店、常用小儿功能性消化不良治疗用药品、医师开具的处方。

人员：两人一组（一位药师，一位患者）。

二、实施操作

分别模拟药师和患者，详细询问疾病史、就医史、用药史、过敏史，进行病情判断，给出推荐用药方案，并描述推荐理由、用药交代和健康指导。

小儿功能性消化不良问病售药示例过程表

过程		内容
询问病情	基本情况	6 岁，男
	询问疾病史	身体消瘦，运动量少，一吃饭就出现腹胀、腹痛、恶心、呕吐等症状，有早饱现象，不爱运动，吃饭饭量少，易烦躁，易惊，小便短赤
	询问就医史	无就医
	询问用药史、过敏史	最近无用药，无用药过敏史
	病情判断	小儿功能性消化不良
推荐用药	用药方案	主药：小儿七星茶颗粒；联合用药：双歧杆菌嗜酸乳杆菌肠球菌三联活菌
	推荐理由	针对患儿烦躁易惊、小便短赤、消化不良的症状，内服小儿七星茶颗粒，联合应用双歧杆菌嗜酸乳杆菌肠球菌三联活菌片
用药交代	药品用法用量	小儿七星茶颗粒，一次 7g，一日 3 次。 双歧杆菌嗜酸乳杆菌肠球菌三联活菌片，口服，一次 4 片，一日 2～3 次，温开水或温牛奶冲服
	服用时间与疗程	若 7 天未有好转及时就医
	药品不良反应	未见不良反应

续表

过程		内容
用药交代	药品禁忌	尚无资料报告
	药品注意事项	咨询药师或医师后使用;忌食生冷、油腻等不易消化食品;与其他抗菌类药物等共用应错开用药时间
	药品贮藏	小儿七星茶颗粒密封保存;双歧杆菌嗜酸乳杆菌肠球菌三联活菌片冷藏保存
	发生特定情况处理办法	1. 联合用药7天后症状未改善者应去医院就诊。 2. 发生过敏,立即停药并就医
健康指导		饮食忌生冷、油腻食品;注意多运动;少吃零食

【任务评价】

任务完成后，学生撰写报告，教师按评分标准进行任务评价（见“考核评价工作手册”），计入考核成绩。

子任务四　小儿手足口病用药指导

【任务导入】

患儿，女，7岁，患儿主诉口痛，不思饮食，消瘦，体温37.6℃，观察其口腔，有小疱疹，继续观察其手、足，也出现小疱疹。

请为患者推荐合理的治疗方案，说明理由，给予合理用药及健康指导。

PPT课件

【必备知识】

一、临床医学知识

手足口病是由肠道病毒引起的传染病，表现口痛，厌食，低热，手、足、口腔等部位出现小疱疹或小溃疡，多数患儿一周左右自愈，少数患儿可引起心肌炎、肺水肿、无菌性脑膜炎等并发症。个别重症患儿病情发展快，导致死亡。目前缺乏有效治疗药物对症治疗。

（一）病因

引起手足口病的病毒主要为肠道病毒，有多种肠道病毒可引起手足口病，最常见的是柯萨奇病毒A16型及肠道病毒71型。其感染途径包括消化道、呼吸道及接触传播。手足口病患者和隐性感染者均为传染源，主要通过粪-口途径传播，亦可经接触患者呼吸道分泌物、疱疹液及污染的物品而感染。

（二）临床表现

1. 普通病例

急性起病，发热（部分病例可无发热）伴手、足、口、臀部皮疹，可伴有咳嗽、流涕、食欲不振等症状。口腔内可见散发性的疱疹或溃疡，多位于舌、颊黏膜和硬腭等处，引起口腔疼痛，导致患儿拒食、流涎。手、足和臀部出现斑丘疹和疱疹，呈离心性分布。

2. 重症病例

少数重症病例皮疹不典型，进展迅速，在发病1～5日左右出现脑膜炎、脑炎、脑脊髓炎、肺水肿、循环障碍等。极少数病例病情危重，可致死亡，存活病例可留有后遗症。

二、用药指导

目前尚无特效抗病毒药物和特异性治疗手段，主要是对症治疗。抗病毒可选用抗病毒口服液、利巴韦林及思密达等药物，联合用药可服用维生素 B、维生素 C。皮损处涂疱疹净，疼痛者局部涂 2%利多卡因等。

治疗期间，注意隔离，避免交叉感染，适当休息，清淡饮食，做好口腔和皮肤护理。

【任务实施】

一、任务准备

环境及物品：药房或模拟药店、小儿常用手足口病治疗药品、医师开具的处方等。

人员：两人一组（一位药师，一位患者）。

二、实施操作

分别模拟药师和患者，详细询问疾病史、就医史、用药史、过敏史，进行病情判断，给出推荐用药方案，并描述推荐理由、用药交代和健康指导。

小儿手足口病问病售药示例过程表

过程		内容
询问病情	基本情况	女，7 岁，正上学
	询问疾病史	患儿主诉口痛，不思饮食，消瘦，体温 37.6℃，观察其口腔，有小疱疹，继续观察其手、足，也出现小疱疹
	询问就医史	无就医
	询问用药史、过敏史	最近无用药，无用药过敏史
	病情判断	诊断为手足口病
推荐药品	用药方案	主药：抗病毒口服液；联合用药：蒙脱石散
	推荐理由	由于手足口病主要由肠道病毒引起，因此开具抗病毒口服液；破损处有疼痛感，可局部用蒙脱石散外涂
用药交代	药品用法用量	抗病毒口服液：一次 10ml，一日 3 次。 蒙脱石散外涂起疱疹处
	服用时间与疗程	若 2 天未有好转及时就医
	药品不良反应	尚不明确
	药品禁忌	对本品过敏者禁用
	药品注意事项	忌烟酒及辛辣、生冷、油腻食物
	药品贮藏	遮光，密封，在阴凉处保存
	发生特定情况处理办法	1. 联合用药 2 天后症状未改善者应去医院就诊。 2. 发生过敏，立即停药并就医
健康指导		1. 清淡饮食，多饮水，多吃水果。 2. 注意休息。 3. 避免交叉感染，注意口腔卫生，勤洗手

【任务评价】

任务完成后，学生撰写报告，教师按评分标准进行任务评价（见“考核评价工作手册”），计入考核成绩。

子任务五　小儿腹泻用药指导

PPT 课件

【任务导入】

患儿，男，10 岁，患儿主诉恶心呕吐，大便次数增多，每日有五六次，每次大便稀，呈水样、黄绿色，伴有少量蛋花汤样，有酸味，偶有黏液，有腥臭味。观其精神状态良好，脱水不明显，不口渴。

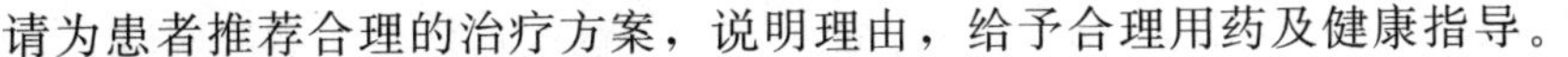
请为患者推荐合理的治疗方案，说明理由，给予合理用药及健康指导。

【必备知识】

一、临床医学知识

小儿腹泻是一组由多病原、多因素引起的，多见于 3 岁以下婴幼儿，以大便次数增多和性状改变为特点的胃肠功能紊乱性疾病，多由细菌、病毒感染所致，亦可由喂养不当、过敏、消化酶缺乏等因素引起。分为感染性腹泻（由病毒、细菌、真菌、寄生虫等感染所致）和非感染性腹泻（由体质因素、饮食不当、环境突变等所致）。

（一）病因

1. 肠道内感染

起病急，病情重，腹泻严重，或有明显季节性、流行性，可由病毒、细菌、真菌、寄生虫引起，以前两者多见，尤其是病毒。

2. 肠道外感染

有时引起消化功能紊乱，亦可产生腹泻症状，即症状性腹泻。年龄越小越多见。腹泻不严重，大便性状改变轻微，为稀糊便，含少许黏液，无大量水分及脓血，大便次数略增多，常见于上呼吸道感染、支气管肺炎、中耳炎等，随着原发病的好转腹泻症状逐渐消失。

使用抗生素引起的腹泻：常表现为慢性、迁延性腹泻。由于长期使用广谱抗生素，一方面使肠道有害菌，耐药金黄色葡萄球菌、难辨梭状芽孢杆菌、铜绿假单胞菌等大量繁殖；另一方面使双歧杆菌等有益菌减少，微生态失衡而出现腹泻。大便的性状与细菌侵袭的部位有关，病情可轻可重。

3. 非感染性因素

有明确的饮食不当或环境因素，病原学检查无致病菌。

（1）体质因素　幼儿体质虚弱，消化系统发育不成熟，胃肠道负担重，对食物的适应性较差。

（2）免疫抵抗力差　幼儿机体防御功能不完善，调节机能较差，对各种病原的感染缺乏抵抗力。

（3）饮食因素　人工喂养的幼儿因缺乏母乳中的抗体，以及食物及食具易受污染而发病率高于母乳喂养的幼儿。食物品种改变、食量不当、对食物中成分过敏等原因易导致疾病发生。

（4）环境因素　如不清洁的环境、户外活动过少、生活规律的突然改变、外界气候的突变等。

（5）其他　患其他疾病时，由于机体内毒素的作用而引发腹泻；或治疗用药引起肠道菌群失调而腹泻。

（二）临床表现

1. 轻型腹泻

主要是大便次数增多，每日数次至十次，大便稀薄，量少，呈黄色或黄绿色，混有少量黏液。

2. 重型腹泻

每日大便10次以上，便中水分增多，偶有黏液，呈黄色或黄绿色，有腥臭味。随病情加重和摄入食物减少，大便臭味减轻，粪块消失而呈水样或蛋花汤样，色变浅，甚至泻水样便或血便。

3. 伴随症状

食欲下降或拒食、皮肤干燥、发热、烦躁、腹痛、呕吐等，严重者嗜睡、面色苍白、手足抽搐等。

（三）鉴别诊断

1. 细菌性痢疾

多由不洁饮食引起，起病急，会出现发热、恶心、呕吐、腹痛等症状，粪便呈脓性或脓血样、黏液状，也有高烧、不腹泻的中毒型痢疾。

2. 食物中毒

以细菌性食物中毒为多，为误食含有细菌或细菌毒素食物引发的中毒。起病急，出现恶心、呕吐、脱水、乏力、腹痛等症状，多为稀水样便。共同进食者往往有同时发病的特点。

3. 肠道蛔虫性腹泻

肚脐周围绞痛或隐痛，可伴有轻度腹泻，泻后疼痛稍缓，消瘦乏力。粪检可发现蛔虫卵。

4. 急性胃肠炎

进食过多过快或冷热食同进共饮、脾胃功能不良或食用变质食物等都可引起，以起病急、腹痛、上吐下泻为主，或有发热等症状。

二、用药指导

治疗原则是预防和纠正脱水，继续进食，合理用药。轻型病例适当调整饮食，加强护理。对有明显水、电解质紊乱和酸碱平衡失调者积极治疗。

1. 去除病因和诱因

给以足够的流体食物（如水、米汤、粥类、糖盐水、补液盐等）以防脱水，但不能喝汽水、碳酸饮料、高糖饮料等。

2. 调整饮食方案，及时补液

减少胃肠道负担，病情好转后逐步恢复病前饮食。

3. 控制肠道内外感染

严密观察病情的发展，慎用抗生素和止泻药。如果患儿病情不见好转，甚至出现频繁水样便，或呕吐、口渴加剧，不能正常进食进水，补液后尿仍很少，发热及便中带血等症状，或持续治疗3日仍不见好转，则需尽快就医，勿随意使用抗生素。

（1）对症用药

若食欲不振或消化不良，可给予助消化药，如胃蛋白酶合剂、多酶片；对于感染性腹泻、小儿慢性腹泻可以加用微生态制剂，如双歧杆菌、乳酸杆菌等。小儿腹泻对症用药情况见表 2-24-6。

表 2-24-6 小儿腹泻对症用药情况表

临床症状	对症用药
便次多、量少，呈水样或蛋花样	蒙脱石散、止泻颗粒、盐酸洛哌丁胺胶囊，外用儿泻康贴膜。 若为病毒性肠炎，应用利巴韦林；若为细菌感染，可口服头孢菌素等抗生素
电解质紊乱	无脱水或轻中度脱水，口服补液盐；重度脱水需静脉补液
肠道菌群失衡	枯草杆菌二联活菌颗粒、双歧杆菌三联活菌胶囊、双歧杆菌四联活菌片

在门店遇见腹泻患儿，病情轻者可常规用药对症处理。若用药效果欠佳，或重症脱水患儿，应建议其立即去医院就诊。

（2）关联用药（见表 2-24-7）

表 2-24-7 小儿腹泻联合用药情况表

类别	功能	具体用药
主药	对症治疗	蒙脱石散、止泻颗粒、口服补液盐
辅药	健脾益气，化湿消食	参苓白术散、婴儿健脾散、保和丸、藿香正气口服液
关联用药	调理肠道菌群	枯草杆菌二联活菌颗粒、双歧杆菌三联活菌胶囊、双歧杆菌四联活菌片

【任务实施】

一、任务准备

环境及物品：药房或模拟药店、常用小儿腹泻治疗药品、医师开具的处方等。

人员：两人一组（一位药师，一位患者）。

二、实施操作

分别模拟药师和患者，详细询问疾病史、就医史、用药史、过敏史，进行病情判断，给出推荐用药方案，并描述推荐理由、用药交代和健康指导。

小儿腹泻问病售药示例过程表

过程		内容
询问病情	基本情况	患儿，男，10 岁
	询问疾病史	突然腹泻，患儿主诉恶心呕吐，大便次数增多，每日有五六次，每次大便稀，呈水样、黄绿色，伴有少量蛋花汤样，有酸味，偶有黏液，有腥臭味。观其精神状态良好，脱水不明显，不口渴
	询问就医史	无就医
	询问用药史、过敏史	最近无用药，无用药过敏史
	病情判断	诊断为小儿腹泻
推荐用药	用药方案	主药：蒙脱石散；联合用药：枯草杆菌二联活菌颗粒、口服补液盐
	推荐理由	蒙脱石散具有层纹结构和非均匀性的电荷分布，所以可以对胃肠道的病毒、细菌或一些毒素具有固定抑制的作用。蒙脱石散不进入血液循环，所以用药人群广泛。 枯草杆菌二联活菌颗粒调节肠道菌群紊乱引起的腹泻、便秘、腹胀、肠道内异常发酵、肠炎和使用抗生素引起的肠黏膜损伤等症状。 口服补液盐，预防儿童脱水

续表

过程		内容
用药交代	药品用法用量	蒙脱石散：一次1袋，一日3次。 枯草杆菌二联活菌颗粒：一次1袋，一日2次，与蒙脱石散间隔服用。 口服补液盐：50ml/kg，4h内饮完，直至腹泻停止
	服用时间与疗程	若2天未有好转及时就医
	药品不良反应	极罕见
	药品禁忌	对本品过敏者禁用
	药品注意事项	1. 枯草杆菌二联活菌颗粒为活菌制剂，切勿将本品置于高温处，冲服时的水温不得超过40℃，本品与蒙脱石散同服会减弱其疗效。 2. 忌辛辣、生冷、油腻食物
	药品贮藏	密闭，在25℃以下避光干燥处保存
	发生特定情况处理办法	1. 联合用药2天后症状未改善者应去医院就诊。 2. 发生过敏，立即停药并就医
健康指导		1. 需要吃流食、半流食，必要时输液，纠正脱水。 2. 注意休息。 3. 酌情饮白开水、淡盐水

【任务评价】

任务完成后，学生撰写报告，教师按评分标准进行任务评价（见“考核评价工作手册”），计入考核成绩。

子任务六　小儿肠蛔虫病用药指导

PPT 课件

【任务导入】

患儿，男，10岁，患儿肚脐周围经常疼痛，呈阵发性、不剧烈，喜按喜揉。有时有食欲不振、多食易饥、异食癖等症状，母亲说其晚上睡觉易流涎、磨牙等，经常会出现烦躁不安、睡眠不好的情况。

请为患者推荐合理的治疗方案，说明理由，给予合理用药及健康指导。

【必备知识】

一、临床医学知识

人蛔虫亦称似蚓蛔线虫，简称蛔虫。蛔虫病是儿童最常见的寄生虫病之一。成虫寄生于人体小肠，可引起蛔虫病，幼虫能在人体内移行引起内脏幼虫移行症。儿童由于食入感染期虫卵而被感染，轻者多无明显症状，常可影响孩子的食欲和肠道的消化、吸收功能，妨碍孩子的生长发育，异位寄生虫可导致胆道蛔虫病、肠梗阻等严重并发症，严重者可危及生命。

（一）病因

蛔虫是寄生在人体肠道内最大的线虫，形似蚯蚓。成虫寄生于人体小肠，以肠内容物为食物，雌虫每天排卵可多达20万个，随粪便排出的蛔虫卵在适宜环境条件下5～10天发育成熟即具感染性。虫卵污染水、土壤、食物等后经口吞入人体为主要的感染途径，亦可随空气中的灰尘被吸入咽下。成熟虫卵经口到胃，大部分被胃酸杀死，少数进入小肠孵化发育为幼虫。幼虫钻入肠黏膜，经淋巴管或微血管入门脉、肝脏、下腔静脉而达肺；在肺内蜕皮后形成1mm左右的幼虫。在移行过程中幼虫也可随血流到达其他器官，一般不发育为成虫，但可造成器官损害。成虫有向别处移行和钻孔的习性，可引起胆道蛔虫病、蛔虫性肠梗阻，一旦阻塞气管、支气管可造成窒息死亡，亦可钻入阑尾或胰管引起炎症。自人体感染到雌虫产卵需60～75天，雌虫寿命为1～2年。

（二）临床表现

1. 小儿感染蛔虫后一般无明显症状或仅有轻度腹痛，脐周部疼痛，呈阵发性、不剧烈，喜按喜揉。有时有食欲不振、多食易饥、异食癖等症状。

2. 如蛔虫量多时，可大量消耗机体营养，影响消化功能，可出现贫血、消瘦，甚至吐或拉出蛔虫等。

3. 部分患者烦躁、易惊或萎靡，夜晚磨牙。

二、用药指导

治疗以解痉止痛、驱蛔杀蛔为主，若有剧烈腹痛、呕吐等并发症出现，建议到医院就诊。

1. 对症用药（见表2-24-8）

表2-24-8 小儿肠蛔虫病对症用药情况表

临床症状	对症用药
脐周部疼痛	阿苯达唑、甲苯咪唑、磷酸哌嗪、左旋咪唑等
消瘦疲乏	多种维生素矿物质片、小儿补血颗粒等

2. 关联用药（见表2-24-9）

表2-24-9 小儿肠蛔虫病联合用药情况表

类别	功能	具体用药
主药	驱蛔杀蛔	阿苯达唑颗粒、磷酸哌嗪宝塔糖、肠虫清、甲苯咪唑片，中药可使用使君子
辅药	改善体质，补充营养	维生素B、多种维生素矿物质片、成长发育咀嚼片、葡萄糖酸钙口服液、儿童复合维生素

【任务实施】

一、任务准备

环境及物品：药房或模拟药店、治疗小儿肠蛔虫病常用药物、医师开具的处方等。

人员：两人一组（一位药师，一位患者）。

二、实施操作

分别模拟药师和患者，详细询问疾病史、就医史、用药史、过敏史，进行病情判断，给出推荐用药方案，并描述推荐理由、用药交代和健康指导。

小儿肠蛔虫病问病售药示例过程表

过程		内容
询问病情	基本情况	患儿，男，10岁
	询问疾病史	患儿肚脐周围经常疼痛，呈阵发性、不剧烈，喜按喜揉。有时有食欲不振、多食易饥、异食癖等症状，母亲说其晚上睡觉易流涎、磨牙等，经常会出现烦躁不安、睡眠不好的情况
	询问就医史	无就医

续表

过程		内容
询问病情	询问用药史、过敏史	最近无用药,无用药过敏史
	病情判断	诊断为小儿肠蛔虫病
推荐用药	用药方案	主药:盐酸左旋咪唑片(应凭医师处方和医嘱调配);联合用药:使君子
	推荐理由	盐酸左旋咪唑片对蛔虫病、钩虫病、蛲虫病和粪类圆线虫病有较好疗效。 中药使君子具有杀虫消积作用,可用于小儿肠蛔虫病
用药交代	药品用法用量	盐酸左旋咪唑片:口服,空腹或睡前顿服,小儿剂量为 20mg/10kg,连服 2 日。 使君子 10g,炒熟后,清晨顿服,共 3 日
	服用时间与疗程	使君子 3 日,盐酸左旋咪唑 2 日
	药品不良反应	轻微恶心、呕吐、腹痛等
	药品禁忌	肝肾功能不全及对本品过敏者禁用
	药品注意事项	1. 干燥综合征患者慎用。 2. 服药时忌茶,大量服用能引起呃逆、眩晕、呕吐等反应
	药品贮藏	密封保存
	发生特定情况处理办法	发生过敏时立即停药并就医
健康指导		1. 注意饮食卫生,少吃生冷食品。 2. 正确面对服用驱虫药所驱除的寄生虫

【任务评价】

任务完成后，学生撰写报告，教师按评分标准进行任务评价（见“考核评价工作手册”），计入考核成绩。

参考文献

[1] 杨世民．国家执业药师资格考试应试指南药事管理与法规［M］．北京：中国医药科技出版社，2012.

[2] 邵蓉．中国药事法理与理论实务［M］．2版．北京：中国医药科技出版社，2015.

[3] 万仁甫．药事管理与法规［M］．3版．北京：人民卫生出版社，2018.

[4] 徐红．零售药店药品经营质量管理规范概述［J］．企业科技与发展，2020（09）：255-256.

[5] 周碧雯．药品批发企业实施GSP的意义［J］．上海医药，2020，41（09）：53-56，74.

[6] 王小翠．《药品经营质量管理规范》中“票、货、账、款一致”的理解与适用［J］．中国食品药品监管，2019（06）：82-87.

[7] 国家食品药品监督管理总局关于修改《药品经营质量管理规范》的决定［J］．中华人民共和国国务院公报，2017（07）：75-92.

[8] 许小星，于姗姗．我国药品质量管理规范分析［J］．中国药物经济学，2019，14（09）：123-125.

[9] 王晓芳，杨艾，杨莉萍，等．“互联网＋”时代第二课堂对药学职业能力提升的研究与实践［J］．卫生职业教育，2020，38（23）：13-14.

[10] 张柯萍，陆恒．药学职业启蒙教育研究初探［J］．现代职业教育，2019（12）：22-23.

[11] 王宪龄，李方，谢燕，等．药学职业教育中的实践教育教学探究［J］．中国医药科学，2018，8（23）：38-40，172.

[12] 任蓓霞．浅议药学高职院校职业道德教育［J］．职业，2017（25）：100.

[13] 宋秀君．药品批发企业药品储存养护的探讨［J］．世界最新医学信息文摘，2018，18（A5）：47，49.

[14] 龚泓．浅析药品储存养护对药品质量的影响［J］．临床医药文献电子杂志，2018，5（21）：185，188.

[15] 谭东明．浅谈零售药店的店员培训和管理［J］．现代营销，2020（09）：222-223.

[16] 康震．常见疾病谱用药速查速用手册［M］．北京：化学工业出版社，2020.

[17] 刘辉．常见疾病用药手册［M］．广州：广东科技出版社，2018.

[18] 吴新荣，杨敏．药师处方审核培训教材［M］．北京：中国医药科技出版社，2019.

[19] 中华医学会，中华医学会杂志社，中华医学会全科医学分会，等．甲状腺功能亢进症基层诊疗指南（2019）［J］．中华全科医师杂志，2019，18（12）：1129-1135.

[20] 周芳宇，王欣，谭贵琴，等．Graves病细胞免疫学机制的研究进展［J］．中国比较医学杂志，2020，30（03）：104-108，134.

[21] 中华医学会，中华医学会杂志社，中华医学会全科医学分会，等．2型糖尿病基层诊疗指南（实践版·2019）［J］．中华全科医师杂志，2019，18（9）：810-818.

[22] 中华医学会，中华医学会杂志社，中华医学会全科医学分会．痛风及高尿酸血症基层诊疗指南（2019年）［J］．中华全科医师杂志，2020，19（04）：293-303.

[23] 刘培英，闻海丰，牛晓东，等．痛风及高尿酸血症的研究进展［J］．河北医药，2019，41（08）：123-127，132.

[24] 夏维波，章振林，林华，等．原发性骨质疏松症诊疗指南（2017）［J］．中国骨质疏松杂志，2019，25（03）：281-309.

[25] 中华医学会．原发性骨质疏松症基层诊疗指南（2019年）［J］．中华全科医师杂志，2020，19（04）：304-315.

[26] 中华医学会，中华医学杂志社，中华医学会全科医学分会，等．高血压基层诊疗指南（2019年）［J］．中华全科医师杂志，2019，18（4）：301-313.

[27] 中华医学会．血脂异常基层诊疗指南（2019年）［J］．中华全科医师杂志，2019，018（005）：406-416.

[28] 葛均波，徐永健，王辰．内科学［M］．北京：人民卫生出版社，2018：530-591.

[29] 中国痴呆与认知障碍诊治指南写作组，中国医师协会神经内科医师分会认知障碍疾病专业委员会．2018中国痴呆与认知障碍诊治指南（六）：阿尔茨海默病痴呆前阶段［J］．中华医学杂志，2018（1）：1457-1460.

[30] 中华医学会，中华医学会杂志社，中华医学会全科医学分会，等．帕金森病基层诊疗指南（2019年）［J］．中华全科医师杂志，2020，19（1）：5-17.

[31] 曹霞，陈美娟．临床药物治疗学［M］．北京：中国医药科技出版社，2016.

[32] 曹泽毅．中华妇产科学（临床版）［M］．北京：人民卫生出版社，2010.

[33] 国家食品药品监督管理总局执业药师资格认证中心．2021年执业药师资格考试应试指南：药学综合知识与技能［M］．北京：中国医药科技出版社，2021.

[34] 全国卫生专业技术资格考试用书编写专家委员会．2018全国卫生专业技术资格考试指导［M］．北京：人民卫生出

版社，2018.
[35] 张幸国，胡丽娜．临床药物治疗学各论（上册）[M]. 北京：人民卫生出版社，2015.
[36] 张幸国，胡丽娜．临床药物治疗学各论（下册）[M]. 北京：人民卫生出版社，2015.
[37] 曹红．临床药物治疗学 [M]. 3版．北京：人民卫生出版社，2020.
[38] 申昆玲，罗小平．Pediatrics [M]. 2版．北京：人民卫生出版社，2020.
[39] 李兰娟，任红．传染病学 [M]. 9版．北京：人民卫生出版社，2018.
[40] 陈明琪．药用微生物学基础 [M]. 3版．北京：中国医药科技出版社，2017.
[41] 凌庆枝，魏仲香．微生物与免疫学 [M]. 2版．北京：人民卫生出版社，2018.
[42] 谭志文，叶小平，陈进铭．急诊治疗上呼吸道感染的用药合理性分析 [J]. 临床医药文献电子杂志，2018，5(90)：164-165.
[43] 李禄刚．感冒的病因及治疗科 [J]. 家庭生活指南，2019 (12)：195.
[44] 朱滢，孙超，陈洁，等．功能性消化不良发病机制及治疗的研究进展 [J]. 中华消化病与影像杂志（电子版），2020，10 (06)：272-278.
[45] 李军祥．功能性消化不良中西医结合诊疗共识意见（2017年）[J]. 中国中西医结合消化杂志，2017，25 (12)：889-894.
[46] 李建生，王至婉．支气管哮喘中医证候诊断标准（2016版）[J]. 中医杂志，2016，57 (22)：1978-1980.
[47] 潘永耀．中西医结合治疗急性胃肠炎临床观察 [J]. 光明中医，2020，35 (19)：3089-3091.
[48] 黄思榕．中成药治疗复发性口腔溃疡的研究进展 [J]. 中外医学研究，2020，18 (32)：178-180.
[49] 潘龙帅．治疗急性肠炎的药物：CN105012897A [P]. 2015-11-04.
[50] 国家药典委员会．中华人民共和国药典（2020年版）[M]. 北京：中国医药科技出版社，2020.

目 录

任务一　急性上呼吸道感染用药指导任务评价考核表

班级：________ 组号：________ 姓名：________ 学号：________

序号	考核内容	考核要点	参考扣分细则	配分	扣分	得分
1	询问病情	问四史	每错一处扣 1 分	4		
		疾病判断	判断错误扣 9 分	9		
2	推荐用药	用药方案	推荐药品每错一个扣 10 分	20		
		推荐理由	每错一个扣 10 分	20		
3	用药交代	药品用法用量	每错一个扣 2 分	8		
		服用时间与疗程	未叮嘱或叮嘱错误扣 1 分	1		
		药品禁忌	未叮嘱或叮嘱错误扣 4 分	4		
		用药注意事项	每错一处扣 2 分	10		
		贮藏方法	未叮嘱或叮嘱错误扣 3 分	3		
		药品不良反应	未叮嘱或叮嘱错误扣 8 分	8		
		其他如发生特定情况处理办法等	未叮嘱或叮嘱错误扣 3 分	3		
4	健康指导		每错一处扣 4 分	10		
总分				100		

任务笔记	
小组及教师评价	

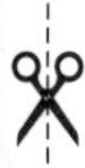

任务二　支气管哮喘用药指导任务评价考核表

班级：__________　组号：__________　姓名：__________　学号：__________

序号	考核内容	考核要点	参考扣分细则	配分	扣分	得分
1	询问病情	问四史	每错一处扣 2 分	8		
		疾病判断	判断错误扣 7 分	7		
2	推荐用药	用药方案	推荐药品每错一个扣 10 分	20		
		推荐理由	每错一个扣 10 分	20		
3	用药交代	药品用法用量	每错一个扣 4 分	8		
		药品不良反应	未叮嘱或叮嘱错误扣 5 分	5		
		药品禁忌	未叮嘱或叮嘱错误扣 2 分	2		
		用药注意事项	未交代慎用人群、药品耐药性等，或交代错误，每错一处扣 2 分	10		
		特殊人群用药要求	未叮嘱或叮嘱错误扣 4 分	4		
		药品贮藏	未叮嘱或叮嘱错误扣 2 分	2		
		其他如发生特定情况处理办法等	每错一处扣 2 分	4		
4	健康指导		每错一处扣 4 分	10		
总分				100		

任务笔记	
小组及教师评价	

任务三　消化不良用药指导任务评价考核表

班级：__________　组号：__________　姓名：__________　学号：__________

序号	考核内容	考核要点	参考扣分细则	配分	扣分	得分
1	询问病情	问四史	每错一处扣 2 分	8		
		疾病判断	判断错误扣 8 分	8		
2	推荐用药	用药方案	推荐药品每错一个扣 10 分	20		
		推荐理由	每错一个扣 10 分	20		
3	用药交代	药品用法用量	每错一个扣 2 分	4		
		药品禁忌	未叮嘱或叮嘱错误扣 6 分	6		
		药品不良反应	未叮嘱或叮嘱错误扣 3 分	3		
		用药注意事项	未区分咀嚼和不能咀嚼药品，或未交代特殊服用方式，每错一处扣 3 分	12		
		药品贮藏	每错一处扣 2 分	6		
		其他如发生特定情况处理办法等	每错一处扣 2 分	4		
4	健康指导		每错一处扣 3 分	9		
总分				100		

任务笔记	
小组及教师 评价	

任务四　急性肠炎用药指导任务评价考核表

班级：__________　组号：__________　姓名：__________　学号：__________

序号	考核内容	考核要点	参考扣分细则	配分	扣分	得分
1	询问病情	问四史	每错一处扣 1 分	4		
		疾病判断	判断错误扣 11 分	11		
2	推荐用药	用药方案	推荐药品每错一个扣 10 分	20		
		推荐理由	每错一个扣 10 分	20		
3	用药交代	药品用法用量	每错一个扣 4 分	8		
		药品贮藏方法	未叮嘱或叮嘱错误扣 4 分	4		
		服用时间与疗程	未叮嘱或叮嘱错误扣 6 分	6		
		药品不良反应	未交代脱水、便秘等不良反应或交代错误扣 7 分	7		
		用药注意事项	每错一处扣 2 分	4		
		其他如发生特定情况处理办法等	每错一处扣 2 分	4		
4	健康指导		每错一处扣 4 分	12		
总分				100		

任务笔记	
小组及教师评价	

任务五　高血压用药指导任务评价考核表

班级：__________ 组号：__________ 姓名：__________ 学号：__________

序号	考核内容	考核要点	参考扣分细则	配分	扣分	得分
1	询问病情	问四史	每错一处扣2分	8		
		疾病判断	判断错误扣5分	5		
2	推荐用药	用药方案	未根据高血压治疗原则推荐用药，或推荐错误扣10分	10		
		推荐理由	每错一个扣10分	20		
3	用药交代	药品用法用量	每错一个扣3分	9		
		服用时间与疗程	未叮嘱或叮嘱错误扣4分	4		
		药品禁忌	未叮嘱或叮嘱错误扣6分	6		
		药品不良反应	未叮嘱或叮嘱错误扣10分	10		
		用药注意事项	每错一处扣2分	6		
		特殊用药	未叮嘱或叮嘱错误扣8分	8		
		其他如发生特定情况处理办法等	每出现一处错误扣2分	4		
4	健康指导		每错一处扣2分	10		
总分				100		

任务笔记	
小组及教师评价	

任务六　高脂血症用药指导任务评价考核表

班级：＿＿＿＿＿＿　组号：＿＿＿＿＿＿　姓名：＿＿＿＿＿＿　学号：＿＿＿＿＿＿

序号	考核内容	考核要点	参考扣分细则	配分	扣分	得分
1	询问病情	问四史	每错一处扣1分	4		
		疾病判断	判断错误扣6分	6		
2	推荐用药	用药方案	未根据高脂血症的分类推荐药品或推荐错误，每错一个扣10分	20		
		推荐理由	每错一个扣10分	20		
3	用药交代	药品用法用量	每错一个扣3分	6		
		服用时间与疗程	未叮嘱或叮嘱错误扣6分	6		
		药品不良反应	未叮嘱或叮嘱错误扣6分	6		
		药品禁忌	未叮嘱或叮嘱错误扣6分	6		
		贮藏方法	未叮嘱或叮嘱错误扣4分	4		
		用药注意事项	每错一处扣4分	8		
		其他如发生特定情况处理办法等	每错一处扣2分	4		
4	健康指导		每错一处扣4分	10		
总分				100		

任务笔记	
小组及教师评价	

任务七　缺铁性贫血用药指导任务评价考核表

班级：__________　组号：__________　姓名：__________　学号：__________

序号	考核内容	考核要点	参考扣分细则	配分	扣分	得分
1	询问病情	问四史	每错一处扣 2 分	8		
		疾病判断	判断错误扣 9 分	9		
2	推荐用药	用药方案	未体现根除病因、补足贮铁的治疗原则或推荐错误，每错一个扣 10 分	20		
		推荐理由	每错一个扣 10 分	20		
3	用药交代	药品用法用量	每错一个扣 2 分	4		
		服药时间与疗程	未叮嘱或叮嘱错误扣 4 分	4		
		药品不良反应	未叮嘱或叮嘱错误扣 8 分	8		
		药品禁忌	未叮嘱或叮嘱错误扣 9 分	9		
		用药注意事项	未叮嘱或叮嘱错误扣 4 分	4		
		贮藏方法	未叮嘱或叮嘱错误扣 4 分	4		
		其他如发生特定情况处理办法等	每错一处扣 2 分	4		
4	健康指导		未叮嘱或叮嘱错误扣 6 分	6		
总分				100		

任务笔记	
小组及教师评价	

任务八　甲状腺功能亢进症用药指导任务评价考核表

班级：__________　组号：__________　姓名：__________　学号：__________

序号	考核内容	考核要点	参考扣分细则	配分	扣分	得分
1	询问病情	问四史	每错一处扣 1 分	4		
		疾病判断	判断错误扣 6 分	6		
2	推荐用药	用药方案	推荐药品每错一个扣 10 分	20		
		推荐理由	每错一个扣 10 分	20		
3	用药交代	药品用法用量	每错一个扣 4 分	8		
		服用时间与疗程	未叮嘱或叮嘱错误扣 3 分	3		
		药品不良反应	未叮嘱肝功能受损、过敏性皮疹等不良反应或叮嘱错误扣 6 分	6		
		药品禁忌	每错一处扣 4 分	8		
		用药注意事项	未叮嘱或叮嘱错误扣 6 分	6		
		贮藏方法	未叮嘱或叮嘱错误扣 3 分	3		
		其他如发生特定情况处理办法等	每错一处扣 3 分	6		
4	健康指导		每错一处扣 2 分	10		
总分				100		

任务笔记	
小组及教师评价	

任务九　糖尿病用药指导任务评价考核表

班级：__________　组号：__________　姓名：__________　学号：__________

序号	考核内容	考核要点	参考扣分细则	配分	扣分	得分
1	询问病情	问四史	每错一处扣 1 分	4		
		疾病判断	判断错误扣 5 分	5		
2	推荐用药	用药方案	未根据糖尿病分型推荐药品或推荐错误，每错一个扣 5 分	10		
		推荐理由	每错一处扣 5 分	30		
3	用药交代	药品用法用量	每错一个扣 3 分	6		
		服用时间与疗程	未叮嘱或叮嘱错误扣 2 分	2		
		药品不良反应	每错一处扣 1 分	5		
		药品禁忌	每错一处扣 2 分	6		
		用药注意事项	每错一处扣 3 分	15		
		贮藏方法	未叮嘱或叮嘱错误扣 3 分	3		
		其他如发生特定情况处理办法等	每错一处扣 2 分	4		
4	健康指导		每错一处扣 4 分	10		
总分				100		

任务笔记	
小组及教师 评价	

任务十　痛风及高尿酸血症用药指导任务评价考核表

班级：________　组号：________　姓名：________　学号：________

序号	考核内容	考核要点	参考扣分细则	配分	扣分	得分
1	询问病情	问四史	每错一处扣 1 分	4		
		疾病判断	判断错误扣 3 分	3		
2	推荐用药	用药方案	推荐前未判断症状所处阶段或推荐错误，每错一个扣 10 分	20		
		推荐理由	每错一个扣 10 分	20		
3	用药交代	药品用法用量	每错一个扣 5 分	10		
		服用时间与疗程	未叮嘱或叮嘱错误扣 4 分	4		
		药品不良反应	每错一处扣 3 分	9		
		药品禁忌	每错一处扣 2 分	6		
		贮藏方法	未叮嘱或叮嘱错误扣 2 分	2		
		用药注意事项	每错一处扣 2 分	8		
		其他如发生特定情况处理办法等	每错一处扣 2 分	4		
4	健康指导		每错一处扣 4 分	10		
总分				100		

任务笔记	
小组及教师评价	

任务十一　急性结膜炎用药指导任务评价考核表

班级：＿＿＿＿＿　组号：＿＿＿＿＿　姓名：＿＿＿＿＿　学号：＿＿＿＿＿

序号	考核内容	考核要点	参考扣分细则	配分	扣分	得分
1	询问病情	问四史	每错一处扣 1 分	4		
		疾病判断	判断错误扣 7 分	7		
2	推荐用药	用药方案	推荐药品每错一个扣 10 分	20		
		推荐理由	每错一个扣 10 分	20		
3	用药交代	药品用法用量	未交代滴眼液的正确用法或交代错误，每错一个扣 5 分	10		
		服用时间与疗程	未叮嘱或叮嘱错误扣 2 分	2		
		药品不良反应	未叮嘱或叮嘱错误扣 5 分	5		
		用药注意事项	每错一处扣 2 分	10		
		贮藏方法	未叮嘱或叮嘱错误扣 2 分	2		
		特殊群体用药	未叮嘱或叮嘱错误扣 6 分	6		
		其他如发生特定情况处理办法等	每错一处扣 2 分	4		
4	健康指导		未交代眼部卫生注意事项或交代错误，每错一处扣 4 分	10		
总分				100		

任务笔记	
小组及教师评价	

任务十二　睑腺炎用药指导任务评价考核表

班级：__________ 组号：__________ 姓名：__________ 学号：__________

序号	考核内容	考核要点	参考扣分细则	配分	扣分	得分
1	询问病情	问四史	每错一处扣 2 分	8		
		疾病判断	判断错误扣 8 分	8		
2	推荐用药	用药方案	推荐药品每错一个扣 10 分	20		
		推荐理由	每错一个扣 10 分	20		
3	用药交代	药品用法用量	未交代滴眼液的正确用法或交代错误，每错一个扣 4 分	8		
		服用时间与疗程	未叮嘱或叮嘱错误扣 4 分	4		
		药品不良反应	未叮嘱或叮嘱错误扣 5 分	5		
		贮藏方法	未叮嘱或叮嘱错误扣 3 分	3		
		用药注意事项	每错一处扣 3 分	10		
		其他如发生特定情况处理办法等	每错一处扣 2 分	4		
4	健康指导		未交代眼部卫生注意事项或交代错误，每错一处扣 4 分	10		
总分				100		

<table>
<tr><td>任务笔记</td><td></td></tr>
<tr><td>小组及教师
评价</td><td></td></tr>
</table>

任务十三　分泌性中耳炎用药指导任务评价考核表

班级：________ 组号：________ 姓名：________ 学号：________

序号	考核内容	考核要点	参考扣分细则	配分	扣分	得分
1	询问病情	问四史	每错一处扣 1 分	4		
		疾病判断	判断错误扣 7 分	7		
2	推荐用药	用药方案	推荐药品每错一个扣 10 分	20		
		推荐理由	每错一个扣 10 分	20		
3	用药交代	药品用法用量	需特别介绍滴耳液用药后的处理方式,每错一个扣 4 分	8		
		服用时间与疗程	未叮嘱或叮嘱错误扣 4 分	4		
		药品不良反应	未叮嘱或叮嘱错误扣 6 分	6		
		药品禁忌	未叮嘱或叮嘱错误扣 4 分	4		
		用药注意事项	每错一处扣 2 分	10		
		贮藏方法	未叮嘱或叮嘱错误扣 3 分	3		
		其他如发生特定情况处理办法等	每错一处扣 2 分	4		
4	健康指导		每错一处扣 4 分	10		
总分				100		

任务笔记	
小组及教师评价	

任务十四　变应性鼻炎用药指导任务评价考核表

班级：＿＿＿＿＿＿　组号：＿＿＿＿＿＿　姓名：＿＿＿＿＿＿　学号：＿＿＿＿＿＿

序号	考核内容	考核要点	参考扣分细则	配分	扣分	得分
1	询问病情	问四史	每错一处扣 1 分	4		
		疾病判断	判断错误扣 9 分	9		
2	推荐用药	用药方案	推荐药品每错一个扣 8 分	32		
		推荐理由	每错一个扣 4 分	16		
3	用药交代	药品用法	未对滴鼻液的特殊用法或口服药要求进行阐述或阐述错误，每错一个扣 1 分	4		
		药品用量	每错一个扣 1 分	4		
		服用时间与疗程	未叮嘱或叮嘱错误扣 2 分	2		
		药品不良反应	未叮嘱或叮嘱错误扣 5 分	5		
		用药注意事项	每错一处扣 2 分	8		
		贮藏方法	未叮嘱或叮嘱错误扣 2 分	2		
		其他如发生特定情况处理办法等	每错一处扣 2 分	4		
4	健康指导		每错一处扣 4 分	10		
总分				100		

任务笔记	
小组及教师评价	

任务十五　口腔溃疡用药指导任务评价考核表

班级：__________　组号：__________　姓名：__________　学号：__________

序号	考核内容	考核要点	参考扣分细则	配分	扣分	得分
1	询问病情	问四史	每错一处扣 1 分	4		
		疾病判断	判断错误扣 10 分	10		
2	推荐用药	用药方案	推荐药品每错一个扣 10 分	20		
		推荐理由	每错一个扣 10 分	20		
3	用药交代	药品用法用量	未正确描述含片含化或喷雾剂的使用方法，每错一个扣 4 分	8		
		服用时间与疗程	未叮嘱或叮嘱错误扣 4 分	4		
		药品不良反应	未叮嘱或叮嘱错误扣 5 分	5		
		药品禁忌	未叮嘱或叮嘱错误扣 4 分	4		
		用药注意事项	未叮嘱或叮嘱错误扣 8 分	8		
		贮藏方法	未叮嘱或叮嘱错误扣 3 分	3		
		其他如发生特定情况处理办法等	每错一处扣 2 分	4		
4	健康指导		每错一处扣 4 分	10		
总分				100		

任务笔记	
小组及教师评价	

任务十六　阴道炎用药指导任务评价考核表

班级：__________　组号：__________　姓名：__________　学号：__________

序号	考核内容	考核要点	参考扣分细则	配分	扣分	得分
1	询问病情	问四史	每错一处扣 1 分	4		
		疾病判断	判断错误扣 4 分	4		
2	推荐用药	用药方案	未判断疾病类型推荐药品或推荐错误,每错一个扣 10 分	20		
		推荐理由	每错一个扣 10 分	20		
3	用药交代	药品用法用量	每错一个扣 2 分	4		
		服用时间与疗程	每错一个扣 2 分	4		
		药品不良反应	每错一处扣 3 分	10		
		药品禁忌	每错一处扣 3 分	10		
		用药注意事项	每错一处扣 3 分	9		
		贮藏方法	未叮嘱或叮嘱错误扣 2 分	2		
		其他如发生特定情况处理办法等	未叮嘱或叮嘱错误扣 3 分	3		
4	健康指导		每错一处扣 4 分	10		
总分				100		

任务笔记	
小组及教师评价	

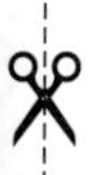

任务十七　尿路感染用药指导任务评价考核表

班级：__________　组号：__________　姓名：__________　学号：__________

序号	考核内容	考核要点	参考扣分细则	配分	扣分	得分
1	询问病情	问四史	每错一处扣2分	8		
		疾病判断	判断错误扣8分	8		
2	推荐用药	用药方案	推荐药品每错一个扣10分	20		
		推荐理由	每错一个扣10分	20		
3	用药交代	药品用法用量	每错一个扣4分	8		
		服用时间与疗程	未叮嘱或叮嘱错误扣4分	4		
		药品不良反应	未交代常见的胃肠道不良反应或交代错误，每错一处扣4分	8		
		用药注意事项	每错一处扣3分	6		
		贮藏方法	未叮嘱或叮嘱错误扣2分	2		
		其他如特定情况处理办法等	每错一处扣1分	2		
4	健康指导		每错一处扣4分	14		
总分				100		

任务笔记	
小组及教师评价	

任务十八　前列腺炎用药指导任务评价考核表

班级：__________　组号：__________　姓名：__________　学号：__________

序号	考核内容	考核要点	参考扣分细则	配分	扣分	得分
1	询问病情	问四史	每错一处扣 1 分	4		
		疾病判断	判断错误扣 3 分	3		
2	推荐用药	用药方案	推荐药品每错一个扣 10 分	20		
		推荐理由	每错一个扣 10 分	20		
3	用药交代	药品用法用量	每错一个扣 2 分	4		
		服用时间与疗程	未叮嘱或叮嘱错误扣 4 分	4		
		药品不良反应	每错一处扣 5 分	10		
		药品禁忌	每错一处扣 5 分	10		
		用药注意事项	未交代多饮水等注意事项或交代错误，每错一处扣 2 分	10		
		贮藏方法	未叮嘱或叮嘱错误扣 2 分	2		
		其他如特殊人群用药等	每错一处扣 1 分	3		
4	健康指导		每错一处扣 4 分	10		
总分				100		

任务笔记	
小组及教师评价	

任务十九　单纯疱疹用药指导任务评价考核表

班级：＿＿＿＿＿　组号：＿＿＿＿＿　姓名：＿＿＿＿＿　学号：＿＿＿＿＿

序号	考核内容	考核要点	参考扣分细则	配分	扣分	得分
1	询问病情	问四史	每错一处扣 1 分	4		
		疾病判断	判断错误扣 3 分	3		
2	推荐用药	用药方案	推荐药品每错一个扣 10 分	20		
		推荐理由	每错一个扣 10 分	20		
3	用药交代	药品用法用量	每错一个扣 2 分	4		
		服用时间与疗程	未叮嘱或叮嘱错误扣 4 分	4		
		药品不良反应	每错一处扣 5 分	10		
		药品禁忌	未叮嘱或叮嘱错误扣 10 分	10		
		用药注意事项	未交代药品合用相互作用等注意事项或交代错误，每错一处扣 2 分	10		
		贮藏方法	未叮嘱或叮嘱错误扣 2 分	2		
		其他如发生特定情况处理办法等	每错一处扣 1 分	3		
4	健康指导		每错一处扣 4 分	10		
总分				100		

任务笔记	
小组及教师评价	

任务二十　手足癣用药指导任务评价考核表

班级：________ 组号：________ 姓名：________ 学号：________

序号	考核内容	考核要点	参考扣分细则	配分	扣分	得分
1	询问病情	问四史	每错一处扣 1 分	4		
		疾病判断	判断错误扣 3 分	3		
2	推荐用药	用药方案	推荐错误扣 20 分	20		
		推荐理由	每错一处扣 10 分	20		
3	用药交代	药品用法用量	未交代膏剂的正确用法用量或交代错误，每错一处扣 2 分	4		
		服用时间与疗程	叮嘱错误扣 4 分	4		
		药品不良反应	未叮嘱或叮嘱错误扣 10 分	10		
		药品禁忌	未叮嘱或叮嘱错误扣 10 分	10		
		用药注意事项	每错一处扣 2 分	10		
		贮藏方法	未叮嘱或叮嘱错误扣 2 分	2		
		其他如发生特定情况处理办法等	每错一处扣 1 分	3		
4	健康指导		每错一处扣 4 分	10		
总分				100		

任务笔记	
小组及教师评价	

任务二十一　湿疹用药指导任务评价考核表

班级：＿＿＿＿＿　组号：＿＿＿＿＿　姓名：＿＿＿＿＿　学号：＿＿＿＿＿

序号	考核内容	考核要点	参考扣分细则	配分	扣分	得分
1	询问病情	问四史	每错一处扣 2 分	8		
		疾病判断	判断错误扣 8 分	8		
2	推荐用药	用药方案	推荐药品每错一个扣 10 分	20		
		推荐理由	每错一个扣 10 分	20		
3	用药交代	药品用法用量	每错一个扣 2 分	10		
		用药注意事项	每错一处扣 5 分	10		
		贮藏方法	未叮嘱或叮嘱错误扣 3 分	3		
		药品不良反应	未交代乏力、嗜睡等不良反应或交代错误，扣 5 分	5		
		其他如发生特定情况处理办法等	每错一次扣 3 分	6		
4	健康指导		每错一处扣 4 分	10		
总分				100		

任务笔记	
小组及教师评价	

任务二十二　烧烫伤用药指导任务评价考核表

班级：__________　组号：__________　姓名：__________　学号：__________

序号	考核内容	考核要点	参考扣分细则	配分	扣分	得分
1	询问病情	问四史	每错一处扣 1 分	4		
		疾病判断	判断错误扣 10 分	10		
2	推荐用药	用药方案	推荐错误扣 20 分	20		
		推荐理由	叮嘱错误扣 25 分	25		
3	用药交代	药品用法用量	叮嘱错误扣 6 分	6		
		药品不良反应	未叮嘱或叮嘱错误扣 6 分	6		
		用药注意事项	每错一处扣 2 分	10		
		贮藏方法	未叮嘱或叮嘱错误扣 5 分	5		
		其他如特殊人群用药等	叮嘱错误扣 2 分	4		
4	健康指导		每错一处扣 4 分	10		
总分				100		

任务笔记	
小组及教师评价	

任务二十三　痤疮用药指导任务评价考核表

班级：__________　组号：__________　姓名：__________　学号：__________

序号	考核内容	考核要点	参考扣分细则	配分	扣分	得分
1	询问病情	问四史	每错一处扣 1 分	4		
		疾病判断	判断错误扣 10 分	10		
2	推荐用药	用药方案	推荐药品每错一个扣 10 分	30		
		推荐理由	每错一个扣 6 分	18		
3	用药交代	药品用法用量	每错一个扣 3 分	9		
		服用时间与疗程	未叮嘱或叮嘱错误扣 2 分	2		
		用药注意事项	每错一处扣 2 分	8		
		贮藏方法	未叮嘱或叮嘱错误扣 2 分	2		
		药品不良反应	未交代可引起皮炎等皮肤过敏症状或交代错误，扣 5 分	5		
		其他如发生特定情况处理办法等	每错一处扣 1 分	2		
4	健康指导		每错一处扣 4 分	10		
总分				100		

任务笔记	
小组及教师评价	

任务二十四　儿童常见疾病用药指导任务评价考核表
子任务一　小儿上呼吸道感染用药指导任务评价考核表

班级：________　组号：________　姓名：________　学号：________

序号	考核内容	考核要点	参考扣分细则	配分	扣分	得分
1	询问病情	问四史	每错一处扣 1 分	4		
		疾病判断	判断错误扣 10 分	10		
2	推荐用药	用药方案	推荐药品每错一个扣 15 分	30		
		推荐理由	每错一个扣 10 分	20		
3	用药交代	药品用法用量	每错一个扣 3 分	6		
		服用时间与疗程	未叮嘱或叮嘱错误扣 2 分	2		
		药品不良反应	未叮嘱或叮嘱错误扣 4 分	4		
		用药注意事项	未叮嘱或叮嘱错误扣 8 分	8		
		贮藏方法	未叮嘱或叮嘱错误扣 2 分	2		
		其他如发生特定情况处理办法等	每错一处扣 2 分	4		
4	健康指导		每错一处扣 4 分	10		
总分				100		

任务笔记	
小组及教师评价	

子任务二　小儿急性支气管炎用药指导任务评价考核表

班级：＿＿＿＿＿　组号：＿＿＿＿＿　姓名：＿＿＿＿＿　学号：＿＿＿＿＿

序号	考核内容	考核要点	参考扣分细则	配分	扣分	得分
1	询问病情	问四史	每错一处扣 2 分	8		
		疾病判断	判断错误扣 8 分	8		
2	推荐用药	用药方案	推荐药品每错一个扣 15 分	30		
		推荐理由	每错一个扣 10 分	20		
3	用药交代	药品用法用量	每错一个扣 3 分	6		
		服用时间与疗程	未叮嘱或叮嘱错误扣 2 分	2		
		药品不良反应	未叮嘱或叮嘱错误扣 4 分	4		
		用药注意事项	每错一处扣 2 分	6		
		贮藏方法	未叮嘱或叮嘱错误扣 2 分	2		
		其他如发生特定情况处理办法等	每出现一处错误扣 2 分	4		
4	健康指导		每错一处扣 4 分	10		
总分				100		

任务笔记	
小组及教师评价	

子任务三　小儿功能性消化不良用药指导任务评价考核表

班级：＿＿＿＿＿　组号：＿＿＿＿＿　姓名：＿＿＿＿＿　学号：＿＿＿＿＿

序号	考核内容	考核要点	参考扣分细则	配分	扣分	得分
1	询问病情	问四史	每错一处扣 2 分	8		
		疾病判断	判断错误扣 8 分	8		
2	推荐用药	用药方案	推荐药品每错一个扣 15 分	30		
		推荐理由	每错一个扣 10 分	20		
3	用药交代	药品用法用量	每错一个扣 3 分	6		
		服用时间与疗程	未叮嘱或叮嘱错误扣 2 分	2		
		药品不良反应	未叮嘱或叮嘱错误扣 2 分	2		
		用药注意事项	每错一处扣 2 分	6		
		贮藏方法	未叮嘱或叮嘱错误扣 4 分	4		
		其他如发生特定情况处理办法等	每出现一次错误扣 2 分	4		
4	健康指导		每错一处扣 4 分	10		
总分				100		

任务笔记	
小组及教师评价	

子任务四　小儿手足口病用药指导任务评价考核表

班级：__________　组号：__________　姓名：__________　学号：__________

序号	考核内容	考核要点	参考扣分细则	配分	扣分	得分
1	询问病情	问四史	每错一处扣 1 分	4		
		疾病判断	判断错误扣 10 分	10		
2	推荐用药	用药方案	推荐药品每错一个扣 15 分	30		
		推荐理由	每错一个扣 10 分	20		
3	用药交代	药品用法用量	每错一个扣 3 分	6		
		服用时间与疗程	未叮嘱或叮嘱错误扣 2 分	2		
		药品不良反应	未叮嘱或叮嘱错误扣 4 分	4		
		用药注意事项	每错一处扣 2 分	8		
		贮藏方法	未叮嘱或叮嘱错误扣 2 分	2		
		其他如发生特定情况处理办法等	每出现一处错误扣 2 分	4		
4	健康指导		每错一处扣 4 分	10		
总分				100		

任务笔记	
小组及教师评价	

子任务五　小儿腹泻用药指导任务评价考核表

班级：________ 组号：________ 姓名：________ 学号：________

序号	考核内容	考核要点	参考扣分细则	配分	扣分	得分
1	询问病情	问四史	每错一处扣 2 分	8		
		疾病判断	判断错误扣 8 分	8		
2	推荐用药	用药方案	推荐药品每错一个扣 10 分	30		
		推荐理由	每错一个扣 6 分	18		
3	用药交代	药品用法用量	每错一个扣 2 分	6		
		服用时间与疗程	未叮嘱或叮嘱错误扣 2 分	2		
		药品不良反应	未叮嘱或叮嘱错误扣 4 分	4		
		用药注意事项	每错一处扣 2 分	8		
		贮藏方法	未叮嘱或叮嘱错误扣 2 分	2		
		其他如发生特定情况处理办法等	每出现一次错误扣 2 分	4		
4	健康指导		每错一处扣 4 分	10		
总分				100		

任务笔记	
小组及教师评价	

子任务六　小儿肠蛔虫病用药指导任务评价考核表

班级：＿＿＿＿＿　组号：＿＿＿＿＿　姓名：＿＿＿＿＿　学号：＿＿＿＿＿

序号	考核内容	考核要点	参考扣分细则	配分	扣分	得分
1	询问病情	问四史	每错一处扣 1 分	4		
		疾病判断	判断错误扣 10 分	10		
2	推荐用药	用药方案	推荐药品每错一个扣 15 分	30		
		推荐理由	每错一个扣 10 分	20		
3	用药交代	药品用法用量	每错一个扣 3 分	6		
		服用时间与疗程	未叮嘱或叮嘱错误扣 4 分	4		
		药品不良反应	未叮嘱或叮嘱错误扣 2 分	2		
		用药注意事项	每错一处扣 2 分	8		
		贮藏方法	未叮嘱或叮嘱错误扣 2 分	2		
		其他如发生特定情况处理办法等	每出现一次错误扣 2 分	4		
4	健康指导		每错一处扣 4 分	10		
总分				100		

任务笔记	
小组及教师评价	